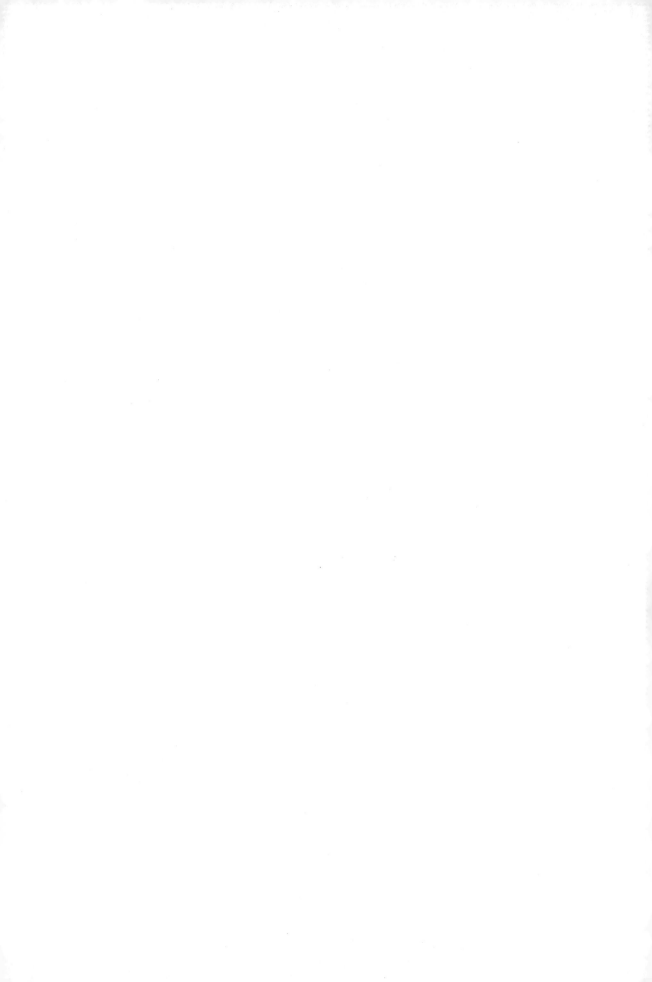

MANAGEMENT AND PRACTICE OF
SPECIALIZED MEDICAL ALLIANCE FOR
LUNG CANCER SCREENING

名誉主编：潘常青　周　密

主　　编：李超红　汪　澜　袁骏毅

肺癌早筛
专科医联体
管理与实践

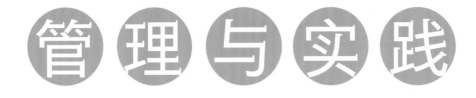
上海交通大学 出版社
SHANGHAI JIAO TONG UNIVERSITY PRESS

内容提要

为了探索针对肺癌的"高危筛查与管理—疾病早诊与治疗—术后随访"全生命周期和全程健康服务链,提高肺癌防治水平,提高肺癌早发现比例,降低肺癌过早病死率,在徐汇区政府、徐汇区卫生健康委员会的大力支持下,以上海市胸科医院为技术核心,联合13家社区卫生服务中心,由徐汇区疾病预防控制中心具体统筹协调,自2019年起在全市率先开展家庭医生签约对象的肺癌早期筛查及防治,合作共建"胸科-徐汇肺癌早筛医联体"。

本书研究和分析了医联体相关理论、信息平台建设的设计与实施,以及医联体的运营评价,以期对社区肺癌高危人群闭环管理工作模式总结出一套科学、严谨、可推广、可复制的工作指南。本书适合各类与医联体业务相关的医务工作者、医疗机构管理人员、运营人员以及医疗信息化相关行业人员阅读和参考。

图书在版编目(CIP)数据

肺癌早筛专科医联体管理与实践/李超红,汪澜,
袁骏毅主编. —上海:上海交通大学出版社,2023.4
ISBN 978-7-313-28471-6

Ⅰ.①肺… Ⅱ.①李…②汪…③袁… Ⅲ.①肺癌—
诊疗 Ⅳ.①R734.2

中国国家版本馆 CIP 数据核字(2023)第 052426 号

肺癌早筛专科医联体管理与实践
FEIAI ZAOSHAI ZHUANKE YILIANTI GUANLI YU SHIJIAN

主　　编:李超红　汪　澜　袁骏毅			
出版发行:上海交通大学出版社		地　　址:上海市番禺路 951 号
邮政编码:200030		电　　话:021-64071208
印　　制:上海颛辉印刷厂有限公司		经　　销:全国新华书店
开　　本:787mm×1092mm　1/16		印　　张:18.5
字　　数:447 千字		
版　　次:2023 年 4 月第 1 版		印　　次:2023 年 4 月第 1 次印刷
书　　号:ISBN 978-7-313-28471-6		
定　　价:98.00 元		

编 委 会

党的二十大报告明确要求"把保障人民健康放在优先发展的战略位置",要"坚持预防为主,加强重大慢性病健康管理,提高基层防病治病和健康管理能力"。本书重点阐述的"肺癌早筛医疗联合体"项目,是贯彻落实健康中国战略,持续深化医疗卫生体制改革的积极探索。项目先行先试所积累的实践经验和改革成效,为区域卫生健康系统探索医疗资源结构优化、信息跨级共享、医疗服务分级体系建设,以及提升基层医疗服务水平等提供了丰富的借鉴,更为广大的市民公众和患者带来了防治一体化的健康供给,提升了百姓的医疗获得感和幸福感。

肺癌是我国发病率和病死率均处于第一的恶性肿瘤,防治的形势非常严峻。我从事肺癌诊治的临床工作和研究已经大半生了,非常欣喜能在耄耋之年看到在徐汇区建立起这样一套以肺癌早筛及防治为核心的专科医联体。本书详细介绍了这个基于分级诊疗背景下推出"肺癌早筛医联体"建立的原理、运营及实施效果。它是一个覆盖整个徐汇区的肺癌早筛协作组织,依托上海市胸科医院肺癌诊疗的学科优势,由徐汇区卫生健康委员会牵头,徐汇区疾病预防控制中心统筹,搭建起以胸科医院为核心医院,徐汇区13家社区卫生服务中心为成员医院,徐汇区卫生事业管理发展中心为信息支持的组织架构。它探索、建立起一个贯穿"初筛—转检—CT检查—转诊—诊疗—随访"的全程健康服务链,形成了基层首诊、双向转诊、急慢分治、上下联动的分级诊疗模式。

从新技术使用角度,"肺癌早筛医联体"也做了先行先试的积极探索。本书提出的肺癌早筛标准、信息化建设标准、医联体内信息交互标准和评价指标体系等,对于专病防治一体化医联体建设有重要的指导作用。它的建成,为临床医学研究中的人工智能技术和大数据分析技术使用做出了良好示范,为连接政府、社会、市民的联动性体制构造做出了大胆探索。它所阐述的理论和实践经验,不仅具有重要的医疗卫生体制改革理论参考价值,也是一个实际操作的案例范本,具有可复制、可推广、可延伸的积极作用。当然,本书作为一本专病防治实践的总结书籍,有些方法和标准还需结合实践不断完善。

不积跬步,无以至千里;不积小流,无以成江海。我们相信,在一项又一项专病防治实践项目的持续深入和整合过程中,必将实现满足人民群众对全生命周期卫生健康服务需要的宏伟目标。

廖美琳

党的十九届五中全会提出"全面推进健康中国建设",明确了2035年建成健康中国的远景目标。党的二十大报告提出,深化医药卫生体制改革,促进医保、医疗、医药协同发展和治理。在这样的时代背景下,健全公共卫生体系,缓解优质医疗资源总量不足,结构不合理、分布不均衡等现状,成为重要且亟须思考的问题。医疗联合体(简称医联体)机制建设对于调整优化医疗资源结构布局,贯通不同等级的医疗资源,提升医疗服务体系整体效能等起到积极的促进作用。

肺癌是中国乃至全球恶性肿瘤中发病率、病死率均居首位的恶性肿瘤,严重影响了患者的身体健康和生活质量。国内外的研究与实践表明,肺癌早期筛查有助于促进肺癌早发现和早诊治,降低肺癌病死率。面向广大社区居民普及性地实施肺癌早筛、早治和康复一体化,成为重大慢性疾病健康管理实践最有效的选择之一。上海市徐汇区医疗资源丰富,辖区内的上海市胸科医院在肺癌诊疗上具有独特的专科优势,这些都为区域内开展肺癌早筛及防治一体化实践提供了得天独厚的条件。徐汇区成立学科项目型医联体——肺癌早筛医联体,建成了"初筛—转检—CT检查—转诊—诊疗—随访"的全程健康服务链,不仅切实提高了肺癌早筛及防治的整体水平,更探索出一条可资借鉴的重大慢性病防治路径,为强化基层公共卫生体系建设提供了良好范例。本书全面地阐述了肺癌早筛医联体的理论基础、信息化平台的建设以及运营评价综合框架等内容,以期对社区肺癌高危人群闭环管理工作模式总结出一套科学、严谨、可推广的工作指引。

全书共分原理篇、信息化篇和评价篇三部分。原理篇由第1~5章构成,阐述了肺癌筛查国内外实践现状,对肺癌筛查医联体的社会环境、经济环境、联盟类型及协同机理进行了分析。信息化篇由第6~9章构成,在医联体信息化概述的基础上,阐述了肺癌早筛信息平台的需求分析、设计和实施。评价篇由第10~13章构成,阐述了对"胸科-徐汇"肺癌早筛医联体的运营评价、社区居民视角和家庭医生视角对服务评价以及对肺癌早筛医联体信息系统的评价。

本书由李超红、汪澜、袁骏毅共同策划,王素芬进行总体结构设计。第1章由李超红编写,第2章由张明玉编写,第3章由朱菁编写,第4章由王素芬和袁骏毅编写,第5章由汪澜编写,第6章由应明幼编写,第7章由王志军编写,第8章由袁骏毅和王志军编写,第9章由袁骏毅和岑星星编写,第10章由王素芬编写,第11章由顾海雁编写,第12章由胡小红编写,第13章由王素芬编写。汪垒之、蔡艳婷、钟鑫,杨馨怡、周延康、谭琦、支之涵、张明玉、余洋等参与了部分资料整理、数据统计和图表绘制工作。

　　本书适合各类与医联体业务相关的医务工作者、医疗机构管理人员、运营人员以及医疗信息化相关行业人员阅读和参考。限于编者水平,本书中的不足之处敬请各位读者批评指正。

编者

CONTENTS 目 录

1

肺癌筛查国内外实践现状

肺癌是影响居民身体健康和生活幸福的主要疾病之一。国际癌症研究机构（International Agency for Research on Cancer，IARC）发布的《2020年全球癌症报告》[1]显示，肺癌发病人数达到221万人，与排名第一的乳腺癌（226万人）仅相差5万人，其中，原发性肺癌是发病率和病死率全球前十的癌症之一。2020年发布的数据[2]显示，作为"癌症第一杀手"的肺癌死亡人数约占癌症死亡总人数的18%（180万人），这意味着全球的肺癌患者中有将近85.71%的患者面临死亡。

肺癌在我国的情况更为严峻。2022年的全国癌症报告显示，肺癌是我国发病人数和排名第一的高发癌种。2016年肺癌发病人数达到82.8万，占所有癌症发病率的20.3%。而在死亡人数中，肺癌仍然排名第一，并且遥遥领先排名第二的肝癌，占比更达到了27.2%，超过四分之一[3]。

肺癌作为位居全球及中国恶性肿瘤发病及死亡首位的恶性肿瘤，由于晚期肺癌治疗手段有限，肺癌总体5年期生存率不足20%[4]，同时肺癌患者的生存预后与确诊时的分期显著相关。早期筛查、干预及治疗是改善肺癌预后、降低肺癌致死率的一个重要途径。研究显示，通过低剂量螺旋CT（low-dose spiral computed tomography，LDCT）筛查，男性肺癌病死率可降低24%，女性肺癌病死率可降低33%[5]。本章介绍了国内外6个经典的肺癌筛查建议或者肺癌临床诊疗指南，从肺癌高危因素、肺癌筛查利弊、肺癌随访策略3个方面详细对比分析这些指南的异同，为上海市"胸科-徐汇"肺癌早筛及防治医联体（后简称肺癌早筛医联体）的肺癌早筛标准设计提供依据。

1.1 经典指南简介

欧美国家在指导肺癌筛查方面积累了丰富的科学证据，根据机构的权威性和内容的专业性，本书选择了国外3篇被业内广泛引用的指南：《美国胸科学会/美国胸科医师学会的官方政策声明：在临床实践中实施LDCT肺癌筛查计划》[6]《美国国立综合癌症网络肿瘤临床实践肺癌筛查指南》[7]《美国预防医学工作组关于肺癌筛查的建议声明》[8]。中国肺癌流行特征与欧美有所不同，如不吸烟女性因环境油烟和二手烟导致罹患肺癌的占比较高[8]，因此我国专家在借鉴国外先进经验的基础上，又根据中国大陆地区肺癌流行特征，设计了相关的肺癌筛查及诊疗指南。本书选择了被国内专家广泛认可的3份指南：白春学的《肺癌筛查与管理中国专家共识》[9]、韩宝惠的《中华医学会肿瘤学分会肺癌临床诊疗指南(2022 版)》[10]和郝捷的《中国肺癌筛查标准》[11]。

1.1.1　国外 3 个指南

1.1.1.1　《美国胸科学会/美国胸科医师学会的官方政策声明:临床实施 LDCT 肺癌筛查》

该指南由美国胸科学会(American Thoracic Society,ATS)和美国胸科医师学会(American College of Chest Physicians,ACCP)于 2015 年发表(以下简称为《ATS/ACCP 声明》)。《ATS/ACCP 声明》在制定时遵循两个实施科学框架:RE‐AIM 模型和 PARIHS 模型。RE‐AIM 模型强调要以可持续的方式将证据转化为实践,并考虑干预措施的可及性、有效性、采用、实施和维护;PARIHS 框架宣称,成功的实施是证据、背景和便利的整合。所利用的证据包括:LDCT 筛查的系统性回顾文献和相关指南、临床医生对实施 LDCT 筛查看法的全国性调查、现有 LDCT 筛查项目的形成性评估和专门委员会中的多方专家意见等。

为了促进安全、有效和可持续的全面 LDCT 筛查计划的成功实施,《ATS/ACCP 声明》阐述了开发 LDCT 筛查计划的 3 个主要阶段:计划、实施和维护,以及详细描述了 LDCT 肺癌筛查计划的 9 个核心组成部分:为谁提供肺癌筛查、筛查的频率和持续时间、如何进行 CT 检查、肺结节的鉴别、结构化报告、肺结节管理算法、戒烟措施、患者和提供者的教育和数据收集。这些策略为各治疗场所设计与当地场景和工作模式最匹配的筛查计划提供了参考框架。该指南由于其内容专业性和权威性而被广泛引用和参考。

1.1.1.2　《美国国立综合癌症网络肿瘤临床实践肺癌筛查指南》

该指南由美国国立综合癌症网络(National Comprehensive Cancer Network,NCCN)于 2022 年 7 月发表(以下简称为《NCCN 指南》)。NCCN 自从 2011 年开始发布肺癌筛查指南以来,每年至少更新一次。《NCCN 指南》主要基于文献回顾完成指南的更新,文献来源是 PubMed 数据库中用英文写作的有关肺癌筛查的文献,搜索的关键词是:lung cancer screening computed tomography,low-dose computed tomography,low-dose CT screening。

《NCCN 指南》首先介绍了对上一版本的更新之处,指南的内容包括了肺癌的风险因素、风险人群等级划分和筛查建议、为初筛和后续筛查中发现的肺结节评估和随访提供建议、LDCT 肺癌筛查方案和成像方式的准确性、LDCT 技术的利弊、成本效益分析环节、共同决策,并在每一个环节都有相关的具体研究数据进行说明和支撑。

1.1.1.3　《美国预防服务工作组关于肺癌筛查的建议声明》(2021 年版本)

该指南由美国预防医学工作组(US Preventive Service Task Force,USPSTF)于 2021 年发表(以下简称为《USPSTF 声明》),主要采用系统性评估和协作建模研究采集证据,完成了对 2013 年版本中肺癌筛查建议内容的更新。

该指南首先介绍了建议的总况(包括有什么建议、适用人群、与旧版本相比更新的内容、如何落实建议、筛查频率、其他相关建议等)和关于 LDCT 筛查净收益大小的评估。然后较为详细地介绍了 LDCT 筛查实践中应注意的各类事项(包括建议适用的患者群体、风险评估、筛查方法、筛查时间间隔、肺癌的治疗和干预、肺癌筛查的实施过程等),随后提供了详细的数据来支持其建议内容的合理性和准确性,内容详细且客观。

1.1.2 国内 3 个指南

1.1.2.1 《肺癌筛查与管理中国专家共识》(通信作者:白春学)

该指南由中国肺癌防治联盟、中华医学会呼吸病学分会肺癌学组和中国医师协会呼吸医师分会肺癌工作委员会于 2019 年发表(以下简称为《白春学 2019 共识》)。《白春学 2019 共识》对肺癌筛查全程的管理进行了系统性的阐述,并对现有的肺癌筛查技术进行了详细的介绍,说明了每种筛查方式的特点、优缺点和在中国实施的可行性等。该指南新增了"5P"医学的内容,同时指出可将物联网医学技术应用于肺癌筛查管理。

1.1.2.2 《中华医学会肿瘤学分会肺癌临床诊疗指南(2022 版)》(通信作者:韩宝惠)

该指南由中华医学会、中华医学会肿瘤学分会和中华医学会杂志社于 2022 年发表(以下简称为《韩宝惠 2022 指南》)。该指南包括了肺癌的筛查、病理、治疗和随访情况等内容。此外,《韩宝惠 2022 指南》还介绍了筛查技术、病理学评估及肺癌治疗,其中筛查技术部分从辅助影像学检查等 5 个方面详细阐述了肺癌从筛查到确诊的各项技术检查。《韩宝惠 2022 指南》中特别强调了关注肺癌早诊早治,希望能够提高整体人群对筛查诊断的重视。

1.1.2.3 《中国肺癌筛查标准》(通信作者:郝捷)

该指南由郝捷等起草,由中华预防医学会于 2020 年发表,从 2021 年 5 月 1 日开始实施(以下简称为《郝捷 2020 标准》)。《郝捷 2020 标准》把肺癌筛查的整个过程分为筛查人群、筛查技术、筛查流程、质量控制和筛查资源库共 5 个部分,并对每个部分进行了条理性的描述,对每个管理过程给出了具体的标准。《郝捷 2020 标准》的侧重点为筛查流程部分,列出了从知情同意、问卷调查、风险评估、LDCT 筛查到结果管理与随访的完整流程。

1.2 肺癌高危因素

国内外肺癌筛查指南均提及导致肺癌的高危因素,并基于高危因素设计了 LDCT 肺癌早筛适宜人群的筛选准则。表 1-1 列举了以上 6 篇国内外指南所涉及的肺癌危险因素。

表 1-1 肺癌风险因素

因素	《AST/ACCP声明》	《NCCN指南》	《USPSTF声明》	《白春学 2019共识》	《韩宝惠 2022指南》	《郝捷 2020标准》
年龄	√	√	√	√	√	√
吸烟史	√	√	√	√	√	√
接触二手烟		√	√	√	√	
职业性接触致癌物		√	√	√	√	
居民氡暴露		√	√			
癌症史		√		√	√	
肺癌家族史		√	√	√	√	√
肺部疾病史		√	√	√	√	√

（续表）

因素	《AST/ACCP声明》	《NCCN指南》	《USPSTF声明》	《白春学2019共识》	《韩宝惠2022指南》	《郝捷2020标准》
激素替代治疗						
既往放射治疗			√			
较低的教育水平			√			
环境油烟				√	√	√

首先，年龄和主动吸烟史（包括了吸烟量、吸烟年限等）是6份指南均明确并强调的肺癌高危因素。

《ATS/ACCP声明》建议对符合美国国家肺癌筛查试验标准的个体进行筛查时，主要考虑年龄、吸烟史、戒烟年限等因素。

《NCCN指南》认为，除了年龄外，吸烟是导致肺癌的一个主要因素，并且该因素占所有肺癌死亡的85%。现有的研究认为，二手烟接触与致癌之间的异质性强，NCCN肺癌筛查小组不认为其是一个足以推荐筛查的独立风险因素。《NCCN指南》还确认了其他一些因素，例如职业性接触致癌物、居民氡暴露、癌症史、肺癌家族史和肺部疾病史等。

《USPSTF声明》认为吸烟和高龄是肺癌最重要的两个危险因素。吸烟者患肺癌的风险随着年龄、吸烟的累积量和持续时间的增加而增加，但对于以前吸过烟的人来说，随着戒烟时间的增加，吸烟率会降低。非裔美国男性的肺癌发病率高于白人男性，非裔美国女性的肺癌发病率低于白人女性，这些差异可能与香烟中吸烟暴露（即吸烟流行率）和致癌物相关暴露的差异有关，也可能与其他社会风险因素有关。肺癌的其他危险因素包括环境暴露、既往放射治疗、其他（非癌症）肺部疾病和家族史，较低的教育水平也可能与较高的肺癌风险相关。

《韩宝惠2022指南》和《白春学2019共识》均强调了年龄和主动吸烟史（包括吸烟量、吸烟年限等）是肺癌高危因素，此外还包括：职业致癌物质暴露史、个人肿瘤史、直系亲属肺癌家族史、肺部疾病史（慢性阻塞性肺疾病、肺结核或肺纤维化）、长二手烟暴露史、环境油烟史。《郝捷2020标准》认为肺癌高危因素包括：年龄、主动吸烟史、被动吸烟史、慢性阻塞性肺疾病、职业暴露史（石棉、氡、铍、铬、镉、硅、煤烟和煤烟灰）和有一级亲属确诊肺癌。

1.3 肺癌筛查的利弊分析

虽然利用LDCT进行肺癌筛查有许多益处，但同时也存在一些弊端。LDCT肺癌筛查比较复杂，需仔细规划，确保其利大于弊。《ATS/ACCP声明》《NCCN指南》以及《USPSTF声明》三者均分析了LDCT肺癌筛查的利弊（详见表1-2）。

《ATS/ACCP声明》认为LDCT肺癌筛查的益处包括：降低高危人群的病死率、给筛查者带来的其他心理社会效益及改变民众不良生活习惯。LDCT肺癌早筛能使得高危人群的肺癌病死率相对减少20%（从1.66%降至1.33%，或每1000例筛查中减少3例死亡），全因死亡率相对降低7%。此外，可以给予筛查结果正常者较好的心理保障，有利于筛查者戒烟。《ATS/ACCP声明》从筛查特性和筛查结果两个视角分析了LDCT肺癌早筛的潜在危害。与

LDCT 测试特性相关的危害涉及:CT 筛查过程中辐射暴露、虚假保证(筛查检查间隔期间可能发生侵袭性癌症)以及过度诊断临床上无意义的癌症(检测到肿瘤的 15%~20%)。与 LDCT 测试结果相关的危害有假阳性和其他偶然发现。

表 1-2 LDCT 肺癌筛查的益处与风险

指南	益处	危害

《ATS/ACCP声明》	• 病死率降低
	  肺癌相关病死率相对下降20%
	  全因死亡率相对下降7%
	• 心理社会效益和行为改变:
	  给予筛查正常者的心理保障
	  有利于筛查者戒烟
		• 与筛查特性相关的危害:
		  筛查CT的辐射暴露
		  虚假保证(筛查间隔期间可能发生侵袭性癌症)
		  过度诊断临床上无意义的癌症
		• 与试验结果相关的危害:
		  误报和其他意外发现
		  发现物下游评估的潜在危害

《NCCN指南》	• 降低肺癌病死率
	• 生活质量
	  疾病相关发病率的降低
	  治疗相关发病率的降低
	  健康生活方式的改善
	  焦虑/心理社会负担的降低
	• 发现其他重大隐匿健康风险(如甲状腺结节、严重但无症状的冠状动脉疾病、肾上极早期肾癌、主动脉瘤、乳腺癌)
		• 对小侵袭性肿瘤或惰性疾病的无效检测无效
		• 生活质量:检查结果的焦虑
		• 诊断检查引起的身体并发症
		• 假阳性结果
		• 假阴性结果
		• 不必要的检查和操作
		• 放射暴露
		• 增加的成本
		• 意外损伤

《USPSTF声明》	可以预防与肺癌相关的死亡	假阳性结果导致不必要的检测和侵入性操作、偶然发现、因结果不确定而导致的短期痛苦增加、过度诊断和辐射暴露

《NCCN 指南》详细分析了肺癌筛查的益处和危害。筛查的目的是在疾病尚可治疗和治愈的早期阶段识别疾病。《NCCN 指南》将 LDCT 肺癌筛查的益处分为与肿瘤结果相关以及与生活方式相关两类益处。与肿瘤结果相关的益处主要涉及降低肺癌病死率以及改善其他肿瘤结果。早期肺癌筛查诊断与当出现临床症状时诊断相比,所带来的与生活质量相关的益处涉及:降低与疾病相关的发病率;降低与治疗相关的发病率;影响生活方式的健康改变,特别强调了肺癌早筛促进戒烟所带来的益处;减轻焦虑和心理负担。据推测,LDCT 的阴性结果尽管可能因需要继续随访而增加焦虑,但依然会改善生活质量。《NCCN 指南》在分析肺癌筛查的利弊时,详细罗列了大量随机试验和非随机试验的各类证据。

《USPSTF 声明》除罗列了 LDCT 肺癌筛查的益处和危害之外,还阐明了 LDCT 肺癌筛查的净收益等级以及危害程度等级。USPSTF 认为,有充分的证据可以证明,在确定的高危人群中,每年展开 LDCT 肺癌筛查可以预防大量与肺癌相关的死亡。同时也表明,LDCT 筛查存在一定的危害,包括假阳性结果导致不必要的检查和侵入性操作、偶然发现、因结果不确定而导致的短期痛苦增加、过度诊断和辐射暴露等。但《USPSTF 声明》发现有充分证据表明,LDCT 筛查肺癌的危害程度适中,并且依据年龄、烟草烟雾总累积暴露量和戒烟年数等因素进行 LDCT 肺癌年度筛查对肺癌高危人群具有中等的净效益。

1.4 肺癌筛查策略对比

1.4.1 目标人群的选择

6篇指南均将年龄、吸烟量和戒烟时间列入了评估标准,但在部分细节上有所区别,目标人群的选择方式共涉及两种(详见表1-3)。

表1-3 国内外肺癌高风险人群标准对比

名称	年龄/岁	吸烟量	戒烟时间	其他高危因素	备注
《ATS/ACCP 声明》	55~74	不少于 30 包·年	不足 15 年		
《NCCN 指南》	≥50	不少于 20 包·年		a) 有环境或职业暴露史 b) 有个人癌症史、一级亲属肺癌家族史 c) 氡暴露(肺癌风险指数≥1.3%)	
《USPSTF 声明》	50~80	不少于 20 包·年	不足 15 年		
《韩宝惠 2022 指南》	≥45	不少于 20 包·年	不足 15 年	a) 合并慢性阻塞性肺疾病、弥漫性肺纤维化、既往肺结核病史者 b) 有环境或职业暴露史 c) 有一级亲属确诊肺癌 d) 被动吸烟史	符合年龄,且拥有除年龄之外的任一危险因素者即可被分为高风险人群
《白春学 2019 共识》	≥40	不少于 20 包·年	不足 15 年	a) 合并慢性阻塞性肺疾病、弥漫性肺纤维化、既往肺结核病史者 b) 有环境或职业暴露史 c) 有一级亲属确诊肺癌 d) 被动吸烟史	
《郝捷 2020 标准》	50~74	不少于 30 包·年	不足 15 年	a) 被动吸烟超过 20 年 b) 患慢性阻塞性肺疾病 c) 有职业暴露史不少于 1 年 d) 有一级亲属确诊肺癌	

第一种目标人群的选择方式是依据年龄和吸烟史把目标人群进行分类。代表指南是《AST/ACCP 声明》和《USPSTF 声明》。2015 年发表的《ATS/ACCP 声明》没有讨论除年龄、吸烟量和戒烟时间以外的其他危险因素。《USPSTF 声明》虽然讨论了除年龄和主动吸烟史以外的其他高危因素,但工作组建议使用年龄和吸烟史来确定需筛查的人群,而不是更详细的风险预测模型。

第二种目标人群的选择方式是综合考虑年龄、吸烟史和其他高危因素,把目标人群进行相应分类。代表指南是《白春学 2019 共识》《郝捷 2020 标准》《韩宝惠 2022 指南》和《NCCN 指南》。《白春学 2019 共识》《郝捷 2020 标准》和《韩宝惠 2022 指南》均提出,第一个条件,也是必要条件,是年龄,第二个条件是具有至少 1 个以上的高危因素。《NCCN 指南》的筛选条件只考虑了年龄和吸烟史,其他因素仅仅作为潜在风险因素进行了考虑。

1.4.2　筛查频率和停止筛查条件

在筛查频率方面,6 篇指南均建议患者每年进行肺癌筛查,其中《韩宝惠 2022 指南》指出年度筛查正常者可以每隔一到两年继续筛查。对于停止筛查的条件,《白春学 2019 共识》和《郝捷 2020 标准》并未给出明确的要求,其他 4 个指南的建议如表 1-4 所示。

表 1-4　停止筛查的条件对比

	《NCCN 指南》	《ATS/ACCP 声明》	《USPSTF 声明》	《韩宝惠 2022 指南》	《白春学 2019 共识》	《郝捷 2020 标准》
停止筛查条件	(1) 患者不适合接受最终治疗 (2) 肺癌症状 (3) 既往肺癌	(1) 身体状况不适合进行筛查和最终治疗 (2) 患者达到年龄上限或戒烟 15 年以上		(1) 不耐受肺癌切除手术 (2) 有严重影响生命的疾病	无	无

综合各指南的建议,一旦患者患有严重影响生命的疾病,导致不能进行筛查和最终治疗,就应该停止筛查。对于筛查的限制年龄,《NCCN 指南》提出了与其他指南不同的观点,认为尽管高风险人群的评估标准为 55~77 岁,但筛查的年龄上限尚不确定,即只要患者的身体状态还能接受治疗,就可以考虑 77 岁以后继续参加筛查。

1.4.3　筛查结果分类对比

6 篇指南均对筛查结果分类给出了相应的规定/建议。《USPSTF 声明》采用了 Lung-RADS 协议,将筛查结果分为:不完整、阴性(没有结节和确定是良性的结节)、良性(由于尺寸和变化情况,结节成为临床活跃癌症的可能性较低)、可能良性、可疑、非常可疑以及其他类别,然后再进一步将非实性、部分实性和实性结节根据大小以及变化情况提供不同的处理建议(表 1-5)。《NCCN 指南》将筛查结果按照非实性、部分实性和实性结节进行大小以及变化进行分类(详见图 1-1~图 1-11),同时符合 Lung-RADS 关于三类结节的分类。因此,《NCCN 指南》与《USPSTF 声明》最终关于实性、部分实性和实性结节的划分是相同的。《ATS/ACCP 声明》没有对结节管理算法进行具体的描述,主要将结节分为亚厘米结节和高风险结节。

表 1-5　肺结节 Lung-RADS 分级表

类别描述	肺结节RADS 分级	检查结果	管理	患恶性肿瘤的风险	东部人口患病率
不定类别	0	与既往的胸部 CT 检查结果做比较 无法评估部分或完整的肺部变化	需增加肺癌 CT 影像筛查和(或)与先前的胸部 CT 检查结果比较	不适用	1%

（续表）

类别描述	肺结节RADS分级	检查结果	管理	患恶性肿瘤的风险	东部人口患病率
阴性 无结节和确定为良性的结节	1	无结节			
		具有特定钙化的结节：完全钙化、中心钙化、爆米花样钙化、同心环钙化和含脂肪密度结节			
良性表现或良性生物学行为大小或直径无增长,成为临床侵袭性肺癌的可能性低	2	肺裂旁结节：＜10 mm（524 mm^3）	在 12 个月内继续年度LDCT 筛查	＜1%	90%
		实性结节：基线测量＜6 mm（＜113 mm^3），或新发结节＜4 mm（＜34 mm^3）			
		部分实性结节：基线筛查总直径＜6 mm（＜113 mm^3）			
		非实性结节（GGN）：＜30 mm（＜14 137 mm^3）或≥30 mm（≥14 137 mm^3）且无变化或生长缓慢			
		3 级或 4 级的肺结节≥3个月无变化			
良性可能性大 短期随访显示可能为良性结节,包括发展为侵袭性肺癌可能性低的结节	3	实性结节：基线测量≥6 mm 且＜8 mm（≥113 mm^3 且＜268 mm^3），或新发结节≥4 mm 且＜6 mm（≥34 mm^3 且＜113 mm^3）	6 个月内 LDCT 筛查	1%～2%	5%
		部分实性结节：总直径≥6 mm（≥113 mm^3），其中实质成分＜6 mm（＜113 mm^3）或新发结节总直径＜6 mm（＜113 mm^3）			
		非实性结节：基线 CT（肺磨玻璃结节）≥30 mm（≥14 137 mm^3）或新发			

（续表）

类别描述	肺结节RADS分级	检查结果	管理	患恶性肿瘤的风险	东部人口患病率
可疑恶性 结论是由附加的诊断实验提示的	4A	实性结节：基线测量≥8 mm且<15 mm（≥268且<1 767 mm³），或增长<8 mm（<268 mm³），或新发结节≥6 mm且<8 mm（113～268 mm³）	3 个月 LDCT；存在≥8 mm 的实质成分时需PET/CT 检查	5%～15%	2%
		部分实性结节：总直径≥6 mm（≥113 mm³），其中实质成分≥6 mm 且<8 mm（≥113 mm³ 且<268 mm³）或新发结节总直径<6 mm（<113 mm³）			
		支气管结节			
非常可疑恶性 结论是有附加的诊断实验和（或）组织标本提示	4B	实性结节：≥15 mm（≥1 767 mm³），或新发或增长>8 mm（>268 mm³）	胸部 CT 增强或平扫，根据恶性的概率和并发症选择进行 PET/CT 和（或）组织活检；存在≥8 mm（≥268 mm³）实质成分时，可进行 PET/CT；依据年度筛查报告，对于新发的大结节可建议 1 个月内的 LDCT 筛查，以排除感染或炎症的可能	>15%	2%
		部分实性结节：实质成分≥8 mm（≥268 mm³），或新发或增长≥4 mm（≥34 mm³）			
	4X	具有额外特征的 3 或 4 个结节或影像结果发现恶性倾向的结节增加			
其他 具有临床意义或潜在的临床意义	S	可以加在 0～4 级之间	针对特别发现采取相应的处理	不适用	10%

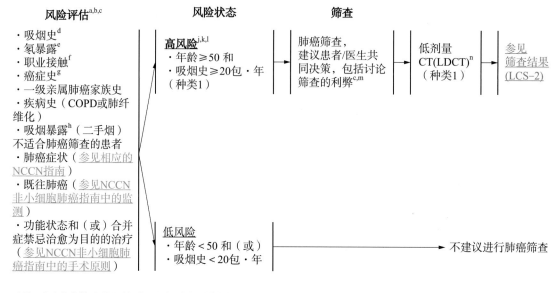

风险评估[a,b,c]
- 吸烟史[d]
- 氡暴露[e]
- 职业接触[f]
- 癌症史[g]
- 一级亲属肺癌家族史
- 疾病史（COPD或肺纤维化）
- 吸烟暴露[h]（二手烟）
不适合肺癌筛查的患者
- 肺癌症状（参见相应的NCCN指南）
- 既往肺癌（参见NCCN非小细胞肺癌指南中的监测）
- 功能状态和（或）合并症禁忌治愈为目的的治疗（参见NCCN非小细胞肺癌指南中的手术原则）

风险状态

高风险[j,k,l]
- 年龄≥50 和
- 吸烟史≥20包·年（种类1）

低风险
- 年龄<50 和（或）
- 吸烟史<20包·年

筛查

肺癌筛查，建议患者/医生共同决策，包括讨论筛查的利弊[c,m] → 低剂量CT(LDCT)[n]（种类1） → 参见筛查结果(LCS-2)

不建议进行肺癌筛查

a 建议开展肺癌筛查的机构采用包括胸部放射科、呼吸内科和胸外科在内多学科合作方法。

b 肺癌筛查适用于肺癌的高危潜在治疗对象。不推荐胸部X光用于肺癌筛查。

c 尽管只有年龄和吸烟史用于风险评估，但在决策过程中肺癌的其他潜在风险因素（例如，职业暴露、氡暴露、癌症史、家族史、肺病史）也可以讨论。

d 所有还在吸烟的人都应被劝告戒烟，有既往吸烟史的应被劝告保持戒烟。更多的有关戒烟支持和资源，可参考 http://www.smonefree.gov.肺癌筛查不应被认为是戒烟的替代品。吸烟史应记录吸烟者的既往暴露程度（以包·年计）和已戒烟时长。详细信息参见NCCN戒烟指南。

e 有记录持续的和大剂量的氡暴露。

f 对肺部有确切致癌作用的物质：二氧化硅、镉、石棉、砷、铍、铬、柴油烟雾、镍、煤烟和烟尘。

g 在肺癌、淋巴瘤、头颈癌或吸烟相关癌症的幸存者中，新发原发性肺癌的风险在提升。

h 二手烟暴露的致癌异质性强，且风险增加的证据各不相同。因此，二手烟不是被独立推荐的肺癌筛查的一个充分危险因素。

i 根治性治疗包括手术、立体定向放射治疗 (SBRT) 或消融。SBRT或消融可用于患有心脏病或严重慢性阻塞性肺病 (COPD) 等因医学上无法手术的患者。

j 虽然随机试验证据支持筛查截至77岁，但是否需要对77岁以上的人群实行筛查，尚无定论。目前认为，只要目标还是潜在的肺癌治疗对象，就可以纳入筛查人群。

k 研究表明，吸烟量较少的非裔美国吸烟者与吸烟量较多的白人吸烟者患肺癌的风险相似。非裔美国人增加的风险应该在决策和风险评估中加以考虑 (Aldrich M, et al. JAMA Oncol 2019;5:1318-1324)。

l 参见Tammemagi肺癌风险计算器。

m 决策辅助工具可以帮助确定是否应该进行筛查。可在：http://www.shouldiscreen.com/benefits-and-harms-screening 找到决策辅助工具的例子。

n 所有的筛查和胸部CT随访都应低剂量(100~120 nVp和40~60 mAs或更低)，除非需要评估纵隔异常或淋巴结，此时标准剂量CT和静脉增强可能是合适的(参见LCS-A)。

相应的随访应该体系化。

图1-1 NCCN肺癌筛查风险评估[7]（NCCN Guidelines Version 2.2022：LCS-1)

筛查结果

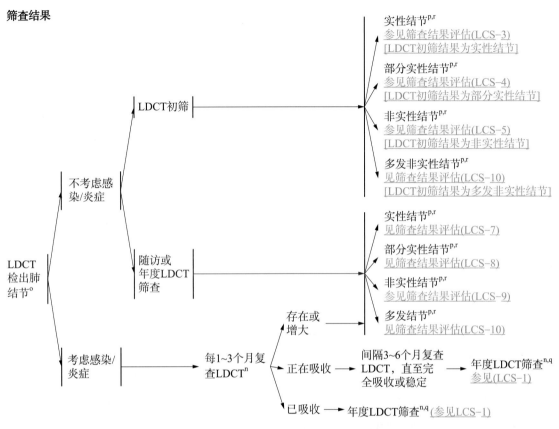

LDCT未检出肺结节 ───────→ 年度LDCT筛查，直到患者不再是潜在的肺癌治疗对象[n,q]

检查结果需要对肺癌以外的疾病进行随访（如疑似其他癌症、COPD、中度到重度冠状动脉钙化、主动脉瘤）

n 所有的筛查和胸部CT随访都应低剂量(100～120 nVp和40～60 mAs或更低)，除非需要评估纵隔异常或淋巴结，此时标准剂量CT和静脉增强可能是合适的(参见LCS–A)。相应的随访应该体系化。

o NCCN肺癌筛查指南与lung-RADS是一致的，其测量值取四舍五入到最接近的整数(mm)。
　https://www.acr.org/-/media/ACR/Files/RADS/Lung-RADS/LungRADSAssessmentCategoriesv1-1.pdf。

p 即使没有良性钙化，结节内脂肪也能提示错构瘤，或提示炎性病因。当多发结节或其他结果提示可能存在隐匿性感染或炎症时，建议在1~3个月内随访LDCT。

q 筛查应该持续多长时间，以及多大年龄以后不适合筛查，尚无明确定论。

r 结节为直径可达3 cm的不透明圆形。实性结节有均匀的软组织衰减，磨玻璃结节(也称为非实性结节)有雾状密度增高的衰减，不会掩盖支气管和血管边缘，部分实性结节兼有实性和磨玻璃结节成分。结节应在CT肺窗上进行评估和测量。在软组织窗上观察时，所有结节的大小都被低估了，有些结节甚至可能看不见，特别是磨玻璃结节和小结节 (Bannier AA, et al. Radiology 2017;285:584–600)。

图1-2　NCCN中LDCT筛查结果分类[7] (NCCN Guidelines Version 2.2022：LCS-2)

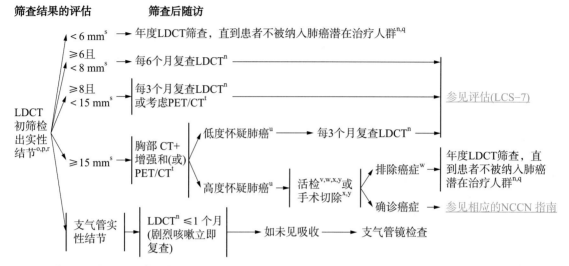

筛查结果的评估　　　筛查后随访

n 所有的筛查和胸部CT随访都应低剂量(100～120 nVp和40～60 mAs或更低)，除非需要评估纵隔异常或淋巴结，此时标准剂量CT和静脉增强可能是合适的(参见LCS-A)。相应的随访应该体系化。

o NCCN肺癌筛查指南与lung-RADS是一致的,其测量值取四舍五入到最接近的整数(mm)。
https://www.acr.org/-/media/ACR/Files/RADS/Lung-RADS/LungRADSAssessmentCategoriesv1-1.pdf。

p 即使没有良性钙化,结节内脂肪也能提示错构瘤,或提示炎性病变。当多发结节或其他结果提示可能存在隐匿性感染或炎症时,建议在1~3个月内随访LDCT。

q 筛查应该持续多长时间,以及多大年龄以后不适合筛查,尚无明确定论。

r 结节为直径可达3 cm的不透明圆形。实性结节有均匀的软组织衰减,磨玻璃结节(也称为非实性结节)有雾状密度增高的衰减,不会掩盖支气管和血管边缘,部分实性结节兼有实性和磨玻璃结节成分。结节应在CT肺窗上进行评估和测量。在软组织窗上观察时,所有结节的大小都被低估了,有些结节甚至可能看不见,特别是磨玻璃结节和小结节(Bannier AA, et al. Radiology 2017;285:584−600.)。

s 应在肺窗上测量结节大小,并记录四舍五入到整数的平均直径;对于球形结节,只需要测量一个直径。平均直径是结节的最长直径和垂直直径的平均值。

t PET/CT对实性成分<8 mm的结节和位置靠近膈肌的小结节识别敏感性较低。PET/CT只是确定结节是否具有高肺癌风险的多个标准中的一个考虑因素。在真菌病流行区域,PET/CT假阳性率较高。

u 可疑肺癌的评估需要具有肺结节管理专长的多学科团队（包括胸科放射科、呼吸内科和胸外科）。这可能包括使用肺结节风险计算器来协助确定患癌概率。这些计算工具有：Mayo风险模型、Brock统一模型、Herder和GJ等的模型 (Chest 2005;128:2490-2496)。使用风险计算器并不能取代多学科团队的结节管理。患者所在地区和其他因素会极大地影响结节计算器的精度。

v 活检组织样本量要足够用于组织学和分子学检测(Travis WD, et al. In: WHO Classification of Thoracic Tumors, 5th Ed. Lyon: International Agency for Research on Cancer; 2021:29−36.)。

w 如一次活检未能完成诊断,并对癌症仍抱有高度怀疑,建议重复活检、手术切除或短间隔周期LDCT随访(3个月)。

x 参见NCCN非小细胞肺癌指南中对肺结节的诊断评估(DIAG-1至DIAG-A)。

y 在许多情况下,临床强烈怀疑Ⅰ期或Ⅱ期癌症的患者（基于危险因素和影像学表现）在手术前不需要活检。活检增加了时间、费用成本以及操作风险,并且对于治疗决策通常是不必要的。外科医生和(或)患者在手术前可能优选术前活检。如果强烈怀疑非肺癌诊断（可通过支气管镜检查、经皮穿刺活检或细针穿刺进行诊断）,或者如果术中诊断困难或非常危险,则术前活检可能是合适的。如果未获得术前组织学诊断,则应在进行肺叶切除术、双肺叶切除术或全肺切除术之前进行术中操作（即楔形切除术或穿刺活检）以确认癌症诊断。参见NCCN非小细胞肺癌指南中的诊断评估原则。

图 1-3　NCCN 的 LDCT 初筛检出实性结节[7]（NCCN Guidelines Version 2.2022：LCS-3）

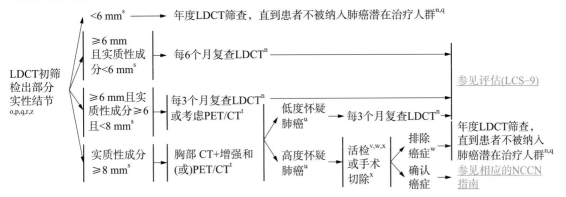

筛查结果的评估　　　　　　**筛查后随访**

LDCT初筛检出部分实性结节 o,p,q,r,z

- <6 mm[s] → 年度LDCT筛查，直到患者不被纳入肺癌潜在治疗人群[n,q]
- ≥6 mm 且实质性成分<6 mm[s] → 每6个月复查LDCT[n]
- ≥6 mm且实质性成分≥6 且<8 mm[s] → 每3个月复查LDCT[n] 或考虑PET/CT[t]
- 实质性成分≥8 mm[s] → 胸部 CT+增强和(或)PET/CT[t]

→ 低度怀疑肺癌[u] → 每3个月复查LDCT[n]

→ 高度怀疑肺癌[u] → 活检[v,w,x]或手术切除[x] → 排除癌症[w] / 确认癌症

参见评估(LCS-9)

年度LDCT筛查，直到患者不被纳入肺癌潜在治疗人群[n,q]
参见相应的NCCN指南

n 所有的筛查和胸部CT随访都应低剂量(100~120 nVp和40~60 mAs或更低)，除非需要评估纵隔异常或淋巴结，此时标准剂量CT和静脉增强可能是合适的(参见LCS-A)。相应的随访应该体系化。

o NCCN肺癌筛查指南与lung-RADS是一致的，其测量值取四舍五入到最接近的整数(mm)。
https://www.acr.org/-/media/ACR/Files/RADS/Lung-RADS/LungRADSAssessmentCategoriesv1-1.pdf。

p 即使没有良性钙化，结节内脂肪也能提示错构瘤，或提示炎性病因。当多发结节或其他结果提示可能存在隐匿性感染或炎症时，建议在1~3个月内随访LDCT。

q 筛查应该持续多长时间，以及多大年龄以后不适合筛查，尚无明确定论。

r 结节为直径可达3 cm的不透明圆形。实性结节有均匀的软组织衰减，磨玻璃结节(也称为非实性结节)有雾状密度增高的衰减，不会掩盖支气管和血管边缘，部分实性结节兼有实性和磨玻璃结节成分。结节应在CT肺窗上进行评估和测量。在软组织窗上观察时，所有结节的大小都被低估了，有些结节甚至可能看不见，特别是磨玻璃结节和小结节(Bannier AA, et al. Radiology 2017;285:584-600.)。

s 应在肺窗上测量结节大小，并记录四舍五入到整数的平均直径；对于球形结节，只需要测量一个直径。平均直径是结节的最长直径和垂直直径的平均值。

t PET/CT对实性成分<8 mm的结节和位置靠近膈肌的小结节识别敏感性较低。PET/CT只是确定结节是否具有高肺癌风险的多个标准中的一个考虑因素。在真菌病流行区域，PET/CT假阳性率较高。

u 可疑肺癌的评估需要具有肺结节管理专长的多学科团队（包括胸部放射科、呼吸内科和胸外科）。这可能包括使用肺结节风险计算器来协助确定患癌概率。这些计算工具有：Mayo风险模型、Brock统一模型、Herder和GJ等的模型 (Chest 2005;128:2490-2496)。使用风险计算器并不能取代多学科团队的结节管理。患者所在地区和其他因素会极大地影响结节计算器的精度。

v 活检组织样本量要足够用于组织学和分子学检测(Travis WD, et al. In: WHO Classification of Thoracic Tumors, 5th Ed. Lyon: International Agency for Research on Cancer; 2021:29-36.)。

w 如一次活检未能完成诊断，并对癌症仍抱有高度怀疑，建议重复活检、手术切除或短间隔期LDCT随访(3个月)。

x 参见NCCN非小细胞肺癌指南中对肺结节的诊断评估(DIAG-1至DIAG-A)。

z 对所有非实性结节进行薄层(<1.5 mm)扫描，以排除包含实质性成分至关重要。对任何含实质性成分的结节，都需要按照部分实性结节的建议对病灶进行处理（LCS-9）。

图1-4　NCCN 的 LDCT 初筛检出部分实性结节[7]（NCCN Guidelines Version 2.2022：LCS-4)

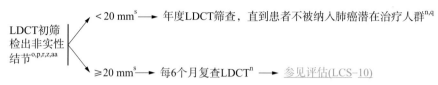

筛查结果的评估　　　　　**筛查后随访**

LDCT初筛检出非实性结节[o,p,r,z,aa]

< 20 mm[s] —→ 年度LDCT筛查，直到患者不被纳入肺癌潜在治疗人群[n,q]

≥20 mm[s] —→ 每6个月复查LDCT[n] —→ 参见评估(LCS-10)

n 所有的筛查和胸部CT随访都应低剂量(100~120 nVp和40~60 mAs或更低)，除非需要评估纵隔异常或淋巴结，此时标准剂量CT和静脉增强可能是合适的(参见LCS-A)。相应的随访应该体系化。

o NCCN肺癌筛查指南与lung-RADS是一致的，其测量值取四舍五入到最接近的整数(mm)。
https://www.acr.org/-/media/ACR/Files/RADS/Lung-RADS/LungRADSAssessmentCategoriesv1-1.pdf。

p 即使没有良性钙化，结节内脂肪也能提示错构瘤，或提示炎性病因。当多发结节或其他结果提示可能存在隐匿性感染或炎症时，建议在1~3个月内随访LDCT。

q 筛查应该持续多长时间，以及多大年龄以后不适合筛查，尚无明确定论。

r 结节为直径可达3 cm的不透明圆形。实性结节有均匀的软组织衰减，磨玻璃结节(也称为非实性结节)有雾状密度增高的衰减，不会掩盖支气管和血管边缘，部分实性结节兼有实性和磨玻璃结节成分。结节应在CT肺窗上进行评估和测量。在软组织窗上观察时，所有结节的大小都被低估了，有些结节甚至可能看不见，特别是磨玻璃结节和小结节(Bannier AA, et al. Radiology 2017;285:584-600.)。

s 应在肺窗上测量结节大小，并记录四舍五入到整数的平均直径；对于球形结节，只需要测量一个直径。平均直径是结节的最长直径和垂直直径的平均值。

z 对所有非实性结节进行薄层(<1.5 mm)扫描，以排除包含实质性成分至关重要。任何含实质性成分的结节，都需要按照部分实性结节的建议对病灶进行处理(LCS-9)。

aa Lung-RADS1.1已将可继续每年筛查的非实性结节的大小增至<30 mm，而不是之前版本中推荐的<20 mm。NCCN指南专家组尚未统一Lung-RADS更新的这一部分，因为专家组成员认为基线或新的非实性结节≥20 mm应在6个月时进行更早的评估(Hammer MM, et al. Radiology 2021;300:586-593)。

图 1-5　NCCN 的 LDCT 初筛检出非实性结节[7]（NCCN Guidelines Version 2.2022：LCS-5)

筛查结果的评估　　　　　**筛查后随访**

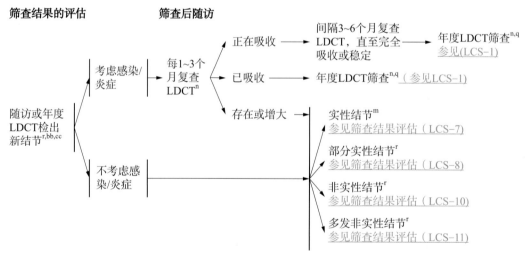

随访或年度LDCT检出新结节[r,bb,cc]

考虑感染/炎症 → 每1~3个月复查LDCT[n]

正在吸收 → 间隔3~6个月复查LDCT，直至完全吸收或稳定 → 年度LDCT筛查[n,q] 参见(LCS-1)

已吸收 → 年度LDCT筛查[n,q]（参见LCS-1)

存在或增大 →

不考虑感染/炎症 →

实性结节[m] 参见筛查结果评估（LCS-7)

部分实性结节[r] 参见筛查结果评估（LCS-8)

非实性结节[r] 参见筛查结果评估（LCS-10)

多发非实性结节[r] 参见筛查结果评估（LCS-11)

n 所有的筛查和胸部CT随访都应低剂量(100~120 nVp和40~60 mAs或更低)，除非需要评估纵隔异常或淋巴结，此时标准剂量CT和静脉增强可能是合适的(参见LCS-A)。相应的随访应该体系化。

q 筛查应该持续多长时间，以及多大年龄以后不适合筛查，尚无明确定论。

r 结节为直径可达3 cm的不透明圆形。实性结节有均匀的软组织衰减，磨玻璃结节(也称为非实性结节)有雾状密度增高的衰减，不会掩盖支气管和血管边缘，部分实性结节兼有实性和磨玻璃结节成分。结节应在CT肺窗上进行评估和测量。在软组织窗上观察时，所有结节的大小都被低估了，有些结节甚至可能看不见，特别是磨玻璃结节和小结节(Bannier AA, et al. Radiology 2017;285:584-600.)。

bb 病灶大小迅速增加时应提高对炎症病因或除非小细胞肺癌以外的恶性肿瘤的怀疑(参见LCS-6)。

cc 新发结节的定义为平均直径≥4 mm。

图 1-6　NCCN 的随访或年度 LDCT 检出新结节[7]（NCCN Guidelines Version 2.2022：LCS-6)

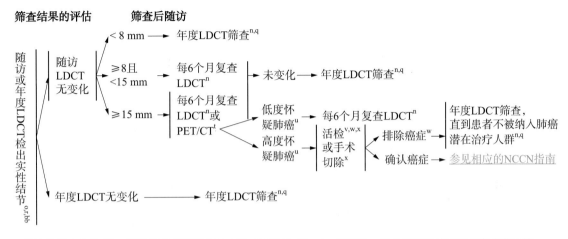

筛查结果的评估　　筛查后随访

随访或年度LDCT检出实性结节[o,r,bb]

- 随访LDCT无变化
  - < 8 mm → 年度LDCT筛查[n,q]
  - ≥8且<15 mm → 每6个月复查LDCT[n] → 未变化 → 年度LDCT筛查[n,q]
  - ≥15 mm → 每6个月复查LDCT[n]或PET/CT[t]
    - 低度怀疑肺癌[u] → 每6个月复查LDCT[n]
    - 高度怀疑肺癌[u] → 活检[v,w,x]或手术切除[x]
      - 排除癌症[w] → 年度LDCT筛查，直到患者不被纳入肺癌潜在治疗人群[n,q]
      - 确认癌症 → 参见相应的NCCN指南
- 年度LDCT无变化 → 年度LDCT筛查[n,q]

n 所有的筛查和胸部CT随访都应低剂量(100~120 nVp和40~60 mAs或更低)，除非需要评估纵隔异常或淋巴结，此时标准剂量CT和静脉增强可能是合适的(参见LCS-A)。相应的随访应该体系化。

o NCCN肺癌筛查指南与lung-RADS是一致的，其测量值取四舍五入到最接近的整数(mm)。
https://www.acr.org/-/media/ACR/Files/RADS/Lung-RADS/LungRADSAssessmentCategoriesv1-1.pdf。

q 筛查应该持续多长时间，以及多大年龄以后不适合筛查，尚无明确定论。

r 结节为直径可达3 cm的不透明圆形。实性结节有均匀的软组织衰减，磨玻璃结节(也称为非实性结节)有雾状密度增高的衰减，不会掩盖支气管和血管边缘，部分实性结节兼有实性和磨玻璃结节成分。结节应在CT肺窗上进行评估和测量。在软组织窗上观察时，所有结节的大小都被低估了，有些结节甚至可能看不见，特别是磨玻璃结节和小结节(Bannier AA, et al. Radiology 2017;285:584-600.)。

t PET/CT对实性成分<8 mm的结节和位置靠近膈肌的小结节识别敏感性较低。PET/CT只是确定结节是否具有高肺癌风险的多个标准中的一个考虑因素。在真菌病流行区域，PET/CT假阳性率较高。

u 可疑肺癌的评估需要具有肺结节管理专长的多学科团队（包括胸部放射科、呼吸内科和胸外科）。这可能包括使用肺结节风险计算器来协助确定患癌概率。这些计算工具有：Mayo风险模型、Brock统一模型、Herder和GJ等的模型 (Chest 2005;128:2490-2496)。使用风险计算器并不能取代多学科团队的结节管理。患者所在地区和其他因素会极大地影响结节计算器的精度。

v 活检组织样本量要足够用于组织学和分子学检测(Travis WD, et al. In: WHO Classification of Thoracic Tumors, 5th Ed. Lyon: International Agency for Research on Cancer; 2021:29-36.)。

w 如一次活检未能完成诊断，并对癌症仍抱有高度怀疑，建议重复活检、手术切除或短间隔期LDCT随访(3个月)。

x 参见NCCN非小细胞肺癌指南中对肺结节的诊断评估(DIAG-1至DIAG-A)。

bb 病灶大小迅速增加时应提高对炎症病因或除非小细胞肺癌以外的恶性肿瘤的怀疑(参见LCS-6)。

图 1-7　NCCN 的随访或年度 LDCT 检出实性结节[7]（NCCN Guidelines Version 2.2022：LCS-7)

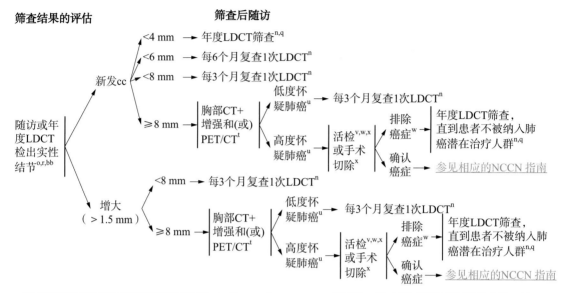

筛查结果的评估　　　　　　　　　　**筛查后随访**

n 所有的筛查和胸部CT随访都应低剂量(100~120 nVp和40~60 mAs或更低)，除非需要评估纵隔异常或淋巴结，此时标准剂量CT和静脉增强可能是合适的(参见LCS-A)。相应的随访应该体系化。

o NCCN肺癌筛查指南与lung-RADS是一致的,其测量值取四舍五入到最接近的整数(mm)。
　https://www.acr.org/-/media/ACR/Files/RADS/Lung-RADS/LungRADSAssessmentCategoriesv1-1.pdf。

q 筛查应该持续多长时间，以及多大年龄以后不适合筛查，尚无明确定论。

r 结节为直径可达3 cm的不透明圆形。实性结节有均匀的软组织衰减，磨玻璃结节(也称为非实性结节)有雾状密度增高的衰减，不会掩盖支气管和血管边缘，部分实性结节兼有实性和磨玻璃结节成分。结节应在CT肺窗上进行评估和测量。在软组织窗上观察时，所有结节的大小都被低估了，有些结节甚至可能看不见，特别是磨玻璃结节和小结节 (Bannier AA, et al. Radiology 2017;285:584-600.)。

t PET/CT对实性成分<8 mm的结节和位置靠近膈肌的小结节识别敏感性较低。PET/CT只是确定结节是否具有高肺癌风险的多个标准中的一个考虑因素。在真菌病流行区域，PET/CT假阳性率较高。

u 可疑肺癌的评估需要具有肺结节管理专长的多学科团队（包括胸部放射科、呼吸内科和胸外科）。这可能包括使用肺结节风险计算器来协助确定患癌概率。这些计算工具有：Mayo风险模型、Brock统一模型、Herder和GJ等的模型 (Chest 2005;128:2490-2496)。使用风险计算器并不能取代多学科团队的结节管理。患者所在地区和其他因素会极大地影响结节计算器的精度。

v 活检组织样本量要足够用于组织学和分子学检测 (Travis WD, et al. In: WHO Classification of Thoracic Tumors, 5th Ed. Lyon: International Agency for Research on Cancer; 2021:29-36.)。

w 如一次活检未能完成诊断，并对癌症仍抱有高度怀疑，建议重复活检、手术切除或短间隔期LDCT随访(3个月)。

x 参见NCCN非小细胞肺癌指南中对肺结节的诊断评估(DIAG-1至DIAG-A)。

bb 病灶大小迅速增加时应提高对炎症病因或除非小细胞肺癌以外的恶性肿瘤的怀疑(参见LCS-6)。

cc 新发结节的定义为平均直径≥ 4 mm。

图 1-8　NCCN 的随访或年度 LDCT 检出实性结节[7] (NCCN Guidelines Version 2. 2022：LCS-8)

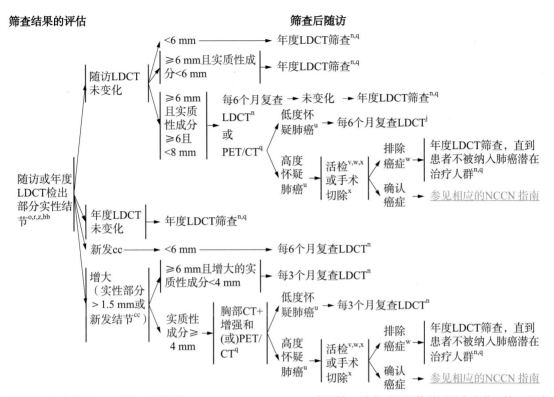

筛查结果的评估　　　　　　　　　　**筛查后随访**

n 所有的筛查和胸部CT随访都应低剂量(100~120 nVp和40~60 mAs或更低)，除非需要评估纵隔异常或淋巴结，此时标准剂量CT和静脉增强可能是合适的(参见LCS–A)。相应的随访应该体系化。

o NCCN肺癌筛查指南与lung-RADS是一致的,其测量值取四舍五入到最接近的整数(mm)。
https://www.acr.org/-/media/ACR/Files/RADS/Lung-RADS/LungRADSAssessmentCategoriesv1-1.pdf。

q 筛查应该持续多长时间，以及多大年龄以后不适合筛查，尚无明确定论。

r 结节为直径可达3 cm的不透明圆形。实性结节有均匀的软组织衰减，磨玻璃结节(也称为非实性结节)有雾状密度增高的衰减，不会掩盖支气管和血管边缘，部分实性结节兼有实性和磨玻璃结节成分。结节应在CT肺窗上进行评估和测量。在软组织窗上观察时，所有结节的大小都被低估了，有些结节甚至可能看不见，特别是磨玻璃结节和小结节 (Bannier AA, et al. Radiology 2017;285:584–600.)。

t PET/CT对实性成分<8 mm的结节和位置靠近膈肌的小结节识别敏感性较低。PET/CT只是确定结节是否具有高肺癌风险的多个标准中的一个考虑因素。在真菌病流行区域，PET/CT假阳性率较高。

u 可疑肺癌的评估需要具有肺结节管理专长的多学科团队（包括胸部放射科、呼吸内科和胸外科）。这可能包括使用肺结节风险计算器来协助确定患癌概率。这些计算工具有：Mayo风险模型、Brock统一模型、Herder和GJ等的模型 (Chest 2005:128:2490-2496)。使用风险计算器并不能取代多学科团队的结节管理。患者所在地区和其他因素会极大地影响结节计算器的精度。

v 活检组织样本量要足够用于组织学和分子学检测 (Travis WD, et al. In: WHO Classification of Thoracic Tumors, 5th Ed. Lyon: International Agency for Research on Cancer; 2021:29–36.)。

w 如一次活检未能完成诊断，并对癌症仍抱有高度怀疑，建议重复活检、手术切除或短间隔期LDCT随访(3个月)。

x 参见NCCN非小细胞肺癌指南中对肺结节的诊断评估(DIAG-1至DIAG-A)。

z 对所有非实性结节进行薄层(<1.5 mm)扫描，以排除包含实质成分至关重要。对任何含实质性成分的结节，都需要按照部分实性结节的建议对病灶进行处理（LCS–9）。

bb 病灶大小迅速增加时应提高对炎症病因或除非小细胞肺癌以外的恶性肿瘤的怀疑(参见LCS–6)。

cc 新发结节的定义为平均直径≥4 mm。

图 1–9　NCCN 的随访或年度 LDCT 检出部分实性结节[7] (NCCN Guidelines Version 2. 2022：LCS–9)

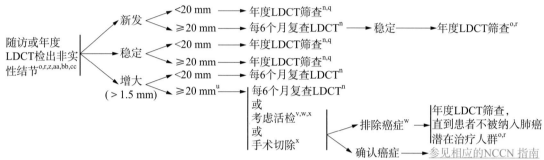

筛查结果的评估 筛查后随访

n 所有的筛查和胸部CT随访都应低剂量(100~120 nVp和40~60 mAs或更低)，除非需要评估纵隔异常或淋巴结，此时标准剂量CT和静脉增强可能是合适的(参见LCS-A)。相应的随访应该体系化。

o NCCN肺癌筛查指南与lung-RADS是一致的，其测量值取四舍五入到最接近的整数(mm)。
https://www.acr.org/-/media/ACR/Files/RADS/Lung-RADS/LungRADSAssessmentCategoriesv1-1.pdf。

q 筛查应该持续多长时间，以及多大年龄以后不适合筛查，尚无明确定论。

r 结节为直径可达3 cm的不透明圆形。实性结节有均匀的软组织衰减，磨玻璃结节(也称为非实性结节)有雾状密度增高的衰减，不会掩盖支气管和血管边缘，部分实性结节兼有实性和磨玻璃结节成分。结节应在CT肺窗上进行评估和测量。在软组织窗上观察时，所有结节的大小都被低估了，有些结节甚至可能看不见，特别是磨玻璃结节和小结节 (Bannier AA, et al. Radiology 2017;285:584~600.)。

u 可疑肺癌的评估需要具有肺结节管理专长的多学科团队（包括胸部放射科、呼吸内科和胸外科）。这可能包括使用肺结节风险计算器来协助确定患癌概率。这些计算工具有：Mayo风险模型、Brock统一模型、Herder和GJ等的模型 (Chest 2005:128:2490-2496)。使用风险计算器并不能取代多学科团队的结节管理。患者所在地区和其他因素会极大地影响结节计算器的精度。

v 活检组织样本量要足够用于组织学和分子学检测(Travis WD, et al. In: WHO Classification of Thoracic Tumors, 5th Ed. Lyon: International Agency for Research on Cancer; 2021:29-36.)。

w 如一次活检未能完成诊断，并对癌症仍抱有高度怀疑，建议重复活检、手术切除或短间隔期LDCT随访(3个月)。

x 参见NCCN非小细胞肺癌指南中对肺结节的诊断评估(DIAG-1至DIAG-A)。

z 对所有非实性结节进行薄层(<1.5 mm)扫描，以排除包含实质性成分至关重要。对任何含实质性成分的结节，都需要按照部分实性结节的建议对病灶进行处理（LCS-9）。

aa Lung-RADS1.1已将可继续每年筛查的非实性结节的大小增至<30 mm，而不是之前版本中推荐的<20 mm。NCCN指南专家组尚未统一Lung-RADS更新的这一部分，因为专家组成员认为基线或新的非实性结节≥20 mm应在6个月时进行更早的评估 (Hammer MM, et al. Radiology 2021;300:586-593)。

bb 病灶大小迅速增加时应提高对炎症病因或除非小细胞肺癌以外的恶性肿瘤的怀疑(参见LCS-6)。

cc 新发结节的定义为平均直径≥4 mm。

图 1-10 NCCN 的 LDCT 筛查检出非实性结节结节[7] (NCCN Guidelines Version 2.2022：LCS-10)

筛查结果的评估   筛查后随访

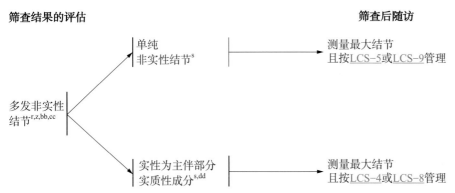

参见NCCN非小细胞肺癌指南

r 结节为直径可达3 cm的不透明圆形。实性结节有均匀的软组织衰减，磨玻璃结节(也称为非实性结节)有雾状密
  度增高的衰减，不会掩盖支气管和血管边缘，部分实性结节兼有实性和磨玻璃结节成分。结节应在CT肺窗上进
  行评估和测量。在软组织窗上观察时，所有结节的大小都被低估了，有些结节甚至可能看不见，特别是磨玻璃
  结节和小结节(Bannier AA, et al. Radiology 2017;285:584-600.)。

s 应在肺窗上测量结节大小，并记录四舍五入到整数的平均直径；对于球形结节，只需要测量一个直径。平均直
  径是结节的最长直径和垂直直径的平均值。

z 对所有非实性结节进行薄层(<1.5 mm)扫描，以排除包含实质性成分至关重要。对任何含实质性成分的结节，都
  需要按照部分实性结节的建议对病灶进行处理（LCS-9）。

bb 病灶大小迅速增加时应提高对炎症病因或除非小细胞肺癌以外的恶性肿瘤的怀疑(参见LCS-6)。

cc 新发结节的定义为平均直径≥4 mm。

dd 所有≥6mm的部分实性结节均应进行识别，并测量其实性区域。

图 1-11 NCCN 的多发非实性结节[7]（NCCN Guidelines Version 2.2022：LCS-11）

国内的 3 篇指南针对结节的不同类型、大小以及初次筛查的结果给出了具体的基线筛查和年度筛查方案（详见图 1-12～图 1-16），但是他们关于结节大小的分类方式与 Lung-RADS 存在差异。以基线筛查为例，《郝捷 2020 标准》中筛查结果分类有 2 个层次：第一层次将检查结果分为三大类，即无肺内非钙化结节（阴性）、非钙化结节和气道病变；第二层次将非钙化结节根据直径大小分为三小类（图 1-12）。《韩宝惠 2022 指南》中基线筛查结果分类也有 2 个层次：第一层次将检查结果分为 3 类，第一类为气道病变、无肺内非钙化结节检出（阴性结果），第二类为非实性结节＜8 mm 或实性结节/部分实性结节＜5 mm，第三类为非实性结节≥8 mm 或实性结节/部分实性结节≥5 mm；第二层次将再将较大的非钙化结节（NS≥8 mm 或 S/PS≥5 mm）分为无法排除恶性的结节和影像学高度疑似肺癌（图 1-15）。《白春学 2019 共识》中的 LDCT 检查结果分类有 3 个层次：第一层次分为两大类，即发现肺部结节和未发现肺部结节；第二层次将发现肺部结节的检查结果又分为纯磨玻璃结节、多发实性结节、孤立性部分实性结节和实性结节等，将未发现肺部结节的检查结果又分为可疑炎症或感染、高度怀疑恶性肿瘤；第三层次对各类肺部结节根据其直径大小又分为 10 小类（图 1-14）。

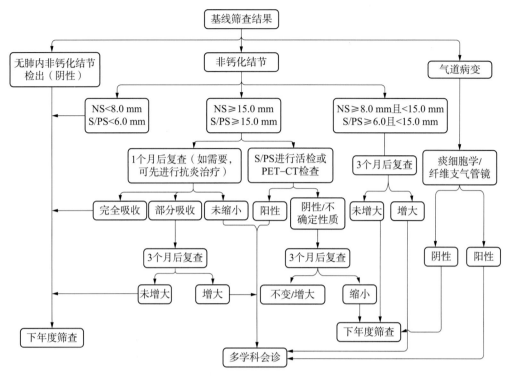

图 1 - 12 《郝捷 2020 标准》[11] 中基线筛查管理与随访

NS, 非实性结节; S, 实性结节; PS, 部分实性结节

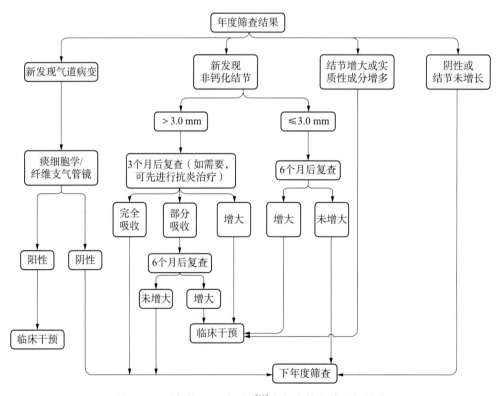

图 1 - 13 《郝捷 2020 标准》[11] 中年度筛查管理与随访

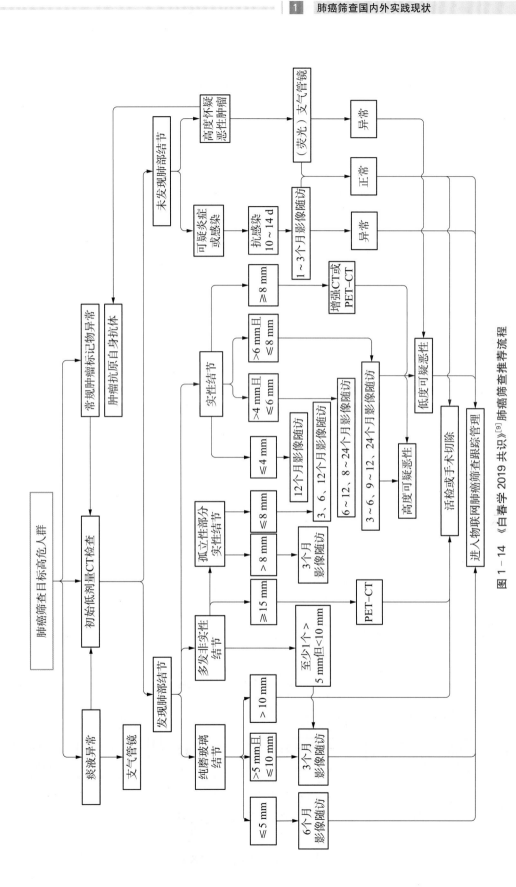

图 1-14 《白春学 2019 共识》[9] 肺癌筛查推荐流程

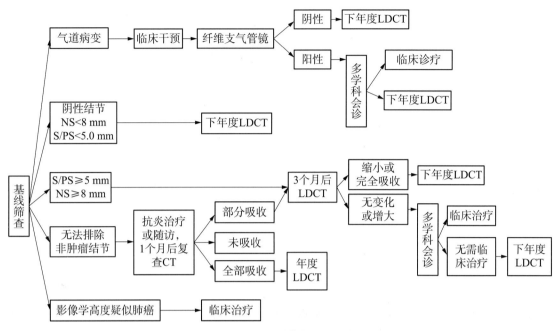

图 1-15 《韩宝惠 2022 指南》[10] 中基线筛查管理与随访

NS,非实性结节;S,实性结节;PS,部分实性结节

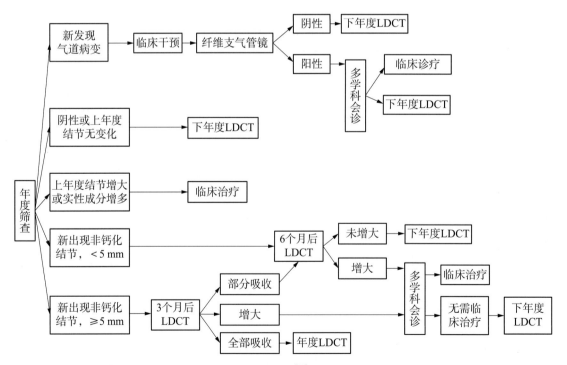

图 1-16 《韩宝惠 2022 指南》[10] 中年度筛查管理与随访

1.4.4　质量控制对比

国内 3 篇指南中,《郝捷 2020 标准》专门对质量控制进行了相应规定,包括对 LDCT 扫描进行质量控制、对 LDCT 筛查结果进行质量控制、对相关病例进行复阅和抽检和对筛查对象随访进行质量控制。

国外 3 篇指南对于规范 LDCT 肺癌筛查的报告结果和管理提出了较多的建议,在 LDCT 性能、筛查报告结构化、图像质量和结节评估 4 个方向上进行了质量控制。国外的 3 篇指南均提到了使用 Lung-RADS 来规范 LDCT 肺癌筛查的报告和管理,该系统已被证实可以提高肺癌的检出率,并将假阳性结果减少到大约为原先的 1/10。其中,《ATS/ACCP 声明》在"维护(maintenance)"这一章节中指出:质量指标的定期审查有助于确保筛查计划按预期运行。《ATS/ACCP 声明》提出的质量指标包括:①筛选人员的适当性(>90% 符合标准);②使用结构化报告的放射科医生比例(>90% 应使用结构化报告);③结节评估的适当性(跟踪有多少患者接受了全程监测,进行了多少侵入性试验,发生了多少例并发症,诊断了多少癌症及其分期);④坚持戒烟干预措施(参与干预措施的吸烟者人数)。《USPSTF 声明》则是委托 CISNet(症状干预和监测模型网络)对其肺癌筛查进行系统审查,研究了其肺癌筛查的敏感性、特异性,探讨了提高筛查试验准确性的方法,同时进行协作建模研究,以提供关于最佳开始和结束筛查的年龄、最佳筛查间隔以及不同筛查策略的相对利弊信息。

1.5　本章小结

肺癌是中国乃至全球恶性肿瘤发病率、病死率均居首位的恶性肿瘤,早期筛查及预防是降低肺癌病死率的一个重要途径。本章介绍国内外 6 个经典的肺癌筛查建议及肺癌临床诊疗指南,这些建议或指南中涉及肺癌的高危因素分析、LDCT 肺癌筛查的利弊、筛查的成本与效益、实施建议、流程、技术、结果管理与随访和质量控制。但是,不同的建议或指南在内容的侧重点方面略有不同。

《ATS/ACCP 声明》强调筛查项目的管理,将筛查项目分为计划(planning)、实施(implementation)和维护(maintenance)三步,以实施阶段为重点,规划了一个从适宜人群选择到戒烟咨询的实施系统,并且提出了肺癌筛查的 9 个核心组成部分。《NCCN 指南》侧重于对筛查结果的管理,指南对所发现的肺部结节进行了详细的分类,并根据结节大小量化制定了管理和随访流程。《USPSTF 声明》更新了其 2013 年的建议,对 LDCT 肺癌筛查的准确性和肺癌筛查的利弊进行了系统评估,并委托癌症干预和监测模型网络进行协作建模研究,对于筛查的最佳年龄和频率、与多变量风险预测模型的修订版本相比不同筛查策略的相对利弊等方面提供了建议。总体来说,国外的 3 份建议或指南提供了许多随机试验和非随机实验的数据,并提供了大量参考文献,同时比较强调患者与医护人员之间的共同决策、筛查利弊以及筛查成本效益的分析。

对于国内指南,《郝捷 2020 标准》的侧重点为筛查流程部分,列出了从知情同意、问卷调查到 LDCT 筛查结果的完整流程。《白春学 2019 共识》详细介绍了各类筛查技术,如影像学、肿瘤标志物、支气管镜筛查和痰液筛查 4 项筛查技术,同时还论证了物联网技术在精准筛查和制定智能管理方案上的应用。《韩宝惠 2022 指南》侧重阐述了筛查技术、病理学评估及肺癌治疗,其中筛查技术部分从辅助影像学检查等 5 个方面详细阐述了肺癌从筛查到确诊的各项技术检查。

2 肺癌早筛医联体社会环境分析

《全球癌症统计报告(2020 年版)》显示,肺癌在我国男性的癌症新发病例和癌症致死病例中占比分别达到 21.8%和 25.9%,双双位列第一;肺癌在我国女性的癌症新发病例中占比为 13.2%,位列第二(仅次于占比 19.9%的乳腺癌),但在癌症致死病例中占比达 20.6%,仍位列第一位。同时,我国肺癌标化发病率也高于全球平均水平,且肺癌的发病率随年龄增加而上升。

中国疾病预防控制中心 2021 年的研究对 1990—2017 年我国 34 个省(直辖市、自治区、特别行政区)居民常见的致癌风险因素进行了分析,其中与肺癌相关因素主要包括行为因素中的吸烟(含二手烟)影响以及环境因素中的 PM2.5 影响[13]。

《中国肺癌筛查标准》等国内外 6 个肺癌筛查指南中均明确将老龄化和吸烟影响纳入了肺癌高危人群的筛选标准;其中 5 个指南中提出,环境中的 PM2.5 等致癌物质暴露亦是肺癌相关的高危因素。因此,有针对性地进行人口结构和致癌主要因素等社会环境方面的分析有助于开展肺癌防治研究。本章分析了我国社会环境中人口老龄化、居民吸烟习惯以及环境污染情况,追踪并分析这些危险因素的变化情况,对肺癌早筛、早干预和降低病死率具有积极的意义。

2.1 人口老龄化因素

人口的数量、结构和老龄化程度与肺癌的发生情况密切相关。本节从我国人口数量、老龄化程度、性别比与城镇化程度等角度,对肺癌筛查的社会环境进行了分析。本节中相关数据引自《中国统计年鉴—2021》[14]和《上海统计年鉴—2021》[15]。

2.1.1 人口数及相关比率

如图 2-1 所示,我国 2015 年末总人口数为 138 326 万人,至 2021 年末总人口为 141 260 万人,增长 2 934 万人。人口增长速度则大幅下降:2016—2020 年的年增长率分别为 0.65%、0.59%、0.38%、0.33%和 0.14%,至 2021 年仅为 0.03%。因此,总体上看,我国总人口近年来虽然仍在增加,但增长速度逐渐放缓,人口拐点即将形成。

我国人口死亡率、出生率和自然增长率如图 2-2 所示。我国人口死亡率从 2015 年至今保持平稳,在 7‰左右。我国人口出生率下降明显:2015 年我国实施全面二孩政策后,出生率仅在 2016 年有小幅提升,随即大幅回落,截至 2021 年仍在下降,并创历史新低。

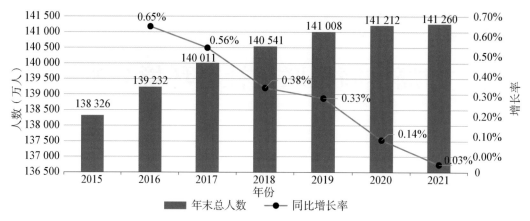

图 2-1 2015—2021 年我国年末总人口数及增长率

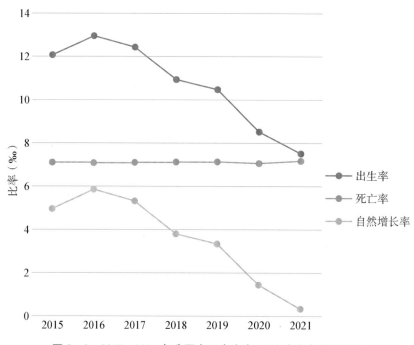

图 2-2 2015—2021 年我国人口出生率、死亡率和自然增长率

我国总和生育率低于国际警戒线。第七次人口普查数据显示,2020 年总和生育率是 1.3,低于国际社会普遍认可的 1.5 的警戒线,被认为有跌入低生育率风险的可能。

人口拐点的形成和出生率的下降将进一步增加 45 岁及以上人口的数量和比重,相应地,肺癌筛查对象的基数范围将日益扩大。

2.1.2 老龄化程度及速度

近 5 年来,我国老龄人口占比增加明显,人口老龄化速度加快。2021 年,我国有 0～14 岁人口 24 720 万人,比 2015 年增加了 1 896 万人,15～64 岁人口 96 481 万人,比 2015 年减少了 4 497 万人,65 岁及以上 20 056 万人。5 年来,0～14 岁人口和 65 岁及以上人口均在逐年增多,而15～64岁人口则在逐年减少。而在0～14岁人口和65岁及以上人口之间,65岁及以上人口的增长速度明显更大,同比增长率为0.96%。可见,我国人口老龄化正在不断加剧(图2-3)。

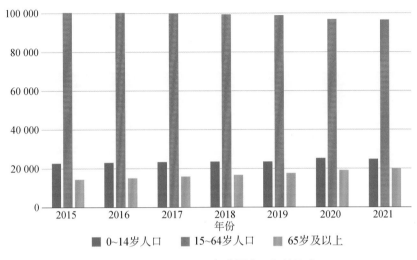

图2-3　2015—2021年我国人口年龄构成

国际上通常把60岁以上的人口占总人口比例达到10%,或65岁以上人口占总人口的比例达到7%,作为国家和地区进入老龄化的标准。以此为标准,我国自2000年即已进入老龄化社会。我国65岁及以上人口占比由2015年的10.47%增加至2021年的14.2%,占比逐年增加,且增长速度不断加快。2016年占比增长率为4.29%,到2021年占比增长率为5.67%。我国人口老龄化程度已非常严峻(图2-4)。

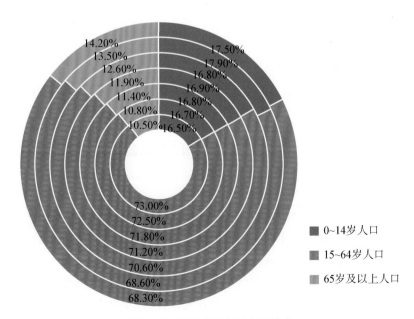

图2-4　我国人口年龄占比构成

上海市老龄化程度较全国更为严峻。2020年上海市共有户籍人口1475.63万人,其中60岁及以上人口有404.9万人,占比为36.08%,远超10%的老龄化标准,且与2019年相比,老龄化程度日益加深。在全市16个区中,有8个区的老龄人口占比超过了36.08%,老龄化最为严重的区是虹口区,老龄人口占比已高达42.18%。徐汇区在全市各区老龄化程度排名中排第九,达35.96%[15](表2-1)。

表2-1 上海市2020年人口年龄分布(万人)

地区	合计	17岁及以下	18~34岁	35~59岁	60岁及以上	60岁及以上人口占比
全市	1 475.63	182.68	231.06	529.49	532.41	36.08%
虹口区	69.61	6.90	10.55	22.67	29.49	42.18%
黄浦区	78.38	8.16	11.92	25.68	32.62	41.62%
普陀区	89.27	10.40	12.66	29.61	36.60	41.00%
静安区	90.56	10.51	13.67	30.14	36.25	40.03%
长宁区	57.32	6.43	9.00	19.51	22.38	39.04%
杨浦区	105.42	11.79	18.63	34.06	40.95	38.84%
崇明区	67.62	4.95	9.50	27.10	26.07	38.55%
宝山区	102.50	12.80	14.89	36.82	37.98	37.05%
徐汇区	92.99	13.16	15.52	30.88	33.44	35.96%
嘉定区	67.13	9.00	9.96	24.73	23.44	34.92%
金山区	52.50	5.51	7.83	21.38	17.78	33.87%
奉贤区	54.43	5.86	8.05	21.86	18.66	34.28%
青浦区	50.19	5.91	7.84	19.95	16.49	32.86%
浦东新区	311.67	43.11	50.90	115.18	102.48	32.05%
闵行区	118.96	18.71	18.49	44.01	37.76	31.74%
松江区	67.08	9.47	11.65	25.91	20.04	29.87%

由于肺癌发病率随年龄的增加而上升,在我国人口老龄化加剧的背景下,肺癌筛查及早诊、早治的形势日益严峻。

2.1.3 性别与老龄化的关系

我国男性肺癌的新发病例和死亡病例比例都高于女性。分析性别和年龄的分布有助于优化肺癌早筛投入的公共卫生资源配置。

如图2-5所示,我国男性人口与女性人口均在不断增加,但男性人口多于女性人口。2021年男性人口72 311万人,女性人口68 949万人,男性比女性多3 362万人,而2015年男性比女性多3 388万人。男女性别比是人口学上关于社会或国家男女人口数量的一种比率,以每 100 位女性所对应的男性数目为计算标准。我国总人口性别比为 104.88，男女比例较为均衡。

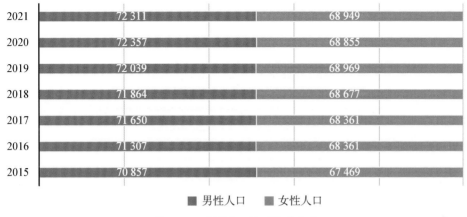

图 2-5 我国人口性别构成占比

我国性别比差距缓慢减小。20 年间，人口性别比从 2000 年的 106.74 到 2020 年的 105.07，缩小了 1.67 个百分点。不同地区人口性别比差异较大。2020 年只有辽宁省和吉林省低于 100，而性别比最大的为广东省，达到 113.08。2018 年尚有 5 个省市的性别比低于 100。性别比较低的主要为人口流出严重的东三省和西部省份，而性别比较高的一般为经济较为发达的沿海城市，如广东、福建、上海、天津、浙江等（表 2-2）。

表 2-2 各省市性别比排名

排名	2020 年		2018 年	
	省（直辖市、自治区）	性别比	省（直辖市、自治区）	性别比
1	广东	113.08	广东	117.27
2	海南	112.86	天津	115.74
3	西藏	110.32	贵州	109.37
4	浙江	109.04	广西	108.47
5	上海	107.33	福建	108.41
……	……	……	……	……
30	辽宁	99.7	四川	98.67
31	吉林	99.69	宁夏	98.27

女性的老龄化程度比男性更为严峻。2020 年，在 292 791 475 位男性和 283 379 380 位女性中，年龄段分组占比如图 2-6 所示。其中，男性和女性的人口占比分布基本一致，均是 45~49 岁人口数占比最大，达 8.1%（与 2019 年相占比 8.7% 相比，下降了 0.6 个百分点）；其次是 30~34 岁和 50~54 岁。2020 年全国 65 岁以上人口占比为 13.52%，其中男性 65 岁以

上人口占比为 6.42%,女性 65 岁以上人口占比为 7.1%,超过国际标准(7%),说明女性的老龄化程度更为严峻(图 2-6)。

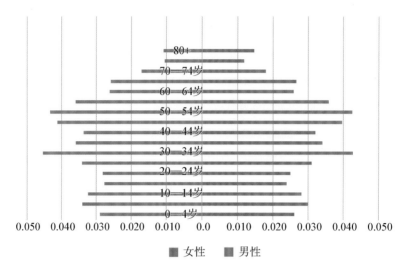

图 2-6　2020 年我国分年龄性别的人口占比数

2.1.4　城镇化与人口的关系

我国城镇的肺癌发病率高于农村。因此,本小节进一步分析了城镇化与人口之间的关系,有助于进一步理解开展肺癌早筛实践的社会环境。

我国城镇人口逐年增加,农村人口逐年减少。2021 年城镇人口达 91 425 万人,农村人口达 49 835 万人,城镇人口高达农村人口的 1.5 倍。城镇人口虽然在不断扩张,但增长速度逐渐减缓,同比增长率由 2016 年的 2.83% 降至 2021 年的 1.34%。同时,农村人口减少的速度也在减缓,2016 年同比增长率为 -2.28%,2021 年同比增长率为 -2.27%,减幅与城镇人口增长率相比相对较小(图 2-7)。

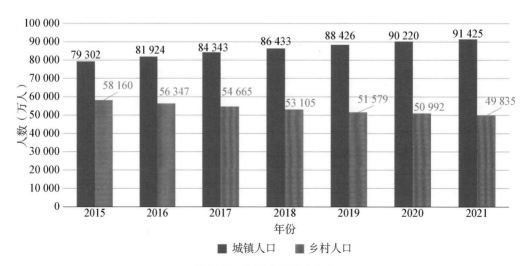

图 2-7　我国人口城乡分布

2.2 居民吸烟习惯因素

2.2.1 吸烟现状和控烟情况

我国拥有全世界最庞大的烟民群体。根据中国疾病预防控制中心发布的《2015 年中国成人烟草调查报告》[16]，中国人群吸烟率为 27.7%，其中，男性吸烟率为 52.1%，女性为 2.7%。据此计算，中国吸烟人数已达到 3.16 亿。3 亿多烟民每年的卷烟消费量为 5 000 万箱左右，占全球总量的 44%。

《中国吸烟危害健康报告 2020》报告[17]显示，2020 年我国吸烟人数已超 3 亿，15 岁及以上人群吸烟率为 26.6%。烟草每年使我国 100 多万人失去生命，如不采取有效行动，预计到 2030 年将增至每年 200 万人，到 2050 年将增至每年 300 万人。

过去数十年以来，世界卫生组织一直在全球范围内推动人们戒烟，2005 年世界卫生组织出台了《烟草控制框架公约》[18]，当时共有 57 个国家同意遵守公约要求，截至 2017 年已有 180 个缔约方。据统计，在 1990—2015 年期间，全球吸烟率从 29.4% 下降到 15.3%，但由于人口增长，同期吸烟者人数从 8.7 亿人增加到了 9.3 亿人。与此同时，世界卫生组织也制定了控烟目标，计划将全球的吸烟率在 10 年内再降低 2.5 个百分点。

2019 年世卫组织发布的报告显示，男性烟民占全球烟民总数的四分之三以上，全球男性烟草消费者的数量出现了有史以来的首次下降（图 2 - 8）。世界卫生组织表示，2020 年全球男性烟民数量较 2018 年预计减少了约 200 万人，预计到 2025 年将减少 400 万人。在 2000—2018 年间，全球烟民总数减少了约 4%，约 13.4 亿人，但这主要是因为女性吸烟人数的下降，而不是因为男性吸烟人数的下降。

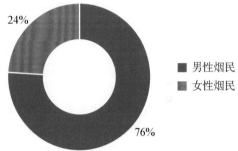

图 2 - 8　2019 年全球烟民性别占比情况

截至 2012 年底，我国中央财政就已经花了近 600 亿元人民币用于控烟，地方各级财政也安排了相应的补助资金。然而，2006—2015 年，在上百个国家吸烟率普遍下降的同时，中国的烟民数量和烟草消费却不降反增。

2016 年 9 月，《事实说》微信公众号通过中国人吸烟现状调查问卷随机调查了 10 万在线用户，以描绘中国人的吸烟现状和控烟态度，得到如下结论[19]。

（1）多数人吸烟始于青少年时期。

在 62 920 名吸烟的网友中，七成烟民吸烟始于 14～22 岁这个阶段（图 2 - 9）。这个时期的青少年容易在好奇、叛逆、追求同辈群体认可等种种原因的驱使下开始尝试吸烟，而且 14 岁以下开始吸烟的男生数量是女生的两倍。

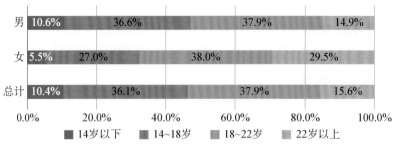

图 2-9　开始吸烟年龄段性别分布[19]

（2）烟民正在向低龄化发展。

80后、90后相较于70后、80后开始吸烟的时间更早，有五成左右的烟民都是在未成年时期就开始吸烟的（图2-10）。

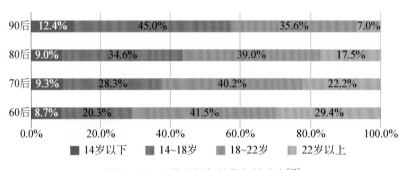

图 2-10　开始吸烟年龄段年龄分布[19]

（3）中部地区烟民比例更高，港台最低。

参与调查者中，中西部地区以及云南是烟民比例最高的地方，东部沿海地区次之，港台则最低[19]。（烟民指数：调查不同地区网友抽烟的比例，选项为"抽烟""已戒烟"和"不抽烟"，分别赋值为5、2.5和0，然后计算平均得分，分值越高，代表该地网友抽烟的比例越高。）

（4）多数烟民每天抽烟数量在10根以上。

近一半的吸烟者平均每天会抽10根到一盒的香烟，抽5根以下的烟民不到十分之一，且男性比女性抽烟数量高（图2-11）。

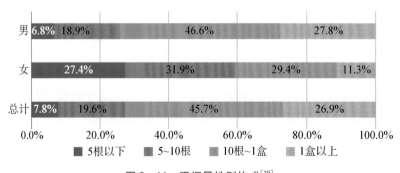

图 2-11　吸烟量性别构成[19]

2.2.2　吸烟发展趋势

随着全球控烟力度的持续增大,传统卷烟一直在努力减少有害物质。新型烟草制品可以分为四大类:电子烟、加热不燃烧烟草制品、口含烟和其他烟草制品(鼻吸、贴片等)。这些新型烟草制品有 3 个共同特征:不用燃烧、提供尼古丁、基本无焦油。其中,电子烟、加热不燃烧烟草制品是目前的主要产品。

当前,中国烟民数量位居世界第一,但随着国家禁烟政策的收紧、居民健康意识的提高,作为传统烟草替代品的电子烟开始在烟民中流行。中国电子商会电子烟行业委员会发布的《2021 电子烟产业蓝皮书》显示,2020 年电子烟国内市场规模(零售)为 145 亿人民币,2021 年为 197 亿元人民币,同比增长 36%(图 2-12)。

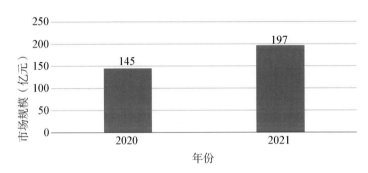

图 2-12　2020 年与 2021 年中国电子烟行业市场规模

电子烟用户以中青年男性群体为主,戒烟是主要使用目的。艾媒咨询《2021Q1 中国电子烟行业发展现状及市场调研分析报告》报告[20]的调查数据显示,2021 年第 1 季度中国电子烟用户以男性群体为主,占 64.9%;年龄以中青年为主,占比近 7 成。超过一半的用户认为电子烟能缓解对尼古丁的依赖,而且电子烟口味多元也是吸引用户的优点。

2.2.3　吸烟与肺癌的关系

国内外所有肺癌筛查实践均认为主动吸烟史(包括吸烟量、吸烟年限等)是肺癌的高危因素之一。被动吸烟史在《美国预防服务工作组关于肺癌筛查的建议声明》、白春学的《肺癌筛查与管理中国专家共识》、韩宝惠的《中华医学会肿瘤学分会肺癌临床诊疗指南(2022 版)》、郝捷的《中国肺癌筛查标准》中也被确认为肺癌高危因素之一。香烟被称为"全球杀手",在中国,其致死人数超过艾滋病、结核、交通事故以及自杀死亡人数的总和。

2009 世界无烟日肺癌患者大型义诊咨询会上,肺癌专家发出警告:吸烟是导致肺癌的首要危险因素,吸烟越多,发生肺癌的危险就越高,男性吸烟者中肺癌病死率是不吸烟者的 8~20 倍[21]。我国每年约有 60 万人死于肺癌,因肺癌死亡的患者中,87% 是由吸烟、被动吸烟引起的。吸烟与肺癌的发生呈剂量效应关系,例如,一个人每天吸烟 25 支,连续吸 20 年以上,肺癌的发病率是 227/100 000;如果每天吸烟 15~25 支,肺癌发病率就降到 139/100 000;如果每天吸烟在 14 支以下,发病率可降到 75/100 000。

2.3 环境污染因素

2.3.1 大气污染

2007年,我国查明的各类源头废气排放总量637 203.7亿立方米。主要污染物排放总量如下:化学需氧量3 028.9万吨,氨氮172.9万吨,石油类78.2万吨,重金属(镉、铬、砷、汞、铅,下同)0.09万吨,总磷42.3万吨,总氮472.9万吨;二氧化硫2 320万吨,烟尘1 166.6万吨,氮氧化物1 797.7万吨。其中,浙江、广东、江苏、山东和河北省的工业污染源数量居前5位,分别占全国工业源总数的19.9%、17.1%、11.8%、6.1%和5.1%。在产生严重工业污染的行业中,全国有非金属矿物制品18.4家、通用设备制造污染源14万家、金属制品12.3万家、纺织业10.7万家、塑料制品业8.8万家、农副食品加工业8.3万家、纺织服装鞋帽制造业8.2万家[22]。

我国废气排放量逐年减少。2020年我国废气排放量共1 949.3万吨,比2015年的5 248.1万吨减少了3 298.8万吨[23,24]。其中,二氧化硫排放量减少比例最大,减少了近82.9%。氮氧化物排放量基本一直是废气排放量中占比最多且占比不断上升,2020年甚至达到了52.3%,与2015年相比上升了17%,需要引起重视[25](图2-13)。

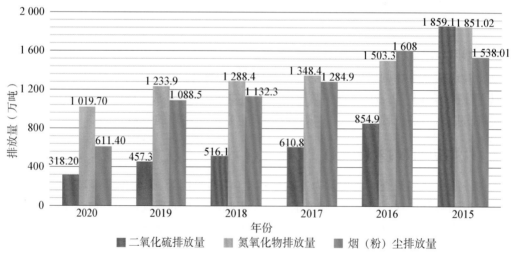

图2-13 2015—2020年全国废气排放变化

工业环境治理至关重要。废气排放中主要有3类,包括二氧化硫排放、氮氧化物排放、烟(粉)尘排放。根据2020年数据显示,废气中氮氧化物排放量达1019.7万吨,是二氧化硫排放量的3.2倍、烟(粉)尘排放量的1.7倍。在3类排放物中,工业废气排放总量最大,占废弃排放量的56%。二氧化硫排放量中工业废气高达86.76%[26](图2-14)。

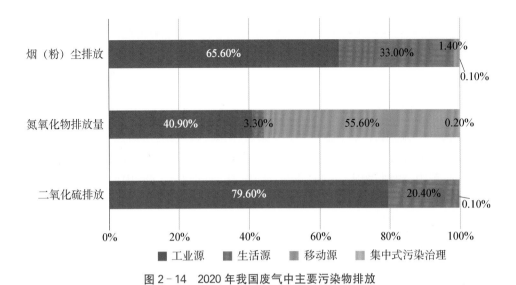

图 2-14 2020 年我国废气中主要污染物排放

上海市环境治理成果显著。上海市废气中二氧化硫排放量 10 年来减少了 35.27 万吨,至 2020 年降至 0.54 吨,并且绝大部分是工业治理的结果[26]。废气中烟尘排放量也在逐年减少,但与二氧化硫排放量不同,生活及其他废气的排放量比工业废气的排放量减少得更多。不过,2020 年二氧化硫排放量和烟尘排放量中均是工业废气占绝大部分,占比高达 96% 和 75%[27-30](表 2-3)。

表 2-3 2010—2020 年上海市废气中主要污染物排放

年份	工业废气排放总量（亿标立方米）	烟尘排放总量（万吨）	其中		废气二氧化硫排放总量（万吨）	其中	
			工业	生活及其他		工业	生活及其他
2010	12 969	10.21	4.18	6.03	35.81	26.32	9.49
2011	13 692	8.98	6.64	2.34	24.01	21.01	3.00
2012	13 361	8.71	6.37	2.34	22.82	19.34	3.48
2013	13 344	8.09	6.72	1.37	21.58	17.29	4.29
2014	13 007	14.17	13.14	1.03	18.81	15.54	3.27
2015	12 802	12.07	11.14	0.93	17.08	10.49	6.59
2016	12 669	7.95	7.28	0.67	7.42	6.74	0.68
2017	13 867	4.70	3.03	1.67	1.85	1.27	0.58
2018	13 780	2.81	1.62	1.19	0.99	0.91	0.08
2019	15 016	1.48	1.33	0.15	0.76	0.66	0.10
2020	15 715	1.05	0.79	0.26	0.54	0.52	0.02

2020 年全国 337 个地级及以上城市平均优良天数比例为 87.0%，同比上升 5.0 个百分点。202 个城市环境空气质量达标，占全部地级及以上城市数的 59.9%，同比增加 45 个。PM2.5 年均浓度为 33 $\mu g/m^3$，同比下降 8.3%；PM10 年均浓度为 56 $\mu g/m^3$，同比下降 11.1%。

按照环境空气质量综合指数评价，168 个重点城市中，环境空气质量相对较差的 20 个城市（从倒数第 1 名至倒数第 20 名）依次是安阳、石家庄、太原、唐山、邯郸、临汾、淄博、邢台、鹤壁、焦作、济南、枣庄、咸阳、运城、渭南、新乡、保定、阳泉、聊城、滨州和晋城市（滨州和晋城市并列倒数第 20 名），环境空气质量相对较好的 20 个城市（从第 1 名至第 20 名）依次是海口、拉萨、舟山、厦门、黄山、深圳、丽水、福州、惠州、贵阳、珠海、雅安、台州、中山、肇庆、昆明、南宁、遂宁、张家口和东莞。

京津冀及周边地区"2+26"城市的平均优良天数比例为 63.5%，同比上升 10.4 个百分点；PM2.5 年均浓度为 51 $\mu g/m^3$，同比下降 10.5%。北京的优良天数比例为 75.4%，同比上升 9.6 个百分点；PM2.5 年均浓度为 38 $\mu g/m^3$，同比下降 9.5%。

长三角地区 41 个城市的平均优良天数比例为 85.2%，同比上升 8.7 个百分点；PM2.5 年均浓度为 35 $\mu g/m^3$，同比下降 14.6%。

汾渭平原 11 个城市的平均优良天数比例为 70.6%，同比上升 8.9 个百分点；PM2.5 年均浓度为 48 $\mu g/m^3$，同比下降 12.7%[26]。

2.3.2　环境污染对肺癌高发的影响

2020 年，美国国立综合癌症网络（NCCN）把大约 150 种物质归类为已知或可能的人类致癌物（IARC 2002）[7]。被明确确定为肺部致癌物的物质包括砷、铬、石棉、镍、镉、铍、二氧化硅、柴油烟雾、煤烟和烟尘等。在美国，已知职业暴露于这些药物的个体患肺癌的计算平均 RR 为 1.59。《肺癌筛查与管理中国专家共识》认为有环境或高危职业暴露史（如石棉、铍、铀、氡等接触者）是肺癌发病的高危因素[10]。《中华医学会肺癌临床诊疗指南（2022 版）》也明确指出，长期接触氡、砷、铍、铬、镉及其化合物等高致癌物质者更易罹患肺癌。石棉暴露可显著增加肺癌的发病风险。另外，二氧化硅和煤烟也是明确的肺癌致癌物[11]。

2.4　徐汇区慢病防治目标与社会环境因素的关联

在肺癌防治方面，与 1990 年相比，2017 年年龄标化下的肺癌病死率有所上升，肺癌导致寿命损失的排名从 1990 年的第 13 位上升至 2017 年的第 3 位。

不断提高居民健康水平和生命质量、改善健康水平一直是政府的优先事项。针对人口深度老龄化和慢性疾病防治的挑战，《徐汇区慢病中长期规划实施方案 2018—2030》（徐公卫联办〔2019〕2 号）提出，通过慢病综合防治，如探索"急慢分治"模式、优化社区居民筛查策略、提高慢性病检测率、标准化肺癌等重大慢性疾病的筛查、建立风险综合评估方法等措施，到 2030 年达到常见癌症诊断时早期比例不低于 32%、总体癌症 5 年生存率不低于 59%、常见癌症诊断时早期比例不低于 40% 的目标（表 2 - 4）。

表 2-4　2019 年徐汇区慢性病防治中长期规划主要指标

主要指标	2017 年	2020 年	2025 年	2030 年	属性
人均预期寿命(岁)	84.9	≥85	≥85.5	≥86	预期性
健康期望寿命	75.4	≥76.5	≥77	≥78	预期性
总体癌症 5 年生存率(%)	54.00	55	57	59	预期性
高发地区重点癌种早诊率(%)(发病前 5 位:肺癌、结直肠癌、乳腺癌、甲状腺癌、胃癌)	48	55	60	65	预期性
常见恶性肿瘤诊断时早期比例(%)(发病前 5 位:肺癌、结直肠癌、乳腺癌、甲状腺癌、胃癌)	24.20	30	35	40	预期性
70 岁以下人群慢性呼吸系统疾病病死率(1/10 万)	6.2	≤6.2	≤6.2	≤6.2	预期性
15 岁以上人群现在吸烟率	23.3	≤22	≤20	≤20	预期性
慢性病防治核心知识知晓率(%)	/	60	65	70	预期性

从以上方案中可知,关于人口结构,在人均预期寿命逐年提升的背景下,为实现人均健康期望寿命和总体癌症 5 年生存率持续增长的目标,一方面需要开展常见恶性肿瘤的早期筛查和诊断,另一方面,要提高目标人群对人口老龄化、吸烟、环境污染等社会环境因素与慢性病防治相关的核心知识知晓率,特别是降低 15 岁以上人群现在吸烟率。增进目标人群对高危因素的重视,将肺癌扼杀在早期甚至是潜伏期,不仅治愈率高,还可以大大提高患者的预期寿命。

2.5　本章小结

本章围绕肺癌的我国人口结构和致癌主要因素,对肺癌早筛工作所处的社会环境进行了分析。

首先,年龄的增长是肺癌的一个重要相关因素。近五年我国总人口仍在不断增加,但增长速度逐渐放缓。同时,出生率下降明显,并且总和生育率低于国际警戒线。这导致我国老龄人口占比增加明显,人口老龄化速度加快。2021 年 65 岁以上人口占总人口的比重已达到 14.07%,远超国际 7% 的标准,我国人口老龄化程度已非常严峻。其中,上海市老龄化程度较全国更为严峻。在不同性别上,虽然总体上男性人口多于女性人口,但女性的老龄化程度比男性的更为严峻。

其次,吸烟是肺癌最重要的危险因素。我国拥有全世界最庞大的烟民群体,中国现在的吸烟人数已达到 3.16 亿。多数人吸烟始于青少年时期,烟民正在向低龄化发展;多数烟民每天抽烟数量在 10 根以上。

最后,环境污染也是引发肺癌的一个高危因素。随着我国经济的发展,工业废气排放所引发的环境污染引起了政府与民众的极大关注。废气排放的 3 类主要物质是二氧化硫、氮氧化物和烟(粉)尘。2020 年的数据显示,废气中氮氧化物的排放量达 1 019.7 万吨,是二氧化硫排放量的 3.2 倍、烟(粉)尘排放量的 1.7 倍。

与肺癌高危因素相关的社会环境不断变化,同时我国居民肺癌发病率也逐年升高,因此开展肺癌早防和早治势在必行。

3

肺癌早筛医联体经济环境分析

根据 2022 年国家癌症中心发布的全国癌症报告,肺癌是我国癌症新发病例数第一的癌种,给患者、医疗卫生系统和国家带来了沉重的经济负担和社会成本。针对这一问题,肺癌早筛医联体建立了医疗资源共享和分级诊疗服务的组织模式,通过实现肺癌早防早治,降低个人和社会的防治成本。本章结合肺癌早筛医联体所面对的经济环境,对肺癌早筛医联体的可行性和有效性进行分析。本章中所述的经济环境包括卫生资源供给情况、卫生资源需求情况和疾病经济负担情况 3 个方面:卫生资源供给情况主要包括各类医疗卫生机构的数量状况、从业人员状况以及床位数分配情况;卫生资源需求情况包括各类医疗卫生机构中的诊疗人次数、入院人数、入院次数、住院患者手术次数、出院人数及平均住院日等(重点关注专科医院中的上述指标情况);疾病经济负担情况包括卫生总费用、人均卫生费用、门诊患者费用构成、住院患者费用构成以及卫生费用中政府、社会、个人的卫生支出占比变化。本章中的统计数据引自《中国卫生健康统计年鉴》[30-32]。

3.1 卫生资源供给情况

伴随着我国社会经济的快速发展,人民群众的医疗服务需求日益增长。与之相比,我国医疗卫生资源总量不足、结构与布局不合理等问题依然突出:一方面,农村、小城市、社区等基层卫生机构所拥有的医疗资源相对匮乏,另一方面,即使在优质医疗资源较为集中的大城市和大医院,由于求医人数众多,医疗服务压力繁重,同样存在看病难和入院难的问题。为有效解决以上问题,亟须各类医疗机构相互配合,进一步完善医疗协作服务体系,促进优质医疗资源的合理分配,形成分工合作的分级诊疗服务格局。

3.1.1 医疗卫生机构建设

近年来,我国的医疗卫生机构建设取得了长足的发展。在各类医疗卫生机构中,医院的建设速度最快,而基层医疗卫生机构数量占绝大部分。充分发挥医院和基础医疗卫生机构在疾病预防、筛查、初步诊断和康复治疗以及患者教育中的作用,可以有效降低肺癌防治的社会成本。从图 3-1 可以看出,我国医疗卫生机构总数呈现整体增长趋势。2015 年,我国医疗卫生机构总数为 983 528 家。自 2018 年起,医疗卫生机构数同比增长率均超过 1%,其中 2020 年的同比增长率更是高达 1.51%。

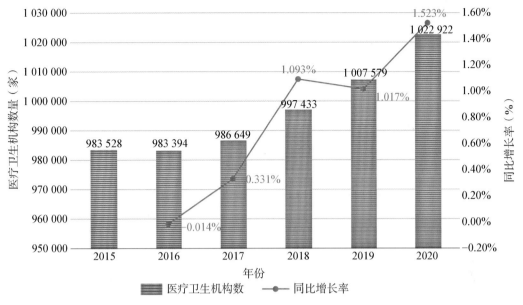

图 3-1　2015—2020 年我国医疗卫生机构数

图 3-2 进一步展示了不同类型医疗卫生机构的数量情况。至 2020 年底,全国各级各类医疗卫生机构已达 1 022 922 家,总体上可分为医院、基层医疗卫生机构和专业公共卫生机构三大类别。其中,医院共计 35 394 家,包括综合医院 20 133 家,中医医院 4 426 家,专科医院9 021 家;基层医疗卫生机构共计 970 036 家,包括社区卫生服务中心(站)35 365 家,乡镇卫生院 35 762 家,村卫生室 608 828 家,门诊部(所)289 542 家;专业公共卫生机构共计 15 592 家,包括疾病预防控制中心 3 384 家,专科疾病防治院(所/站)1 048 家,妇幼保健院(所/站)3 052 家,卫生监督所(中心)2 934 家。从图 3-1 中可看出,在三大类别中,基层医疗卫生机构总数最多,在医疗卫生机构总数中占比最大。

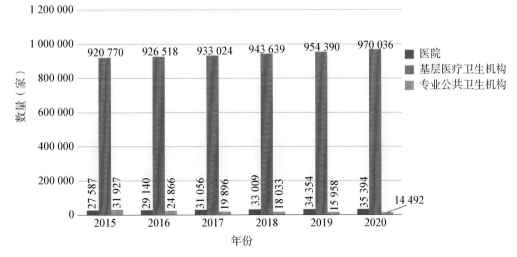

图 3-2　2015—2019 年我国各类型医疗卫生机构数

从图3-3中可看出,在三大类别中,医院与基层医疗卫生机构数量不断增加,而专业公共卫生机构数量则逐年递减,且其降低幅度大于其他医疗卫生机构的增长幅度。从增速上看,医院总数增速最快,五年复合增长率达5.11%,基层医疗卫生机构五年复合增长率为1.05%,虽然其增速不如医院快,但由于基数大,因此增加数量高达49266家,远超医院的增加数量(7807家)。综合图3-2与图3-3可以看出,基础医疗卫生机构不但比重高,而且增量大,应该切实发挥基础医疗卫生机构在肺癌早防早治中的结构化优势。

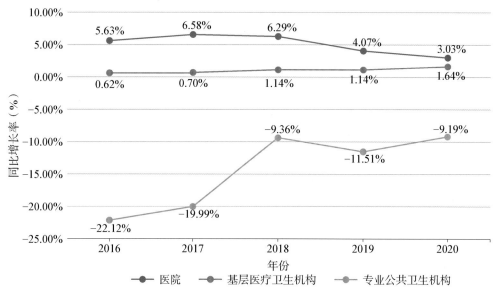

图3-3　2016—2020年我国各类型医疗卫生机构的同比增长率

医院、基层医疗卫生机构和专业公共卫生机构等三大类别医疗卫生机构中,还分别包括不同的子类别。其中,肺癌早筛医联体所涉及的子类别主要包括综合医院、专科医院、社区卫生服务中心(站)和疾病预防控制中心。图3-4和图3-5仅对以上子类别进行了统计。从机构数量角度可以发现,综合医院、专科医院、社区卫生服务中心(站)的数量在6年间都呈增长趋

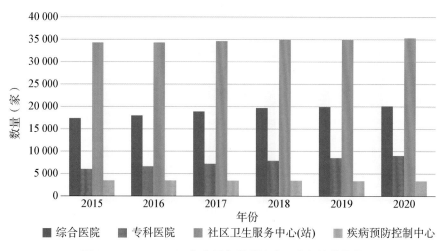

图3-4　2015—2020年我国各类型医疗卫生机构的数量

势,但疾病预防控制中心的数量却在逐渐减少。从增速角度可以发现,专科医院每年的增长率都是最高的,其次是综合医院。同时,社区卫生服务中心(站)虽然增速落后于前两者,但总数量远超专科医院。2020年,综合医院、专科医院、社区卫生服务中心(站)的增速较往年相比明显减缓,同时疾病预防控制中心的减速在加快。

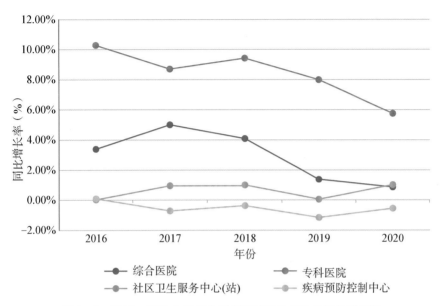

图3‐5 2016—2020年我国各类型医疗卫生机构的同比增长率

3.1.2 不同等级医院数量

按照医院等级来看,如图3‐6所示,2017年之前占比最高的是未定级医院,至2018年

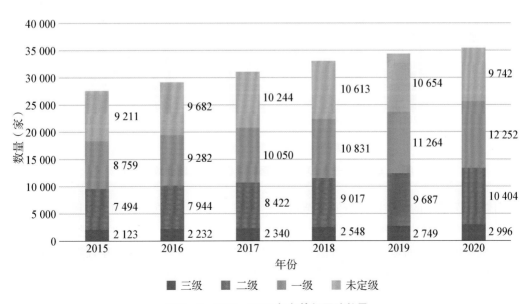

图3‐6 2015—2020年各等级医院数量

后,一级医院已上升为占比最高。三级医院数量占比较小,平均占比仅 7.72%。2020 年,我国有三级医院 2 996 家,同比增长 8.97%,二级医院 10 404 家,同比增长 7.40%,一级医院 12 252 家,未定级医院 9 742 家。2020 年,共有三级甲等医院 1 580 家,三级乙等医院 478 家,二级甲等医院 4 362 家,二级乙等医院 1 392 家。

从图 3-7 所示的增长率可见,未定级医院的增长率在 2017 年以后逐步下降甚至负增长,而一级、二级和三级医院的增长率总体都保持在 5% 以上。

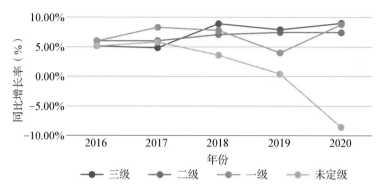

图 3-7　2016—2020 年各等级医院的同比增长率

如图 3-8 所示,在三级医院中,甲等医院数量远超其他等级,而丙等医院数量较少。这 6 年,除丙等医院数量逐渐减少外,其余等级医院数量均呈上升趋势。

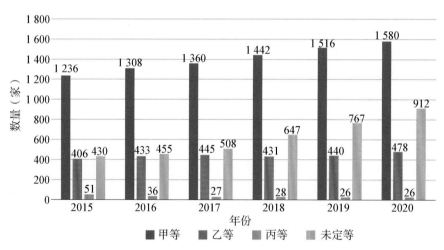

图 3-8　2015—2020 年三级医院中各等级医院的数量情况

总体上,医院中的优质医疗资源逐渐增多。如图 3-9 所示,在二级和三级医院中,甲等医院占比超过 40%,其中三级甲等医院的占比超过 52.7%;二级甲等医院的数量远大于其他等级,其次是一级,最少的是三级;有等级医院数量远多于未定级医院;这 6 年,除一级甲等医院数量逐渐减少外,其余等级的甲等医院数量呈上升趋势,且三级甲等医院数量增长速度最快。

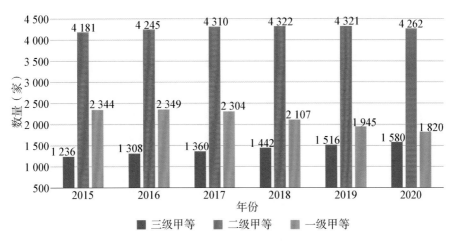

图 3-9　2015—2020 年甲等医院数量情况

在专科医院中,如图 3-10 所示,未定级医院数量远超其他等级,而数量最少的是三级医院。这 6 年,各等级医院数量总体呈上升趋势,其中二级医院上涨速度最快,复合增长率达到 18.4%,数量排名从第三上升到第二,增长速度远大于一级医院。

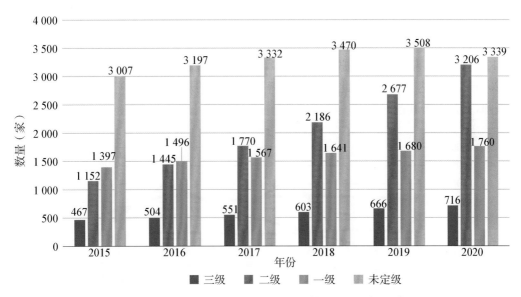

图 3-10　2015—2020 年专科医院中各等级医院的数量情况

3.1.3　从业人员状况

癌症早筛的成功实施离不开执业医师等卫生技术人员所提供的医疗服务资源。2015—2020 年我国卫生人员数稳步上涨,其中卫生技术人员数量虽排第二,但却最为关键,也是增长速度最快的。如图 3-11 所示,从我国医疗卫生机构人员数量来看,2015—2020 年中国医疗机构从业人员逐年增加,2020 年中国医疗卫生机构人员数约为 1 347.5 万人,同比 2018 年增长 54.7 万人,增幅约 4.3%。

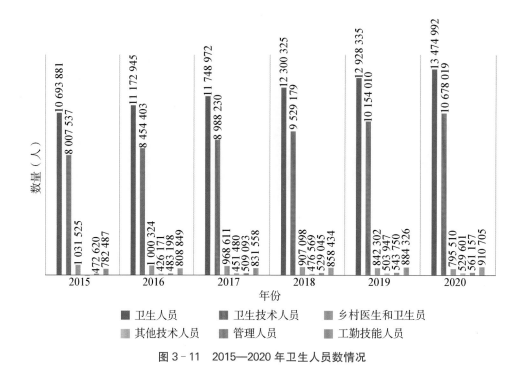

图 3‑11　2015—2020 年卫生人员数情况

卫生技术人员具体可分为执业医师、助理医师、注册护士、药师以及检验师等岗位。如图 3‑12 所示,这 6 年均是注册护士数量最多,其次是执业医师,这两者的数量远大于其他人员,2020 年占比高达 75.95%。此外,其增长率也是同样的规律,注册护士增长率最高,其次是执业医师,且远大于其他人员。

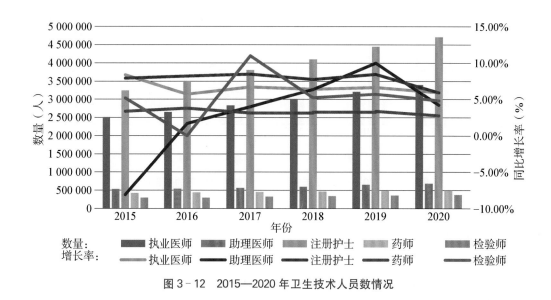

图 3‑12　2015—2020 年卫生技术人员数情况

如图 3‑13 所示,以 2020 年为例,卫生技术人员中占比最多的是注册护士,共有 470.9 万人,占总人数的 44.1%;其次是执业(助理)医师,占总人数的 38.26%。技师和药师则占比较小，其总人数仅占比 9.43%。

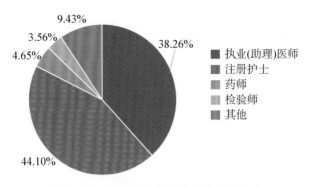

图 3-13 2020 年中国卫生技术人员构成

在不同类型的医疗机构中，卫生技术人员数量呈阶梯式分布。医院的卫生技术人员数量占绝对优势，其中综合医院的卫生技术人员数量更占绝对优势。虽然基层医疗机构的数量非常大，但其卫生技术人员的总量却少于医院的卫生技术人员数量。以执业医师为例，如图 3-14 所示，2020 年，医院的执业医师数量占各类医疗卫生机构中执业医师数量的62.57%，且医院执业医师的同比增长率较稳定，一般在 6%~7%。

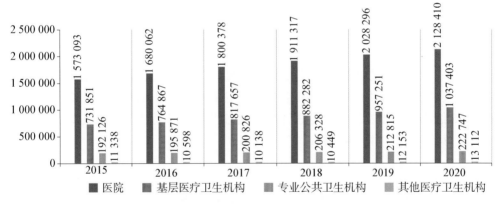

图 3-14 2015—2020 年医疗卫生机构的执业医师数量

2020 年，综合医院的执业医师、助理医师、注册护士、药师、检验师均为专科医院的 5 倍左右，同时，注册护士数高达社区卫生服务中心的 11 倍，而检验师数是社区卫生服务中心的 9 倍，执业医师数是社区卫生服务中心的 8 倍，药师为 5 倍，助理医师仅为 2 倍。而社区卫生服务中心在执业医师、助理医师、注册护士、药师这 4 个方面比疾病控制中心多，但在检验师方面却比疾病控制中心少。

如图 3-15 所示，在专科医院中，注册护士在卫生技术人员中占比最大，其次是执业医师。同时，注册护士数量增速最快（如专科医院中的增长率在 2018 年达到了 12.82%，而在 2019年则降为 10.39%），药师数量增速最慢（如专科医院中的增长率在 2019 年仅为 6.88%）。总体来说，专科医院中的卫生技术人员依然紧缺。

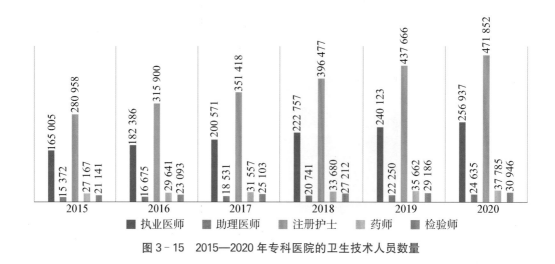

图 3 - 15　2015—2020 年专科医院的卫生技术人员数量

3.2　卫生资源需求情况

　　居民对卫生资源的需求情况在一定程度上可由医疗卫生机构的诊疗人次数、入院情况、出院情况和医保情况等服务情况来反映。2015—2020 年,医疗卫生机构的诊疗人次数和入院人次数趋势一致,绝对值均在逐年增加,但入院人数和入院次数的增速已开始减缓。患者倾向于在发达地区的三级医院或综合医院进行住院治疗。

3.2.1　诊疗人次数

　　根据 2016—2021 年的《中国卫生健康统计年鉴》,如图 3 - 16 所示,总体上各类医疗卫生机构的诊疗人次数逐年增加,至 2019 年各类医疗卫生机构诊疗人次数总计 87.20 亿,较 2018 年增长 2.65 亿,同比增长 7.4%。其中,基层医疗卫生机构诊疗人次数为 45.31 亿。2020 年的诊疗人次总数有较大下降,为 77.41 亿。

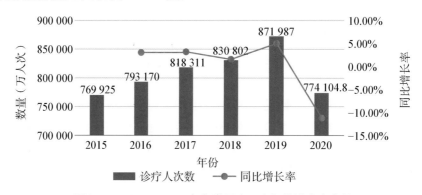

图 3 - 16　2015—2020 年各类医疗卫生机构诊疗人次数

　　图 3 - 17 进一步展示了医疗卫生机构类别为医院的诊疗人次数。2019 年之前,医院承担的诊疗人次总数和门、急诊人次数均呈上升趋势,至 2019 年分别达 38.42 亿和 37.53 亿;2020 年诊疗人次数下降到 33.23 亿,门、急诊人次数下降到 32.32 亿。

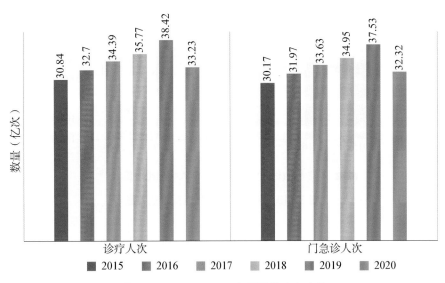

图3-17　2015—2020年医院诊疗人次数

3.2.2　入院相关情况

近年来,各类医疗卫生机构承担的住院人数如图3-18所示。2019年之前,住院总人数呈上升趋势,至2019年达2.6亿;2020年各类医疗卫生机构住院总人数为2.3亿,其中,基层医疗卫生机构入院人数仅为3 707万。此外,各类医疗卫生机构的住院总人次同比增长率逐年下降。总入院人数与诊疗人次数趋势一致,虽然入院人数绝对值总体上在逐年增加,但其同比增长率却几乎在逐年减少。

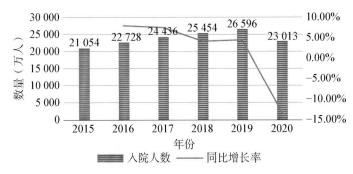

图3-18　各类医疗卫生机构住院人数

图3-19进一步展示了医院的入院人次数。2019年之前,医院住院人次数呈上升趋势,同比增长率在5.5%左右;至2019年,医院住院人次数达2.1亿;2020年各类医疗卫生机构住院人次数为1.8亿,同比2019年下降了14.29%。

如图3-20所示,在各等级医院中,三级医院和二级医院的入院人次数远超一级医院和社区医院,例如三级医院在2019年的入院人次数高达10 482.7万人。同时,三级医院入院人次的同比增长率最高。

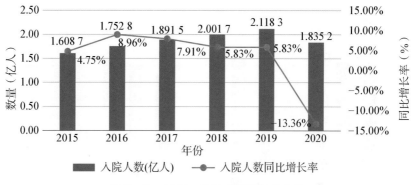

图 3 - 19　2015—2020 年医院入院人数

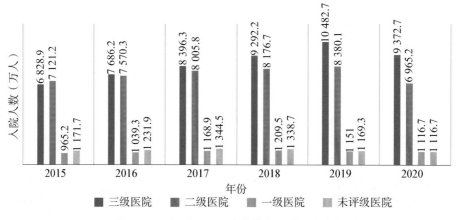

图 3 - 20　2015—2020 年各等级医院入院人数

如图 3 - 21 所示,与专科医院相比,综合医院的入院人数更多。2020 年,综合医院入院人数达 13 587.5 万人,为专科医院的 7.5 倍。

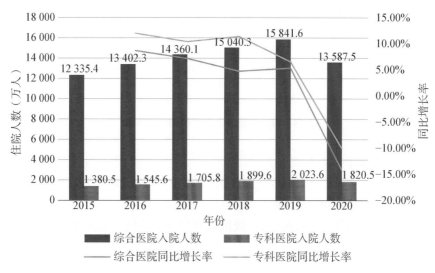

图 3 - 21　2015—2020 年综合医院和专科医院入院人数及同比增长率

3.2.3 出院相关情况

出院患者人数、出院疾病构成、病死率和平均住院日等出院相关情况是反映卫生资源利用状况的重要指标。世界卫生组织将疾病分为 20 个大类,分别为传染病和寄生虫病;肿瘤;血液、造血器官及免疫疾病;内分泌、营养和代谢疾病;精神和行为障碍;神经系统疾病;眼和附器疾病;耳和乳突疾病;循环系统疾病;呼吸系统疾病;消化系统疾病;皮肤和皮下组织疾病;肌肉骨骼系统和结缔组织疾病;泌尿生殖系统疾病;妊娠、分娩和产褥期疾病;起源于围生期的疾病;先天性畸形、变形和染色体异常;症状、体征和检验异常;损伤、中毒;其他接受医疗服务。

从出院患者疾病构成来看,排名前三的疾病类型分别为循环系统疾病、呼吸系统疾病、消化系统疾病,2019 年此三类疾病的构成均超过了 10%。如表 3 - 1 所示,2020 年肿瘤患者出院人数为 5 796 672 人,在 2020 年的疾病构成中占到 6.74%,从高到低排名第 7,是 2015 的1.5 倍。其中,气管、支气管和肺的恶性肿瘤病死率达到了 4% 以上,肺癌是肿瘤致死的最常见原因[1]。

从病死率看,肿瘤在各类疾病构成中最高,在 2020 年为 1.8%。随着医疗技术发展,各类疾病的病死率和患者平均住院日均在逐年降低,但肿瘤和气管、支气管、肺的恶性肿瘤在这两方面却未见明显降低(表 3 - 1),可见其治疗难度较大。

表 3 - 1   2015—2020 年公立医院中肿瘤与气管、支气管、肺的恶性肿瘤的情况

年份	肿瘤				气管、支气管、肺的恶性肿瘤			
	出院人数/万人	疾病构成/%	病死率/%	平均住院时间/日	出院人数/万人	疾病构成/%	病死率/%	平均住院时间/日
2015	396.01	6.52	1.89	11.46	46.98	0.77	4.23	12.93
2016	463.06	6.19	1.86	11.14	55.59	0.74	4.21	12.61
2017	485.88	6.18	1.87	10.95	56.18	0.71	4.33	12.51
2018	543.34	6.2	1.72	10.68	62.71	0.72	3.98	12.35
2019	635.55	6.34	1.75	10.07	72.29	0.72	4.16	11.83
2020	579.67	6.74	1.80	9.98	69.28	0.81	4.05	11.6

肿瘤又分为恶性肿瘤、原位癌和良性肿瘤。公立医院治疗患者中,恶性肿瘤的疾病构成最大,原位癌最小。各类肿瘤的疾病构成均在逐年降低。2015—2020 年,恶性肿瘤病死率变化不大,2020 年时为 2.87%,可见恶性肿瘤的治疗难度较大,原位癌的病死率明显降低,从 2015年的 0.75% 降至 2019 年的 0.23%。受病床周转率影响,3 类肿瘤的平均住院日都明显减少。

恶性肿瘤的出院人数最多,而原位癌最少,与疾病构成占比一致。如图 3 - 22 所示,恶性肿瘤、原位癌和良性肿瘤的出院人数总体均呈上升趋势。同比增长率在 2017 年最低,此后逐步增加,其中原位癌增长最快,2019 年达 29.8%,其次是良性肿瘤,2019 年为 20.97%,最低是恶性肿瘤,2019 年的同比增长率为 14.34%。

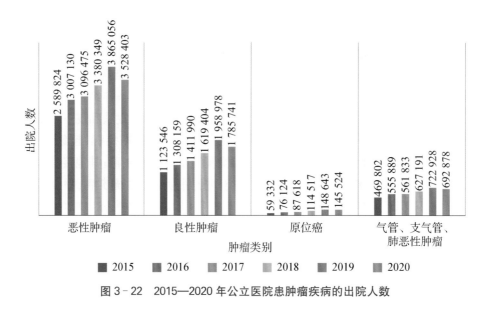

图 3‑22　2015—2020 年公立医院患肿瘤疾病的出院人数

从医院的患者出院人数上看,2015—2019 年出院人数逐年递增。2020 年,医院出院人数首次下降至 211 081 679 人,其中公立医院患者出院人数占 82.6%,但医院中气管、支气管、肺的恶性肿瘤患者出院人数达 692 878 人,同比仅下降了 4.2%,降幅低于其他各类(同期医院出院总人数降幅达 13.51%),占医院出院人数的 0.81%,较 2015 年上涨了 1.5 倍。

3.2.4　上海地区肺癌医保患者就诊情况

3.2.4.1　门、急诊情况

从门、急诊医保总人数来看,2020—2021 年上海地区肺癌患者医保门、急诊总人数情况如表 3‑2 及图 3‑23 所示。2020 年为 43 509 人,其中男性患者占比为 55.07%,女性患者占比为 44.93%;2021 年总人数为 42 101 人,其中男性患者占比为 53.83%,女性患者占比为 46.17%。与 2020 年相比,2021 年医保门、急诊总人数同比下降了 3.24%,其中男性患者同比下降了 5.40%,女性患者同比下降了 5.83%。相比于 2020 年,2021 年中女性患者占比上升了 1.23%,男性占比发生了下降(图 3‑25)。此外,男性患者平均年龄为 66 岁,女性患者平均年龄为 62 岁。由此可见,2020 与 2021 两年间肺癌医保门、急诊中男性患者的人数均高于女性患者的人数,并且男性患者平均年龄高于女性患者的平均年龄。

表 3‑2　上海地区肺癌患者医保门、急诊总人数

年度	男性		女性		合计/人
	人数/人	占比/%	人数/人	占比/%	
2020 年	23 959	55.07	19 550	44.93	43 509
2021 年	22 665	53.83	19 436	46.17	42 101

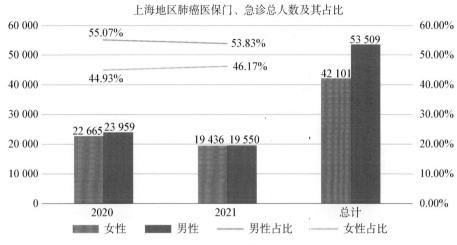

图 3-23　2020—2021 年上海地区肺癌医保门、急诊总人数及男女占比情况

从门、急诊总人次情况来看,2020—2021 年上海地区肺癌患者医保门、急诊总人次数见表 3-3 和图 3-24 所示及图 3-25 所示。2020 年上海地区肺癌患者医保门、急诊总人次为 1 323 034 次,平均人次为 30.41。其中男性患者占比为 55.48%,平均人次为 30.64,略高于总体的平均人次;女性患者占比为 44.93%,平均人次为 30.13,略低于总体的平均人次。2021 年的总人次数为 1 546 772 次,同比上升 16.91%;门、急诊平均人次数为 36.74,同比上升 20.82%。其中,男性患者占比为 55.46%,平均人次为 37.16,高于总体的平均人次;女性患者占比为 45.54%;平均人次为 36.24,略低于总体的平均人次。

表 3-3　上海地区肺癌患者医保门、急诊总人次数

年度	男性			女性			总体情况	
	总人次数	占比/%	平均人次数	总人次数	占比/%	平均人次数	总人次数	平均人次数
2020 年	734 051	55.48	30.64	588 983	44.52	30.13	1 323 034	30.41
2021 年	842 295	54.46	37.16	704 477	45.54	36.25	1 546 772	36.74

由此可见,2020—2021 两年间肺癌医保门、急诊中男性患者人次数及平均人次数均高于女性患者;与 2020 年相比,2021 年肺癌患者医保门、急诊总人次数及平均人次数均有显著上升;女性患者的门、急诊总人次数的占比略有上升,但男性患者的占比略有下降。

从门、急诊总人数与门、急诊总人次数对比可看出,与 2020 年度相比,2021 年上海地区肺癌患者医保门、急诊总人数有所下降,但门、急诊总人次数却明显上升,因此导致了平均人次数均明显上升。同时,无论是总人数还是总人次数,女性患者的占比均低于男性患者的占比,但是女性患者的占比略有升高,男性患者的占比则略有下降。

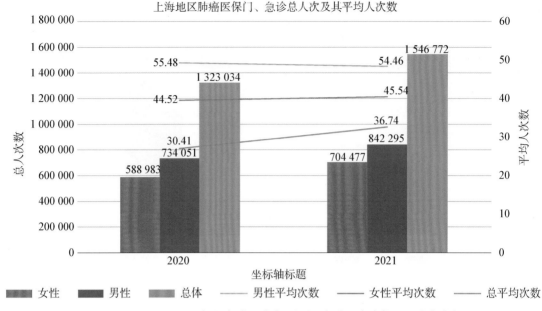

图 3-24 2020—2021 年上海地区肺癌医保门、急诊总人次数及平均人次数

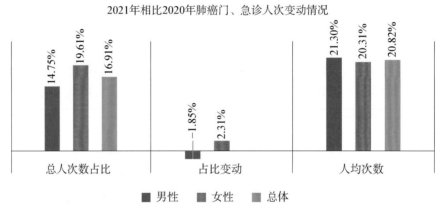

图 3-25 2020—2021 年上海地区肺癌医保门、急诊人次变动情况

3.2.4.2 住院情况

从住院总人数来看,2020—2021 年上海地区肺癌患者医保住院总人数情况如表 3-4 及图 3-26 所示。2020 年为 24 110 人,其中男性患者占比为 58.83%,女性患者占比为 41.17%;2021 年的总人数为 38 739 人,其中男性患者占比为 54.93%,女性占比为 45.07%;与 2020 年相比,2021 年的总人数同比上升了 60.68%,其中男性患者同比上升了 50%,女性患者同比上升了 75.93%。相比于 2020 年,2021 年女性患者占比上升,男性占比下降,如图 3-30 所示。此外,住院患者中两年间男性平均年龄均为 66 岁,女性患者在 2020 年的平均年龄为 63 岁,在 2021 年的平均年龄为 62 岁。

由此可见,2020 年和 2021 年中肺癌医保住院男性患者的人数均高于女性患者的人数,男性患者平均年龄高于女性患者的平均年龄。相比于 2020 年,虽然 2021 年肺癌患者医保住院总人数无论是男性还是女性均有较大的上升,但是女性患者人数的同比增长率显著高于男性患者的,女性患者的住院总人数占比上升,但男性患者的住院总人数占比下降。

表 3-4　上海地区肺癌患者医保住院总人数

年度	男性		女性		合计/人
	数量/人	占比/%	数量/人	占比/%	
2020 年	14 185	58.83	9 925	41.17	24 110
2021 年	21 278	54.93	17 461	45.07	38 739

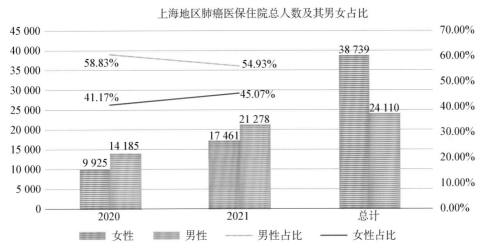

图 3-26　2020—2021 年上海地区肺癌医保住院总人数及男女占比情况

从住院总人次情况来看,2020—2021 年上海地区肺癌患者医保住院总人次数如表 3-5 及图 3-27 所示。2020 年上海地区肺癌患者医保住院总人次数为 101 970,平均人次数为 4.23。其中男性患者占比为 64.38%,平均人次数为 4.63,高于总体的平均人次数;女性患者占比为 35.62%;平均人次数为 3.66,低于总体的平均人次数。2021 年总人次数为 146 298,同比上升 43.47%;平均人次数为 3.78,同比下降 10.71%。其中,男性患者占比为 63.80%,平均人次数为 4.39,高于总体的平均人次数;女性患者占比为 36.20%;平均人次数为 3.03,低于总体的平均人次数。

表 3-5　上海地区肺癌患者医保住院情况

年度	男性			女性			总体情况	
	总人次数	占比/%	平均人次数	总人次数	占比/%	平均人次数	总人次数	平均人次数
2020 年	65 650	64.38	4.63	36 320	35.62	3.66	101 970	4.23
2021 年	93 340	63.80	4.39	52 958	36.20	3.03	146 298	3.78

由此可见,2020—2021 两年间肺癌医保住院中男性患者人次数及平均人次数均高于女性患者;与 2020 年相比,2021 年无论是男性还是女性肺癌患者医保住院总人次数显著上升,但平均人次数显著下降;女性患者的住院总人次数占比略有上升,男性患者的占比略有下降。

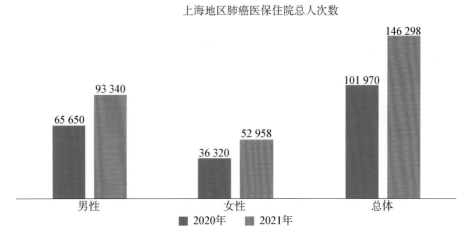

图 3‐27　2020—2021 年上海地区肺癌医保住院总人次数

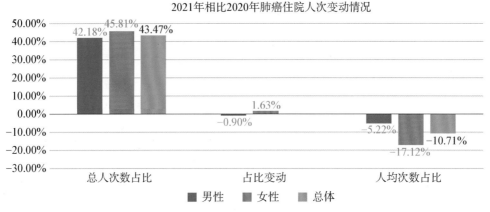

图 3‐28　2020—2021 年上海地区肺癌医保住院人次变动情况

从住院总人数及住院总人次数的对比情况来看,如图 3‐28 所示,相比于 2020 年度,2021 年上海地区肺癌患者医保住院总人数和总人次数(无论是男性还是女性)均明显上升。

3.3　疾病经济负担状况

2015—2020 年,我国卫生总费用增速高于 GDP 增速,人均卫生费用每年增速均超 10%。在费用构成方面,虽然"药占比"已降低,但就绝对值而论,患者的经济压力并未减轻。在 20 个疾病大类中,肿瘤人均医药费用最高,而恶性肿瘤又是肿瘤中花费最高的,气管、支气管、肺恶性肿瘤的人均医药费用相对增速比其他恶性肿瘤更快。

我国卫生费用构成中,社会卫生支出占比最多,且增加明显,个人卫生支出和政府卫生支出占比均呈下降趋势,其中政府卫生支出占比的下降更为明显。东部地区的三类支出均明显高于中部地区和西部地区,医疗经济负担日益增加,其中东部地区尤甚。因此,通过肺癌早筛医联体对肺癌进行早筛早治,以此降低个人和社会的经济负担是非常必要的,即使对经济发达地区亦是如此。

3.3.1 卫生总费用及人均卫生费用

2015—2020 年,卫生总费用增速高于 GDP,人均卫生费用增长了 1.6 倍,年均增速超 10%。

如图 3-29 所示,我国 2020 年卫生总费用达 72 175 亿元,2015—2020 年五年复合增速 11.99%。2015 年卫生费用占 GDP 的 5.95%,2020 年卫生费用占 GDP 的 7.1%,五年间占比提升了 1.15%。国内生产总值 GDP 从 2015 年的 695 505.8 亿元上涨到 2020 年的 1 015 986.2 亿元,五年复合增速为 7.8%。卫生总费用增速高于 GDP 的增速。

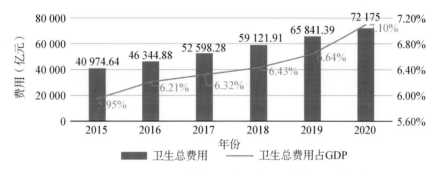

图 3-29 2015—2020 年我国卫生总费用及其占 GDP 的比例

如图 3-30 所示,我国 2015 年人均卫生费用仅为 2 980.8 元,而 2020 年人均卫生费用为 5 112.3 元,2015—2020 年的复合增速为 11.39%,与卫生总费用增速基本持平。人均卫生费用呈逐年上涨趋势,同比增长率在 2017 年最高,此后持续下降,2020 年增长率下降幅度较快,但仍高于 8.7%,总体增长速度较快。

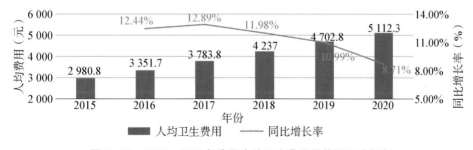

图 3-30 2015—2020 年我国人均卫生费用及其同比增长率

3.3.2 门诊、住院的费用构成

目前,患者医疗费用的药占比(买药的费用占总费用的比例)降低,但患者经济压力并未减轻。

如图 3－31 所示，从 2020 年医院门诊患者的次均费用构成来看，药占比为 39.12％，而 2015 年的药占比为 47.24％，2015—2020 年，药占比在逐年降低。值得注意的是，药费绝对值并未降低，而是从 2015 年的 110.5 元上升到 2020 年的 126.9 元。除此之外，随着药占比的下降，检查费比例虽未明显增加，但已接近 19％，而包括治疗、卫生材料等在内的其他费用占比增加了 6.28％，其绝对值也明显增加，且增长速度远超药费和检查费。结合人均卫生费用可知，患者的经济压力并未减轻。

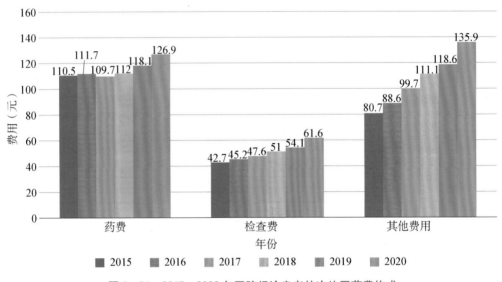

图 3－31　2015—2020 年医院门诊患者的次均医药费构成

如图 3－32 所示，从 2020 年医院住院患者的费用构成来看，药占比为 26.2％，而 2015 年的药占比为 36.8％，至 2020 年，药占比在逐年降低。同时，其绝对值也从 2015 年的 3 042 元逐年降低至 2020 年的 2 786.6 元。随着药占比的下降，检查费和手术费的占比逐年增加，但幅度不大，5 年分别增长了 1.3％和 1.59％。其他费用的占比增长较多，2020 年占比达 56％。检查费、手术费、其他费用的绝对值均在逐年增加，但相应的五年复合增长率差不多，手术费为7.3％，检查费为 6.12％，其他费用为 6.36％。而药费的五年复合增长率为－2.28％。由此可见，患者的整体医疗费用依然是上升趋势，其经济压力并未减轻。

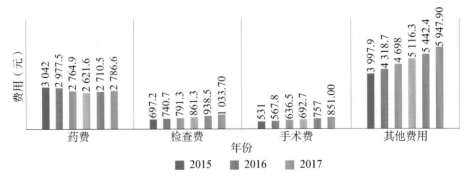

图 3－32　2015—2020 年医院住院患者次均医药费构成

各等级医院的医药费呈阶梯形,如图3-33所示,2020年三级医院门诊患者的次均医药费为373.6元,是一级医院的2.1倍。各等级医院门诊患者的次均医药费均在逐年上涨,同比增长率有所起伏,除2020年涨幅较大达到10.6%以上,其他年份基本在3.4%~5.3%,增幅较为平稳。

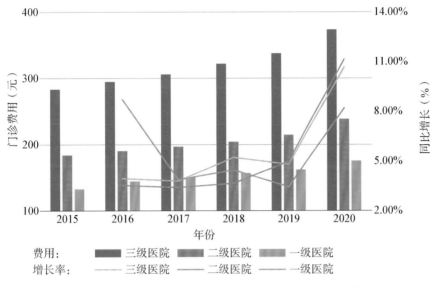

图3-33　2015—2020年各等级医院门诊患者的次均医药费

如图3-34所示,三级医院住院患者的人均医药费远大于二级医院和一级医院的。2020年三级医院住院患者的人均医药费达14 442元,是二级医院的2.2倍,三级医院的2.7倍。各等级医院住院患者的人均医药费均在逐年上涨。除2022年外,三级医院和二级医院的同比增长率较平稳,三级医院在2%左右,二级医院在4%左右,但一级医院的同比增长率起伏较大,2016年高达12.17%,2019年降至3.31%,2020年上升到6.81%。

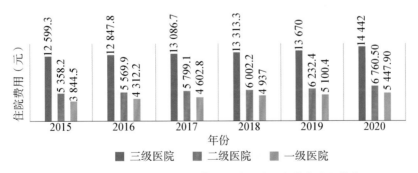

图3-34　2015—2020年各等级医院住院患者的人均医药费

综合各等级医院门诊和住院患者的医药费来看,患者就医医院等级越高,所需承担的医药费用越高。由于对肺癌这类治疗难度较大的疾病来说,患者会更倾向选择三级医院就医,这加重了患者的经济负担。因此,通过分级诊疗,可以有效降低患者的医药费用。

3.3.3 肿瘤的医药费用情况

从医药费用上看,总体上患者花费医药费用最高的疾病类型是肿瘤,而肿瘤中花费最高的类型是恶性肿瘤,其中气管、支气管、肺恶性肿瘤患者的人均医药费用增速高于其他恶性肿瘤。

如图 3-35 所示,治疗肿瘤的医药费用在 20 个疾病类型中最高,其次是先天性畸形、变形和染色体异常,第三是损伤、中毒,第四是肌肉骨骼系统和结缔组织疾病,第五是循环系统疾病,而呼吸系统疾病的费用排在末几位。排名前五的疾病类型在 2016 年人均医药费用均超过了 1 万元。2019 年肿瘤的人均医药费用达 18 197.48 元,而同期呼吸系统疾病的人均医药费用为 6 309.58 元,肿瘤治疗费用是呼吸系统疾病的 3 倍。

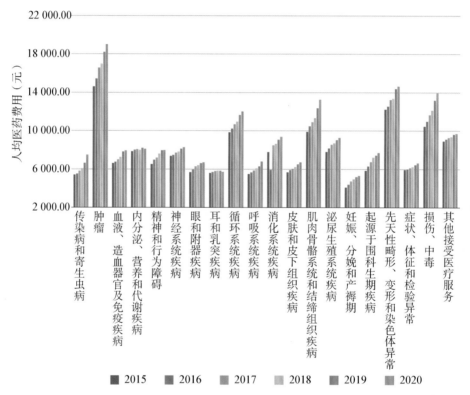

图 3-35 2015—2020 年 20 个疾病大类在公立医院住院患者中的人均医药费用

如图 3-36 所示,2020 年恶性肿瘤的人均医药费用为 22 809.14 元,是良性肿瘤的 1.7 倍。同时,所有肿瘤的医药花费均在逐年增高。2015—2020 年,2019 年恶性肿瘤的医药费用同比增长率最高,为 9.06%。2020 年肺的恶性肿瘤的人均住院医药费更是高达 33 105.1 元,是除心肌梗死、冠状动脉搭桥外住院费用最高的疾病。因此,对肺的恶性肿瘤的早期筛查非常有必要,其结果将直接影响所需的诊疗费用。

气管、支气管、肺恶性肿瘤的情况如图 3-37 所示。2019 年其人均医药费用为 21 854.28 元,较 2015 年上涨了 1.5 倍。2015—2020 年,气管、支气管、肺恶性肿瘤的人均医药费用在逐

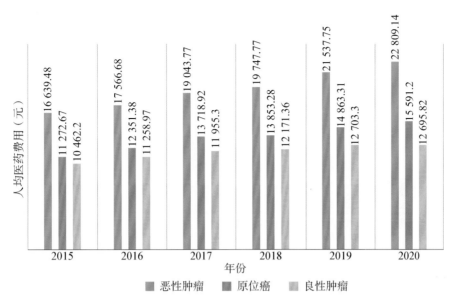

图 3 - 36　2015—2020 年肿瘤在公立医院住院患者中的人均医药费用

年增加,除 2018 年同比增长率较前一年降低之外,同比增长率总体也在上升,2019 年达到 14.35%,比恶性肿瘤人均医药费用的增长速度快。

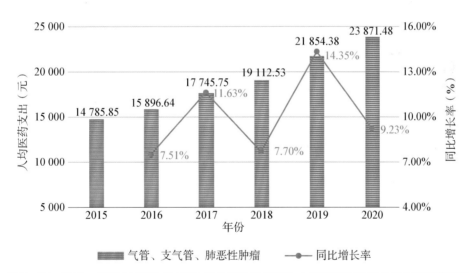

图 3 - 37　2015—2020 年气管、支气管、肺的恶性肿瘤在公立医院住院患者中的人均医药费用

3.3.4　社会、政府、个人卫生支出的占比情况

社会卫生支出主要包括社会医疗保障支出、商业健康保险费、社会办医支出、社会捐赠援助、行政事业性收费收入等,从其组成来看,医保压力日益增加。如图 3 - 38 所示,我国卫生费用构成中,社会卫生支出占比最多,且呈明显上升趋势,2019 年达到了 44.27%,个人卫生支出和政府卫生支出占比总体呈下降趋势。2020 年政府卫生支出比例上升了 3%。个人卫生支出

占比变化最小。各类支出的绝对值均呈上涨趋势,其中,社会卫生支出增长得最快,其次是个人卫生支出。2019 年社会卫生支出同比增长率为 12.94%,个人卫生支出同比增长率为 10.42%,而政府卫生支出同比增长率仅为 9.87%,如图 3-39 所示。

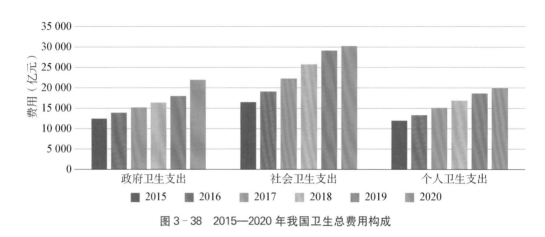

图 3-38　2015—2020 年我国卫生总费用构成

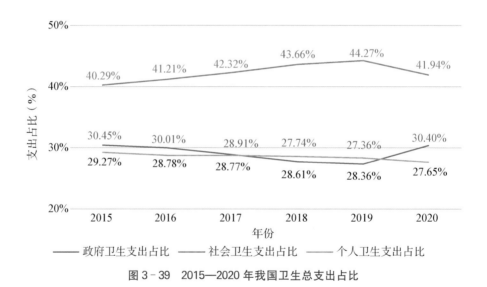

图 3-39　2015—2020 年我国卫生总支出占比

3.3.5　上海地区肺癌医保卫生费用情况

3.3.5.1　门、急诊费用

2020—2021 年上海地区肺癌医保患者门、急诊费用情况如表 3-6 及图 3-40 所示。2020 年总费用为 1 323 034 万元,其中男性患者占比为 55.48%,女性患者占比为 44.52%;2021 年总费用为 1 546 772 万元,其中男性患者占比为 54.46%,女性占比为 45.54%;与 2020 年相比,2021 年总费用同比上升了 16.91%,其中男性患者同比上升了 14.75%,女性患者同比上升了 19.61%。相比于 2020 年,2021 年女性患者费用占比上升了 2.31%,男性患者费用占比下降了 1.85%。

表 3-6　上海地区肺癌医保患者门、急诊费用情况

年度		2020 年	2021 年
男性	总费用（万元）	734 051	842 295
	费用（元/次）	586	626
	费用（万元/人）	1.795 1	2.324 8
女性	总费用（万元）	588 983	704 477
	费用（元/次）	592	609
	费用（万元/人）	1.783 2	2.208 8
总体	总费用（万元）	1 323 034	1 546 772
	费用（元/次）	589	618
	费用（万元/人）	1.789 7	2.271 3

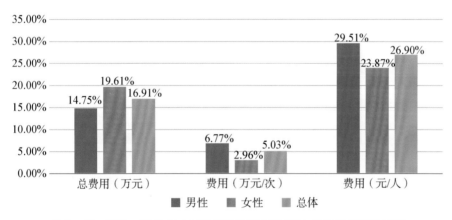

图 3-40　2020—2021 年上海地区肺癌医保患者门、急诊费用变动情况

2020 年人均门、急诊费用为 1.787 9 万元，其中男性患者为 1.795 1 万元，女性患者为 1.783 2 万元；2021 年人均门、急诊费用为 2.271 3 万元，同比上升为 26.90%，男性患者为 2.324 8 万元，同比上升 29.51%，女性患者为 2.208 8 万元，同比上升 23.87%。

2020 年单次门、急诊平均费用约为 589 元，其中男性患者约为 586 元，女性患者约为 592 元；2021 年单次门、急诊平均费用约为 618 元，同比上升为 5.03%；男性患者约为 618 元，同比上升 6.77%；女性患者约为 618 元，同比上升 2.96%。

3.3.5.2　住院费用

2020—2021 年上海地区肺癌医保患者住院费用情况如表 3-7 及图 3-41 所示。2020 年住院总费用为 167 156 万元，其中男性患者占比为 63.39%，女性患者占比为 36.61%；2021 年总费用为 296 657 万元，其中男性患者占比为 59.37%，女性患者占比为 40.634%。与 2020 年相比，2021 年总费用同比上升了 77.47%，其中男性患者同比上升了 66.21%，女性患者同比上升了 96.97%。相比于 2020 年，2021 年女性患者的费用占比上升了 10.99%，男性患者的费用占比下降了 6.35%。

表 3－7　上海地区肺癌医保患者住院费用情况

年度		2020 年	2021 年
男性	总费用(万元)	105 960	176 116
	费用(万元/次)	1.614 0	1.886 8
	费用(万元/人)	7.469 9	8.276 9
女性	总费用(万元)	61 196	120 540
	费用(万元/次)	1.684 9	2.276 1
	费用(万元/人)	6.165 8	6.903 4
总体	总费用(万元)	167 156	296 657
	费用(万元/次)	1.639 3	2.027 8
	费用(万元/人)	6.933 1	7.657 8

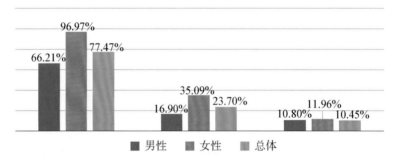

图 3－41　2021 年相比 2020 年上海地区肺癌医保患者住院费用变动情况

2020 年人均住院费用约为 6.933 万元,其中男性患者约为 7.470 万元,女性患者约为 6.166 万元;2021 年人均住院费用约为 7.658 万元,同比上升 10.45%;男性患者约为 8.277 万元,同比上升 10.80%;女性患者约为 6.903 万元,同比上升 11.96%。

2020 年单次住院平均费用约为 1.639 万元,男性患者约为 1.614 万元,女性患者约为 1.685 万元;2021 年单次门、急诊平均费用约为 2.028 万元,同比上升为 23.70%;男性患者约为 1.887 万元,同比上升 16.90%;女性患者约为 2.276 万元,同比上升 35.09%。

3.4　本章小结

本章从我国卫生资源的供给情况、卫生资源的需求情况以及居民的疾病经济负担状况三个方面分析了肺癌早筛医联体实施的必要性和可能性。

首先,从我国卫生资源供给情况来看,我国医疗卫生机构的建设正在加速中,但存在不同类型医疗机构发展速度不一致、数量不均衡以及在不同地区发展分布不平衡的现象。其中医院建设速度最快,6 年间(2015—2020 年)共增加 7 807 家,五年复合增速达 5.11%。至 2020 年底,共有医院 35 394 家,其中,综合医院 20 133 家,中医医院 4 426 家,专科医院 9 021 家。专科医院虽然这几年的年增长率最大,但数量在所有医疗机构总量中占比较少。基层医疗卫生机构数量占我国医疗机构数据的绝大部分。至 2020 年底,共有基层医疗卫生机构 970 036 家,其中,社区卫生服务中心(站)35 365 家,乡镇卫生院 35 762 家,村卫生室 608 828 家,门诊部(所)289 542 家。在医院数量扩张的同时,这 6 年(2015—2020 年)我国卫生人员数稳步上涨。其中,注册护士数量最多,执业医师次之,这两者的数量远大于其他人员。技师和药师则占比较小,约为 10% 左右。不同类型的医疗机构中,医院的卫生技术人员数量占绝对优势,而其中综合医院的卫生技术人员数量优势更为明显。卫生技术人员数量根据卫生医疗机构的强弱程度呈阶梯式分布。因此,基层医疗机构虽然数量最多,但其医疗能力却相对较弱,可见现阶段如何提高基层医疗卫生机构的利用率对我国来说非常重要,迫切需要开展分级诊疗。

其次,从我国卫生资源需求情况来看,除 2020 年外,6 年来(2015—2020 年)医疗卫生机构的诊疗人次数、入院人数和出院人数绝对值均在逐年增加。2019 年全国医院诊疗人次数达 38.42 亿人次,其中综合医院诊疗人次数达 22.05 亿人次。各类医疗卫生机构总入院人数为 2.66 亿,其中,综合医院入院人数达 15 841.6 万人,三级医院入院人数达 10 482.7 万人,而基层医疗卫生机构入院人数仅为 4 295 万人。2019 年医院出院人数达 211 081 679 人,其中肿瘤科出院人数达 10 224 202 人,占医院出院人数的 4.8%。从疾病构成来看,呼吸系统疾病在这几年缓缓上升,2019 年呼吸系统疾病的出院人数为 1 502.18 万人,疾病构成上升为 15%。2019 年气管、支气管、肺的恶性肿瘤类疾病累计出院人数为 722 928 元,较 2015 年上涨了 1.5 倍。2020 年医疗卫生机构诊疗人次数、入院人数和出院人数同比都有 13.5% 左右的下降,但肿瘤出院人数比下降幅度为 8.7%,低于医疗卫生行业的总体状况。

2020 年和 2021 年上海地区肺癌医保患者的门、急诊总人数分别为 43 509 人和 42 101 人,门、急诊总人次数分别为 1 323 034 和 1 546 772,住院总人数分别为 24 110 人和 38 739 人,住院总人次数分别为 101 970 和 146 298。2021 年相比 2020 年,上海地区肺癌患者医保门、急诊总人数有所下降,但门、急诊总人次数、住院总人数以及住院总人次数均明显上升。同时,无论是门、急诊还是住院,以及无论是总人数还是总人次数,女性患者的占比均低于男性患者的占比,但是相比于 2020 年,2021 年女性患者的占比略有升高,男性占比略有下降。

最后,从疾病居民经济负担情况来看,这 6 年(2015—2020 年)来,我国卫生总费用增速高于 GDP 增速,人均卫生费用复合增长率超 10%,至 2020 年我国人均卫生费用为 5 112.3 元。肿瘤是花费最高的疾病类型,且费用逐年提高。恶性肿瘤又是肿瘤中花费最高的类型。2020 年恶性肿瘤人均医药费用为 22 809.14 元,是良性肿瘤的 1.7 倍;2019 年恶性肿瘤的同比增长率达到了五年来最高,为 9%。其中气管、支气管、肺的恶性肿瘤的人均医药费用增速比恶性肿瘤总体更快。2020 年气管、支气管、肺的恶性肿瘤的人均医药费用为 23 871.48 元,同比增长率回落到 9.23%,较 2015 年上涨了 1.6 倍。

2020—2021 年上海地区肺癌医保患者的门、急诊总费用分别为 1 323 034 万元和 1 546 772 万元,同比上升了 16.91%;人均门、急诊费用分别为 1.787 9 万元和 2.271 3 万元,同比上升了 26.90%;单次门、急诊平均费用分别约为 589 元和 618 元,同比上升了 5.03%。2020 年和 2021 年的医保患者肺癌住院总费用分别为 167 156 万元和 296 657 万元,同比上升了 77.47%;人均肺癌住院费分别为 6.933 万元和 7.658 万元,同比上升了 10.45%;肺癌单次住院平均费用分别约为 1.639 万元和 2.028 万元,同比上升了 23.70%。

  总而言之,我国医疗卫生资源存在总量不足、供需不平衡和分布不平衡的现象,其中肺癌的相关医疗资源不平衡状况更为严重。优质医疗资源多集中在发达城市的三级甲等医院。同时,肺癌这类恶性肿瘤的治疗费用仍然高昂,且医保压力也日益增加。提高各类医疗卫生机构的利用率,缓解"看病难"的问题,减轻肺癌治疗的经济压力,已迫在眉睫。在这样的情况下,通过医联体进行肺癌早筛是非常有必要的,不仅可以促进优质医疗资源下沉,也可以通过提前干预达到降低患者治疗费用的目的。

4

肺癌早筛医联体的联盟类型及协同机理分析

肺癌作为高发病率的恶性肿瘤之一,早筛是降低病死率的一个重要手段。ASTS/ACCP美国胸科学会/美国胸科医师学会在关于 LDCT 肺癌筛查项目在临床实践中实施的官方政策声明中指出:LDCT 筛查、评估和治疗筛查出的结节需要呼吸专业、医学影像、介入放射和初级保健等学科的参与。因此,肺癌早筛是一种整合医疗服务。此外,随着与肺癌高危因素相关的社会环境发生变化,我国居民肺癌发病率持续处于高位,促进了社区居民对肺癌早防和早治的需求,而面向广大社区居民的肺癌早诊、早治这一过程复杂且持续时间较长,以单一组织提供医疗资源及服务难以满足居民的服务需求。为了面向广大社区居民成功地开展和普及性地实施肺癌早筛,联合多家机构的医联体是一种有效的医疗服务组织模式。本章首先从现有医联体和整合医疗的基本概念,引出了肺癌早筛项目型医联体的基本概念及特点;然后基于新型古典经济学理论,运用超边际分析方法解析了肺癌早筛医联体各类协同网络形态的形成机理;最后运用肺癌早筛医联体价值协同网络形成的基本原理,分析了"胸科-徐汇"肺癌早筛及防治医联体中的各种价值协同方式。

4.1 肺癌早筛医联体概述

4.1.1 整合医疗

整合医疗指整合服务的管理和组织,为居民提供容易接受和愿意接受的卫生服务,使卫生服务支出在可控范围之内,最终服务效果能取得预期的健康收益[33]。整合医疗最先于 1996年由世界卫生组织提出,2016 年世界卫生组织在《整合的、以人为中心的医疗服务框架》报告中认为整合医疗就是"使人得到连续的健康促进、疾病预防、诊断、治疗、疾病管理、康复与和缓医疗服务,在医疗部门之内和之外的不同层次和地点相协调的服务,以及根据人整个生命进程所需要的服务"[34]。整合医疗涉及医疗系统中不同利益相关方,不同利益相关方基于不同目的对整合医疗有不同的理解。

基于卫生系统角度的整合医疗:整合医疗是一个卫生系统。这个系统管理和提供医疗服务,使人们获得一系列的健康促进、疾病预防、诊断、治疗、疾病管理、康复和姑息治疗服务,在医疗部门内外的不同层次和地点进行协调,并根据人群的需要进行协调。

基于管理者角度的整合医疗认为:整合医疗是一种过程。这个过程涉及随着时间的推移,在独立的利益相关方间建立和维持一个共同的结构,以便协调它们之间的相互依存关系,使它们能够在一个整体项目上共同工作。

基于社会科学角度的整合医疗:整合医疗是一种结果。通过跨越多种服务、提供者和环境,提高患者的医疗质量和生活质量、满意度和系统效率。如果这种促进整合的多方面努力的结果会给患者带来好处,其结果就是整合医疗。

基于患者(以人为中心)的整合医疗:整合医疗是一种自我健康管理的手段。患者可以与医疗服务人员一起规划自己的诊疗方案,便于患者通过整合服务实现更加完善的健康管理。

4.1.2 医联体

医联体作为整合医疗和分级诊疗的一种实施手段,又被称作医疗联合体。医联体常指区域医疗中心或者三级医院联合区域内的二级医院、一级医院、乡镇卫生院和社区医疗服务中心等一起组成跨行政隶属关系、跨资产隶属关系的一种网络组织[35]。医联体内两个或多个医疗机构为了实现共同目标而建立互利且良善的协同关系,实现医疗资源的再配置和再组织。其核心思想是要充分发挥三级医院、城市综合医院的综合实力,并借助这些实力强大的医疗机构带动基层医疗机构的发展与完善,从而更好地满足当地居民的医疗服务需求。医联体的宗旨和发展目标在于通过打造"基层首诊、双向转诊、急慢分治、上下联动"的就医模式,有效整合区域内的医疗资源,充分发挥医疗资源的作用,实现区域内医疗资源的共同发展和壮大,进而提高区域内居民的医疗保健水平,在一定程度上缓解老百姓"看病难"的问题[36]。在医联体机制下,基层医疗机构与区域医疗中心为患者提供了多项便捷的优质诊疗服务,包括双向转诊、化验/检验结果互认、专家社区坐诊、远程会诊等[37]。

医联体的发展得到了诸多政策的支持。国务院办公厅《关于推进分级诊疗制度建设的指导意见》(国办发〔2015〕70号)和国务院办公厅《关于推进医疗联合体建设和发展的指导意见》(国办发〔2017〕32号)明确提出,到2020年,在总结试点经验的基础上,全面推进医联体建设,形成较为完善的医联体政策体系。《关于印发医疗联合体综合绩效考核工作方案(试行)的通知》(国卫医发〔2018〕26号)和《关于进一步做好分级诊疗制度建设有关重点工作的通知》(国卫医发〔2018〕28号)两份文件指出,国家正在力推医联体建设,实现分级诊疗强基层的目标,推动形成基层首诊、双向转诊、急慢分治、上下联动的分级诊疗模式[38]。2020年7月17日,国家卫生健康委员会在官网公开发布与国家中医药管理局联合印发的《医疗联合体管理办法(试行)》,提出加快推进医联体建设,逐步实现医联体网格化布局管理。

具体实施过程中,除了一般形式的医联体外,还常有一些特殊类型的医联体,如专科医联体和项目型医联体。

4.1.2.1 专科医联体

专科医联体旨在提升区域内重大疾病的救治能力,根据区域内医疗机构不同的专科资源优势,以一所或若干所医疗机构的特色专科技术力量为支撑,采用专科合作方式,联合区域内其他医疗机构相同专科的技术力量,形成区域内若干特色专科中心。专科医联体围绕特色专科,盘活现有医疗资源,突出专科特色,形成补位发展模式[39]。

医疗服务专业向精细化发展,促进了专科向亚专科发展,深化了专业分类。然而,我国的专科及亚专科医疗资源,存在严重的资源调配不足和不均的问题(具体分析可见第2章)。具体表现为:①优质专科医疗资源数量不足;②专科医疗资源和诊疗服务碎片化;③专科医疗资源在不同地区间分布不均衡;④同院专科医生专业水平存在不同质现象。专科医联体把区域内或不同区域内的专科资源充分整合,联合具有影响力的学科机构或者医疗机构开展专科专病治疗工作,提高了专科专病治疗效果和效率,同时带动了基层地区的医疗服务发展。

4.1.2.2　项目型医联体

随着社会人口老龄化、慢性病日益普遍以及癌症慢病管理的趋势,整合医疗获得了进一步的发展。整合医疗逐渐由"以治病为中心"向"以健康为中心"转变,其核心从"治病"转向"防病"。《"健康中国2030"规划纲要》和《中国防治慢性病中长期规划(2017—2025年)》(国办发〔2017〕12号)相继颁布,开启了以人为本的整合医疗的发展,其特点是:整合患者、家属、医疗机构、社区等各类资源,通过健康教育、共同决策、支持自我管理和社区参与来实现以人为中心的医疗。项目型医联体就是实现"以人为本"整合医疗的一种医疗服务组织模式。

项目型医联体是以解决某个疾病早治为切入点,以学科为纽带、以项目为载体,集结区域内一家或多家三级医院和社区卫生服务中心的联合体。项目型医联体强调服务整合和服务连续性,通过整合不同医疗机构和不同专业人员,针对某种疾病开展一体化连续性服务。

老百姓一般对社区医院认可度较低,不愿意去社区医院看病,通过围绕特定疾病开展项目型医联体项目,让三级医院的优势专科医疗资源通过各个项目"直通车",下沉至社区卫生服务中心,构建同质化的健康服务体系,引导老百姓首诊到社区,帮助社区医院充分实现常见病、慢病管理的功能,提升群众对社区卫生服务中心的认可度。同时也提高了社区医院医疗设施的利用率,节省了三级医院的医疗资源,让三级医院更多地承担危重、疑难病症的救治,实现政府、专科医院、社区医院及社区居民的多方共赢,让优质的医疗资源惠及更多社区居民。

项目型医联体是一种专科医联体,但又不同于一般的专科医联体:项目型医联体强调医疗服务的整合和服务的连续性;而专科医联体更强调以专科为主体的组织结构上的联盟,针对专科科室进行医疗机构间的纵向整合,对服务连续性的关注相对弱于项目型医联体。

4.1.2.3　普通医联体、专科医联体和项目医联体对比

普通医联体的建设更多是由政府或者三甲医院牵头,目的是为了将区域内的医疗资源进行整合,最大化挖掘和利用区域内各类医疗资源。专科型医联体是以某一个专科领域为纽带,联合区域内若干特色专科联盟,形成补位发展模式,重点提升重大疾病救治能力的联合体。项目型医联体以学科为纽带、以项目为载体,集结区域内多家三级医院和社区卫生服务中心,强调服务的整合和连续性。

表4-1　普通医联体、专科医联体和项目医联体对比

医联体模式	建设目标	优势特点
普通医联体	医疗资源的整合	打造"基层首诊、分级诊疗、双向转诊"的就医模式; 整合区域内的医疗资源,并最大化发掘和利用; 缓解了老百姓"看病难"的问题; 提高区域内居民的医疗保健水平
专科医联体	专科协作	集中区域内的专科医生队伍和专科资源; 提升专科内重大疾病救治能力; 形成以"医、教、研"三位一体的学科建设为核心的优势资源整合机制

（续表）

医联体模式	建设目标	优势特点
项目型医联体	某个疾病	针对某个疾病，解决其治疗期间的一系列问题； 建立该疾病的管理信息系统； 明确疾病分级诊疗管理流程； 形成社区疾病闭环式管理体系

4.1.3 肺癌早筛医联体

肺癌早筛医联体本质上是一种区域专科项目型医联体，围绕肺癌早筛、早防及早治，实现以人为本的整合医疗服务，强调肺癌筛查服务的一体化及连续性。

"胸科-徐汇"肺癌早筛及防治医联体是徐汇区卫生健康委员会牵头组织，徐汇区疾病预防控制控中心统筹协调，以上海市胸科医院（后简称胸科医院）为核心医院，吸收徐汇区 13 家社区卫生服务中心为成员医院，围绕肺癌早筛及防治一体化管理，形成覆盖整个徐汇区的肺癌早筛医联体。以解决肺癌早筛、早诊、早治为切入点，以项目为载体，由胸科医院与徐汇区社区卫生服务中心（后简称社区卫生服务中心）因地制宜地合作共建，通过明确肺癌筛查分级诊疗管理流程，形成围绕肺癌筛查的"社区居民-社区医院-专科医院"闭环式管理体系，为居民提供高危评估、早期诊断、专病治疗、康复随访为一体化的全程健康管理。

4.2 肺癌早筛医联体分析

本节首先分析肺癌早筛医联体协同网络的基本问题；然后回顾现有医联体模式的发展及研究现状，探索现有关于医联体模式的研究局限；最后通过分析肺癌早筛医联体中不同主体的分工与协作，确定从劳动分工角度探索肺癌早筛医联体协同机理是一种可行的方法。

4.2.1 肺癌早筛医联体协同网络的基本问题

肺癌早筛医联体为社区居民围绕肺癌的早筛、早防及早治提供整合服务，在此过程中涉及各类机构、不同部门和不同专业人员的参与及协作。肺癌早筛医联体是一种价值协同网络，它的存在与稳定涉及两个基本问题：

问题 1：主体以什么方式参与医联体各项协作。这一问题涉及协同网络中的主体决策模式。

问题 2：医联体中各主体间的关系如何稳定维持。这一问题涉及协同关系中双向价值的交互及优化，最终导致不同协同网络结构的形成。

4.2.2 医联体模式的发展及研究现状

新中国成立以来，中国共产党为了保障人民的卫生健康，以公有医疗机构为主体，不断建设和调整我国的卫生医疗体系。我国卫生体系的建设经历了 4 个发展阶段[40]。

第一阶段（1949—1978 年）：这一时期的医疗卫生体系是计划经济下的医疗卫生体系，不以营利为目的，医疗服务资源的总量相对较低，在城市地区和农村地区分别建立两类医疗网络,初步形成了分级诊疗格局,实现了以较少的资源消耗获得较优的健康产出。

第二阶段(1979—1997 年):这一时期的医疗卫生体系受改革开放的市场经济思维及机制的影响,医疗服务资源得到了扩张。但这种扩张的主要表现形式为二级及以上的医疗机构规模不断扩大,大医院"全能化"挤兑基层医疗机构的现象突出,"看病贵、看病难"成了社会舆论的焦点。由于三级、二级及基础医疗机构之间的功能分层定位被打乱,造成了医疗资源极大的错配及浪费。

第三阶段(1998—2008 年):这一时期的医疗卫生体系主要特征是建立新的覆盖全民的社会基本医疗保障制度。新的医保制度刺激了医疗需求的增长,但由于医保制度设计不够完善以及基层医疗机构的医疗服务能力不足,患者更加倾向于到高等级医疗机构就医,"倒金字塔"的医疗资源配置及利用问题更加严重。

第四阶段(2009 年至今):这一时期的医疗卫生体系启动了新一轮的医改,再次重申以医联体建设为抓手的分级诊疗体系的重构,医联体的建设也随着新医改的实施以及分级诊疗制度的建设轰轰烈烈地展开了。

据国家卫健委统计,2018 年,全国医疗机构双向转诊患者 1 938 万例次。其中,上转患者比上年同期减少 15%;下转患者比上年同期增加 83%。75% 的医疗机构实现医联体内检查、检验结果互认。截至 2018 年底,全国 62% 的县级医院达到二级医院水平,22% 的县级医院达到三级医院水平。

我国分级诊疗体系初见成效,全国县域内就诊率达 94%,各种模式的医联体已超 1.5 万个。基层首诊也在有效地推进,截至 2020 年底,重点人群的家庭医生签约率从 2015 年的 28.33% 增加到 2020 年的 75.46%,全国县域内就诊率已经达到 94%,比 2015 年同期增长了 10 个百分点。双向转诊更加有序,特别是患者下转的人次逐年增加,年均增长率达到 38.4%。

医联体建设就是要促进人民群众在看病就医过程中实现基层首诊、双向转诊、急慢分治、上下联动的分级诊疗格局,以"医联体之通"解决人民群众的"就医之痛"。目前我国医联体建设成效具体表现如下。

第一,医联体推动了优质医疗资源扩容和区域均衡布局。国家层面设置了一批国家医学中心和国家区域医疗中心,代表着国家医疗技术的先进水平和技术前沿。同时,国家发改委开展区域医疗中心建设试点,在患者流出较多的部分省份建立区域医疗中心,缓解甚至解决该区域缺乏优质医疗资源的状况。

第二,医联体带动了基层医疗卫生服务和技术发展。以提升基层医疗服务能力为重点,完善基层首诊的相关制度,建立家庭医生签约服务及远程医疗等制度。加强社区医院建设,出台了社区医院医疗服务基本标准,提升县级医院医疗服务能力。发展居家医疗护理服务,推动康复医疗工作,不断满足急危重症与慢性病的医疗服务需求,形成急慢分治的格局。

第三,医联体加强了各级医疗机构之间的分工协作。以政府或者能力较强的医院牵头,发动各级医院、服务中心等组建联合体,使得患者在医联体内实现一体化就诊,包括急性期的治疗、慢性期的康复、回家后的慢病管理。例如,为了推进医联体建设和发展,制定了一些常见病种双向转诊的原则和流程,以慢病为切入点对慢病的分级诊疗提出了技术方案。

综上所述,医联体有效整合了不同级别、不同类型的医疗机构,建立明确且可实施的分工合作机制,提高了医联体内部的整体医疗服务水平,实现了医疗资源优化共享、高水平医疗机构工作重心转移、基层医疗服务水平提升等多项医改举措，同时进一步推进分级诊疗，以满足广大人民群众的诊疗需求。

现有关于医联体的实践及研究分别从医联体内部不同的权责归属、体制运行机制将我国医联体分为紧密型医联体、松散型医联体和半紧密型医联体3种模式[37]。紧密与松散的根本区别由医联体内部的权责归属以及体制运行机制决定。紧密型医联体对所有医疗机构的人、财、物实行统筹管理，形成一个利益共同体和责任共同体，但涉及产权重组、体制机制改革等问题，操作较难，成本较大。松散型医联体是一种松散式或契约式的纵向医联体模式，该模式以管理和技术为连接纽带，以一家三级医院为核心，联合二级和基层医疗机构。

表4-2　不同权责归属的医联体模式

医联体模式	合作形式	优势
紧密型医联体	核心：三级医院 特点："直管"模式。核心医院对加入医联体的医疗卫生机构进行全面管理，并对成员的资源进行整合 主要职能：使用技术辅助、人才培养、专家派驻、手术指导、管理理念输出等方式，提高基层医疗卫生机构的诊疗水平和服务能力	促进人力资源有效地双向流动； 全面规范和提高基层诊疗水平； 增加医疗服务数量； 管理模式具有规范性； 可以取得较大的社会效益和经济效益
半紧密型医联体	核心：三级医院 特点："托管"模式。确保下属医疗机构法人、行政、财务独立，以协议为基础，通过专家派驻、人才队伍建设、管理、培训、资源分享、双向转诊等方式开展合作	增加下级医疗机构医疗服务数量和经济效益； 有利于人才队伍的建设； 实现业务流程的优化
松散型医联体	核心：三级医院 特点："独立"模式。医疗机构均为独立法人单位，以章程为共同规范，以管理、技术为连接纽带[38]。三级医院与基层医疗单位的合作内容包括技术扶持、健康宣讲、人才建设等	能够有效提高医疗机构的服务水平； 有助于基层医务人员理论、实践、沟通、研究能力的提高[40]

任飞[41]基于制度性理性选择分析框架，分析了区域纵向医联体中各主体在既定制度约束下的个人寻求自身利益最大化的过程，重新审视区域纵向医联体的政策设计，从而进一步完善医联体的设计。基于制度性理性选择理论的医联体模式研究往往假设特定网络结构已存在的情况下，关注现有模式运行中所存在的问题及如何完善。这些研究更关注医联体模式的应用，而医联体特定模式为何及如何存在的基本原理没有得到很好的解释。

4.2.3　肺癌早筛医联体的分工与协作

肺癌早筛医联体中的医疗合作是指一组拥有各种医疗资源的自主利益相关者相互沟通和协调，以共享肺癌筛查计划的决策、目标设定和实施的过程。肺癌早筛医联体中各成员既有合作又有分工。由于肺癌早筛医联体中的各参与方具有自主性及资源有限性的特点，肺癌筛查实践过程中到处都有分工，例如家庭医生和专科医生之间的分工、胸外科专家与放射科专家间的分工、医护人员与信息服务人员之间的分工,等等。同时,肺癌早筛医联体不同于原始个体的简单加和,而是依赖于成员之间的价值理性选择,以共同承诺的最终目标为导向,形成独特的网络结构,支持成员的协作工作。

亚当·斯密认为,人类的交换倾向将促进分工的发展。埃米尔·迪尔凯姆认为,分工是生存的结果,不同的职业可以共存而不相互损坏对方的利益。分工的增加将增加交易数量,有交易就有交易成本。专业经济与交易成本之间的权衡意味着分工水平由交易效率决定。如果交易效率低,成本大于分工产生的专业化经济,那么个人将选择自给自足(这是一种超边际决策)。如果交易效率得到充分提高,使得交易成本被专业化经济抵消,那么个人将选择分工(这也是一个超边际决策)。超边际分析是边际分析和总成本效益分析的结合。在社会分工的背景下,超边际决策可能比边际决策更重要。

Liu 和 Yang 使用超边际分析方法解释了为什么组织规模会随着时间的推移而变小[42]。组织规模越小,与外部的合作就越多。因此,是否选择医疗合作实践是基于医疗服务专业化经济和交易成本之间的权衡。通过对分工和交易成本的分析,我们可以讨论医疗组织内部、医疗组织之间或行业之间分工的发展,由此我们可以观察肺癌早筛医联体的不同医疗合作实践模式。

4.3 肺癌早筛医联体协同网络建模

本章以杨小凯的新兴古典经济学理论为基础[43],从劳动分工的角度分析肺癌早筛医联体价值协同创造网络各类形态的形成机理。杨小凯的新兴古典经济学继承了斯密的劳动分工理论、杨格的劳动分工水平自我演进思想、科斯等的制度经济学中交易成本等概念,引入交易费用研究组织的拓扑性质,而不同的拓扑性质形成了不同的组织网络结构,本章用此来分析肺癌筛查医疗体价值协同创造网络各类形态的形成机理。同时,杨小凯的新兴古典经济学认为每个决策者既是消费者又是生产者,将此概念引入本章也即认为在特定的肺癌早筛医联体中,每个决策者既是价值的提供者又是价值的接受者。本章构建了肺癌早筛医联体各决策者的决策模型,采用超边际分析方法探索决策者间的角点均衡和全局均衡,分析寻找具有双向价值均衡的协同关系及具有稳定可持续发展的协同关系,从而阐释肺癌早筛医联体存在及发展的基本原理。

4.3.1 肺癌早筛医联体协同网络决策者建模

4.3.1.1 决策者决策模型

在肺癌早筛医联体的价值协同网络中,每个决策者决策前都处于一定的决策环境,包括作为消费者的偏好、作为生产者的生产条件以及将消费者和生产者连为一体的制度环境。本章引用杨小凯的新兴古典经济学理论将一个决策者的决策模型用三类函数进行构建:用效用函数表示决策者作为消费者角色的偏好情况,反映决策者的价值接受状况;用生产函数描述决策者作为生产者的生产条件,反映决策者作为生产者的价值供给能力;用预算约束描述制度环境来表现价值传递环节,使得决策者成为消费者和生产者的综合体,也即价值接受和价值供给得到真正的实现。决策者进行各自的自利行为,这些自利行为的互动形成了不同形态的价值协同网络，这样的价值协同网络表现了决策者各自领域的专业化水平演变及其相互影响而导致的分工协作关系，在分工的形成过程中，决策者渐渐分化为具有不同角色的决策者。

肺癌早筛医联体涉及扮演各种角色的各类主体，其中主要包括：

（1）管理方，即肺癌筛查卫生服务及其产品相关政策的制定者、执行者和监督者，主要是指各区域的卫生健康委员会或疾病防治控制中心。

（2）医疗机构，即肺癌筛查相关的医疗卫生服务提供者，包括三级医院、二级医院和县级医院、基层医疗机构、社区卫生服务中心等。

（3）筹资方，即医疗卫生资源的筹集者和分配者，主要包括医疗保障局和财政部。

（4）需求方，也就是居民和患者，即肺癌筛查医疗政策和医疗服务的目标人群。

（5）系统集成方，即肺癌筛查信息系统的开发和支撑企业，为肺癌筛查提供信息技术支持。

为了构建决策者决策模型，将上述各类主体简化为两大类：肺癌筛查医疗服务供应者和肺癌筛查辅助服务供应者。肺癌筛查医疗服务供应者主要是指参与肺癌筛查的医疗机构，如三级专科医院、社区医院等；肺癌筛查辅助服务供应者主要是辅助医疗机构展开肺癌筛查医疗服务的机构，如提供政策的管理方，提供资金的筹资方，提供信息技术服务的系统集成方等。同时又将肺癌筛查医疗服务供应者分为两类，一类是专科医院提供肺癌筛查中的 LDCT 检查、肺癌筛查结果的分析及诊断等，另一类是社区医院提供的高危评估以及随访等医疗服务。

为了便于分析，本章假设一个特定的肺癌早筛医联体中有 M 个同质的既有价值获益又有价值供应的决策者，他们具有多样的消费偏好，现有两种围绕肺癌筛查的医疗服务 X、Y 和一种辅助服务 R。对于决策者，x、y 表示了自己能为居民直接提供 X 或 Y 服务的价值收益；x^s、y^s 表示提供给其他决策者后对方可能持有的价值收益；x^d、y^d 表示需要从决策者者处获得 X 服务或 Y 服务然后提供给社区居民从而获得的价值收益，但存在交易损失，其中交易费用系数为 $1-K$。因此，对于服务 X 而言，获得 x^d 时实际收到的是 Kx^d，K 可被视为肺癌筛查相关医疗服务的交易效率。

肺癌筛查医疗体中医疗机构之间医疗服务的协同受到辅助服务的影响。医联体作为我国分级诊疗体系改革建设的主要组织模式和实施载体，在促进医疗资源整合和平衡医疗资源供需不匹配、为满足不同层次患者医疗服务需求提供多层次医疗服务等方面具有一定的优势。但目前医联体的建设过程中也存在不少问题，许多政策法规以及信息化服务的不完善大大制约了医联体的成功实施。其中，医联体信息平台无论是功能完备性还是运行质量等方面均还不能强有力地支撑医联体中各医疗机构间的协同医疗服务。医联体的运行需要整合医疗资源，改善患者就医体验，这一切均离不开信息化手段的支持。例如，基于互联网的医联体转诊平台的不完善，使得基层医疗机构中的家庭医生难以控制患者转诊等待时间，无法保持转诊机构间非医疗技术性服务的连续性等。同样，在肺癌医联体建设过程中，各种辅助服务大大影响了各类医疗服务之间的协同。

影响交易效率的辅助服务可以自给也可以外购，$K = r + kr^d$，其中 k 是辅助服务的交易费用系数。r 表示自我提供的辅助服务，r^d 表示从其他决策者获得的辅助服务，r^s 表示向其他决策者提供的辅助服务。

根据超边际分析方法，建立上述决策者的最优决策模型如下：

$$\text{Max } U = (x + (r + kr^d)x^d)(y + (r + kr^d)y^d) \quad (\text{效用函数})$$

$$s.t \begin{cases} x^p = x + x^s = \text{Max}\{l_x - \lambda, 0\} & \text{医疗服务 X 的生产函数} \\ y^p = y + y^s = \text{Max}\{l_y - \lambda, 0\} & \text{医疗服务 Y 的生产函数} \\ r^p = r + r^s = \text{Max}\{l_r - \rho, 0\} & \text{辅助服务 R 的生产函数} \\ l_x + l_y + l_r = 1 & \text{资源约束条件} \\ p_x x^s + p_y y^s + p_r r^s = p_x x^d + p_y y^d + p_r r^d & \text{预算约束条件} \end{cases}$$

其中,δ 为辅助服务的交易效率系数,λ 为肺癌筛查医疗服务的固定学习费用或其他投入成本,ρ 为肺癌筛查辅助服务的固定学习费用或其他投入成本,l_x、l_y、l_r 分别为用来生产医疗服务 X、Y 和提供辅助服务 R 的劳动份额(即相应的专业化水平),p_x、p_y、p_r 分别为外购 X、Y 和 R 的价格。

4.3.1.2 决策者决策模式

肺癌医联体决策者决策模型中共有 9 个决策变量:x, x^s, x^d, y, y^s, y^d, r, r^s, r^d,这 9 个变量可以互相独立地取大于等于 0 的数,从而可形成 $2^9 = 512$ 个决策模式。

假设最优决策下,不可能同时出现买卖同种服务的情况,最多只提供一种服务,并且不能同时向外申请和自我提供同种服务。由此,可得出必须考虑的 9 个决策模式,具体如下:

(1) 自给自足决策模式,记为 A。

在此决策模式中,$x^s = y^s = r^s = x^d = y^d = r^d = l_r = 0$

(2) 部分专业化决策模式(共有 4 种模式):(XR/Y, YR/X, RX/Y, RY/X)

其中(XR/Y)表示:医疗服务 X 自给并供应给其他决策者,自给辅助服务 R,从外部申请医疗服务 Y。

在此决策模式中,$x^d = r^d = r^s = y = y^s = l_y = 0$

(3) 完全专业化决策模式(共有 3 种模式):(X/YR, Y/XR, R/XY)

其中(X/YR)表示:医疗服务 X 自给并供应给其他决策者,辅助服务 R 和医疗服务 Y 均从外部申请获得。

在此决策模式中,$x^d = y = y^s = r = r^s = l_y = l_r = 0$

4.3.2 肺癌早筛医联体协同网络均衡结构

4.3.2.1 角点均衡结构

肺癌早筛医联体协同网络能否存在,首先取决于网络中各主体间的双向关系价值能否平衡。除自给自足决策模式外,对其他 7 类决策模式进行两两匹配组合。最后,共形成了具有角点均衡的 6 类网络结构(图 4-1)。

各类决策者从各自利行为出发,通过相互之间的服务交互及协作,形成特定的协作网络结构。当处于具有上述角点均衡的网络结构时,决策者的自利行为导致其在特定领域内具有一定专业化水平的同时,各自获得的效用相同,网络中的各方处于双赢及多方共赢的状态。具有角点均衡的协同网络结构表现了决策者各自领域的专业化水平演变及其相互影响而导致的分工协作关系,在分工的形成过程中决策者渐渐分化为具有不同决策模式(也即不同角色)的决策者。

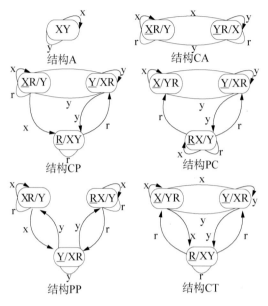

图 4-1　6 类双向价值创造网络结构

4.3.2.2　一般均衡结构

具有双向价值均衡（即角点均衡）的结构只能说明在这样的结构中各类决策者互惠互利，但还无法确认这样的互惠互利是否使得网络组织在特定的经济和政治环境下达到集体利益的最佳，也就是特定的医联体全局效益的最佳。因此，本章进一步对 6 类结构进行一般均衡分析，比较分析 6 类角点均衡结构在特定环境下的全局效用。

综合考虑肺癌早筛医联体价值协同网络的 3 个参数（肺癌筛查医疗服务的固定学习成本 λ、肺癌筛查辅助服务的固定学习成本 ρ 及辅助服务的交易效率系数 δ）的情况，运用仿真计算，比较分析 6 类结构在由 3 个参数构成的不同经济和政治环境下真实收益的大小，确定具有一般均衡的肺癌早筛医联体价值协同网络结构，并确认其对应的参数区间。

考虑决策者的供应可行条件，当 $\lambda > 1/2$ 时，结构 A 不可能出现；而 $\lambda + \rho > 1$ 时，结构 CA、CP、PC、PP 也不可能出现。因此，在 $\lambda + \rho > 1$ 且 $\lambda > 1/2$ 时，只能选择 CT 结构；在 $\lambda + \rho > 1$ 且 $\lambda < 1/2$ 时，只能在 A 和 CT 结构之间进行选择。

当 $\lambda + \rho < 1$ 且 $\lambda < 1/2$ 时，A、CA、CP、PC、PP、CT 这 6 类结构均可能出现。对肺癌筛查医疗服务的固定学习成本 λ、肺癌筛查辅助服务的固定学习成本 ρ 及辅助服务的交易效率系数 δ 这 3 个参数进行数值仿真，结果显示：不管这 3 个参数的值如何变化，CP、PC、PP 结构的真实收入总小于 A、CA、CT 结构的真实收益。所以，当 $\lambda + \rho < 1$ 且 $\lambda < 1/2$，从全局最优角度，决策者最好在 A、CA、CT 这 3 类结构中进行选择。

同样地，$\lambda + \rho < 1$ 且 $\lambda > 1/2$ 时，CA、CP、PC、PP、CT 这 5 类结构中将会出现。但仿真结果也表明，不管 3 个参数的值如何变化，CP、PC、PP 结构的真实收益总小于 CA、CT 结构的真实收益。所以，当 $\lambda + \rho < 1$ 且 $\lambda > 1/2$，从全局最优角度，决策者最好在结构类型 CA 和 CT 之间进行选择。

由上述分析得出,6类肺癌早筛医联体价值协同网络只有 A、CA、CT 这 3 种结构具有一般均衡。这 3 类结构出现的参数区间,如表 4-3 所示。

表 4-3 一般均衡及超边际比较静态分析

λ	$<1/2$						$>1/2$		
$\lambda+\rho$	<1				>1		<1		>1
ρ	$<\rho_0$		$>\rho_0$						
δ	$<\delta_1$	$>\delta_1$	$<\delta_0$	$>\delta_0$	$<\delta_0$	$>\delta_0$	$<\delta_1$	$>\delta_1$	
均衡结构	CA	CT	A	CT	CA	CT	A	CT	CT

表 4-3 中,ρ_0 是 A 结构与 CA 结构跃变的临界医疗服务固定学习成本,由这两种结构的真实收益比较而得。δ_0 是 A 结构与 CT 结构跃变的临界辅助服务交易效率,由这两种结构的真实收益比较而得。δ_1 是 CA 结构与 CT 结构跃变的临界辅助服务交易效率,由这两种结构的真实收益比较而得。

从表 4-3 可知:

当 $\lambda>1/2$ 且 $\lambda+\rho>1$ 时,CT 结构具有全局最优。

当 $\lambda>1/2$ 且 $\lambda+\rho<1$ 时,A 和 CT 结构有可能取得全局最优。

当 $\lambda<1/2$ 且 $\lambda+\rho>1$ 时,CA 和 CT 结构有可能取得全局最优。

当 $\lambda<1/2$ 且 $\lambda+\rho<1$ 时,A、CA、CT 结构有可能取得全局最优。

4.4 肺癌早筛医联体协同网络结构分析

4.4.1 角点均衡结构与一般均衡结构对比

具有角点均衡结构的肺癌早筛医联体中各类决策者之间的关系双向价值是均衡的,也就是医联体中各类主体能实现互惠互利,实现关系的平衡,但集体收益未必一定最佳。具有一般均衡结构的肺癌早筛医联体不仅实现了决策者各方的互惠互利和关系的价值平衡,同时也实现了在特定环境下的集体收益最优,具有一般均衡的肺癌早筛医联体体现了网络结构与环境的良好适配性。

4.4.2 医联体价值协同网络均衡结构与医联体模式之间对比

将这 6 类结构与现有的医联体模式分类相对比,又可以分为紧密型结构、半紧密型结构和松散型结构(具体见表 4-4)。然而,这 3 类结构与现有医联体的 3 种模式(紧密型、半紧密型、松散型)有相似之处又有不同之处。相同之处是均考虑网络中主体的产权归属;不同之处基于价值协同网络均衡结构的分类更加关注网络均衡结构中决策者的专业化程度。

表4-4 肺癌早筛医联体价值协同结构与医联体模式之间的对比关系

类型	结构	产权归属	专业化程度	双向价值均衡	一般均衡
紧密型医联体	结构 A	统一	半专业化	是	是
半紧密型医联体	结构 CA	独立	半专业化	是	是
松散型医联体	结构 CP	独立	半专业化	是	否
	结构 PC	独立	半专业化	是	否
	结构 PP	独立	半专业化	是	否
	结构 CT	独立	完全专业化	是	是

4.4.2.1 紧密型结构

紧密型结构也即自给自足的结构 A。在这种结构中,决策者自己提供肺癌筛查相关的所有服务,没有外部之间的交互。具有结构 A 的肺癌早筛医联体属于围绕医疗服务的紧密型医联体,往往是通过产权或法人的统一实现的,这使得医联体内部实质上打破了组织边界,形成了一体化组织,对医联体内围绕肺癌筛查的医疗卫生资源进行充分整合,实现了围绕肺癌早筛的医疗服务自给自足。

具有此类结构的医联体不仅具有角点均衡,又具有一般均衡,也就是说,在特定的参数空间中,它不仅能实现医联体内各决策者之间的利益平衡,同时也能实现集体利益最优。实现其集体利益最优的参数空间在本章的案例中有 2 个:

(1) 当 $\lambda > 1/2$ 且 $\lambda + \rho < 1$ 且 $\delta < \delta_1$ 时。

(2) 当 $\lambda < 1/2$ 且 $\lambda + \rho < 1$ 且 $\delta < \delta_0$ 时。

4.4.2.2 半紧密型结构

半紧密型结构也即半专业化的结构 CA。在结构 CA 中,决策者主要是肺癌筛查医疗服务的供应者,这些医疗机构自我提供肺癌筛查相关的辅助服务。医联体内由肺癌筛查医疗服务的直接协作互动,但没有辅助服务的直接协同。这种结构下的肺癌早筛医联体中各医疗机构法人、行政、财务独立,以协议为基础,通过较为清晰的分级诊疗流程展开双向转诊合作。具有此类结构的医联体不仅具有角点均衡,而且具有一般均衡,也就是说,在特定的参数空间中,它不仅能实现医联体内各决策者之间的利益平衡,同时也能实现集体利益最优。实现其集体利益最优的参数空间在本章的案例中有 2 个:

(1) 当 $\lambda < 1/2$ 且 $\lambda + \rho > 1$ 且 $\rho < \rho_0$ 且 $\delta < \delta_0$ 时。

(2) 当 $\lambda < 1/2$ 且 $\lambda + \rho < 1$ 且 $\rho < \rho_0$ 且 $\delta < \delta_1$ 时。

4.4.2.3 松散型结构

松散型结构包括了 3 个半专业结构以及 1 个完全专业化结构。在这些结构下的肺癌早筛医联体中各医疗机构以及辅助服务机构的法人、行政、财务独立,以协议为基础,通过资源分享、双向转诊等方式开展合作。以信息化服务这一辅助服务为例,分析松散型结构的肺癌早筛医联体。在这类结构中存在 3 类决策者,不仅有与肺癌筛查医疗服务相关的医疗机构,同时也存在与肺癌筛查有关的信息服务供应商。因此,在这类结构中,不仅有肺癌筛查医疗服务的直接协同,又存在信息服务的直接协作。

(1) 结构 CP:在这种结构的医联体中,有具有信息服务半专业化的医疗服务 X 供应者(XR/Y)、无信息服务提供能力的医疗服务 Y 供应者(Y/XR)、具有专业化能力的信息服务供应者(R/XY)。在医联体内,医疗服务 X 供应者(XR/Y)与医疗服务 Y 供应者(Y/XR)有直接的医疗服务的协同和交互,而医疗服务 Y 供应者(Y/XR)与信息服务供应者(R/XY)之间存在信息技术支持服务的协作。

(2) 结构 PC:在这种结构的医联体中。有无信息服务提供能力的医疗服务 X 供应者(X/YR)和医疗服务 Y 供应者(Y/XR)、具有半专业化医疗服务的信息服务供应者(RX/Y)。在医联体内,医疗服务 X 供应者(X/YR)与医疗服务 Y 供应者(Y/XR)有直接的医疗服务的协同和交互,而医疗服务 X 供应者(X/YR)和医疗服务 Y 供应者(Y/XR)均与信息服务供应者(RX/Y)之间存在信息技术支持服务的协作。

(3) 结构 PP:在这种结构的医联体中,有具有信息服务半专业化的医疗服务 X 供应者(XR/Y)、无信息服务提供能力的医疗服务 Y 供应者(Y/XR)、具有半专业化医疗服务的信息服务供应者(RX/Y)。在医联体内,医疗服务 X 供应者(XR/Y)与医疗服务 Y 供应者(Y/XR)有直接的医疗服务的协同和交互,而医疗服务 Y 供应者(Y/XR)与信息服务供应者(R/XY)之间存在信息技术支持服务的协作。

(4) 结构 CT:在这种结构的医联体中,有无信息服务提供能力的医疗服务 X 供应者(X/YR)和医疗服务 Y 供应者(Y/XR)、具有专业化的信息服务供应者(R/XY)。在医联体内,医疗服务 X 供应者(XR/Y)与医疗服务 Y 供应者(Y/XR)有直接的医疗服务的协同和交互,而医疗服务 X 供应者(X/YR)和医疗服务 Y 供应者(Y/XR)均与信息服务供应者(R/XY)之间存在信息技术支持服务的协作。

在这 4 个松散型结构中,结构 CP、结构 PC 和结构 PP 仅具有角点均衡,不具有一般均衡,也就是说,具有这 3 类结构的医联体在特定的参数空间中仅能实现医联体内各决策者之间的利益平衡,但无论在哪个参数空间中均无法实现集体利益最优。

但是结构 CT 不仅具有角点均衡,还具有一般均衡,也就是说,在特定的参数空间中,它不仅能实现医联体内各决策者之间的利益平衡,同时还能实现集体利益最优。实现其集体利益最有的参数空间在本章的案例中有 4 个:

(1) 当 $\lambda > 1/2$ 且 $\lambda + \rho > 1$ 时。

(2) 当 $\lambda > 1/2$ 且 $\lambda + \rho < 1$ 且 $\delta > \delta_1$ 时。

(3) 当 $\lambda < 1/2$ 且 $\lambda + \rho > 1$ 且 $\rho < \rho_0$ 且 $\delta > \delta_0$ 时。

(4) 当 $\lambda < 1/2$ 且 $\lambda + \rho < 1$ 且 $\rho < \rho_0$ 且 $\delta > \delta_1$ 时。

4.5 肺癌早筛医联体价值协同网络分析

基于行动者网络理论,"胸科-徐汇"肺癌早筛医联体(下简称肺癌早筛医联体)是一种异质行动者网络,它包含了异质行动者,即参与网络的形成有人类实体和非人类实体,人类实体与非人类实体具有同等重要的地位。人类行动者包括:徐汇区卫生健康委员会、徐汇区疾病预防控制中心、徐汇区社会事务管理发展中心、徐汇区财政局、胸科医院、徐汇区 13 家社区卫生服务中心、徐汇区社区居民。非人类行动者包括：肺癌筛查的相关医疗服务、政策、制度、资金、信息技术服务。

从肺癌筛查价值协同网络角度，肺癌早筛医联体是由各类服务以及服务提供者、服务接受者及服务协调者组成。服务分为两大类：一类是核心服务，即面向社区居民的肺癌筛查各类医疗服务；另一类是辅助服务，即为了肺癌筛查医疗服务顺利完成的各类辅助支持服务，包括政策及制度的支持服务、资金支持服务、信息技术支持服务。这些服务对应于行动者网络中的非人类主体。肺癌早筛医联体中的核心医疗服务由胸科医院和徐汇区13家卫生服务中心提供；而辅助支持服务中医联体相关的政策与制度等由徐汇区卫生健康委员会和徐汇区疾病预防控制中心提供，医联体实施相关的资金支持服务由徐汇区财政局及胸科医院提供，医联体实施相关的信息技术服务由徐汇区社会事务管理发展中心及胸科医院信息中心提供。这些服务提供者对应于行动者网络中的人类行动者。

基于超边际分析的肺癌早筛医联体价值协同网络首先包括了网络中的决策者，其次包括了各决策者之间的价值交互。基于角点均衡和一般均衡分析，可能形成具有互惠互利且集体利益最优的三类网络。这里不考虑完全紧密型的价值交互网络，因为在肺癌早筛医联体中，提供核心医疗服务的胸科医院与徐汇区卫生服务中心的法人、行政、财务独立，相互之间以协议为基础进行合作。因此，本节仅分析半紧密型和松散型两种价值协同网络。

4.5.1　半紧密型价值协同网络

在这种协同网络中，决策者只有胸科医院和社区卫生服务中心，胸科医院与社区卫生服务中心之间展开的医疗服务协同（图4－2）。他们在医疗筛查医疗服务中的分工，通过上转和

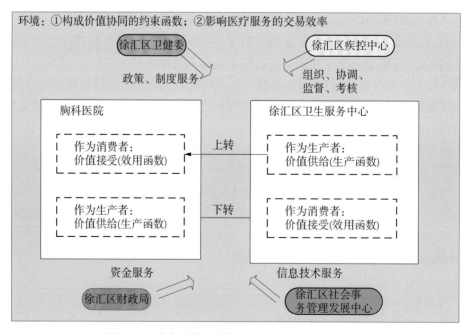

图4－2　肺癌早筛医联体的半紧密型价值协同网络

下转进行协作,使得各自互为价值接受者和价值供应者,一起为肺癌早筛医联体的最终用户——社区居民提供肺癌筛查医疗服务。而其他的人类主体提供的辅助支持服务均作为环境因素:一部分成为决策者模型中的约束函数;另一部分作为影响医疗服务交易效率的一部分,影响决策者的效用函数和生产函数。

4.5.2 松散型价值协同网络

这类网络有 3 类决策者,除了胸科医院和社区卫生服务中心提供肺癌筛查所需的不同医疗服务以外,还有一类决策者提供专业的辅助支持服务,例如政策支持服务(松散型价值网络价值协同简化图见图 4-3)。胸科医院与社区卫生服务中心在为社区居民提供肺癌筛查医疗服务中同样存在分工,各自专注于不同的服务领域,通过上转及下转实现筛查医疗服务的协作。但是这种协作均基于相关的政策支持服务,而政策支持服务属于第三方决策者。而其他的辅助支持服务均作为环境因素,一部分成为决策者模型中的约束函数,还有部分作为影响医疗服务交易效率的一部分影响决策者的效用函数和生产函数。

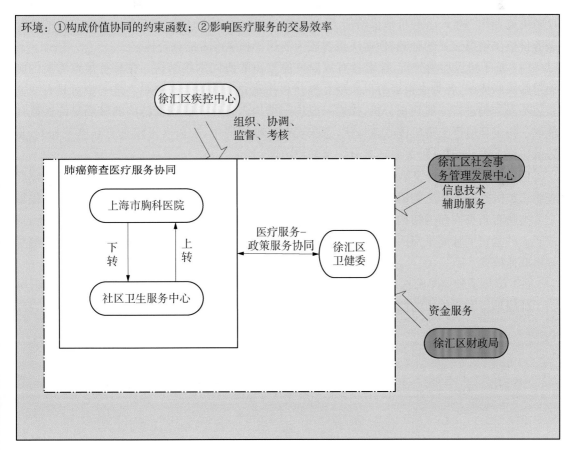

图 4-3　肺癌早筛医联体的松散型价值协同网络

4.6 本章小结

本章的目的是解释肺癌早筛医联体的基本概念,探索肺癌早筛医联体可能的各类模式以及这些模式的形成机理。本章的主要结论如下。

(1)肺癌早筛医联体以人为本,围绕肺癌早筛、早诊和早治,整合相关医疗服务,实现肺癌筛查服务的一体化及连续性。肺癌早筛医联体本质是一种区域专科项目型医联体。

(2)肺癌早筛医联体是一种价值协同网络,它的存在与稳定涉及两个基本问题:主体以什么方式参与医联体各项协作以及医联体中各主体间的关系如何稳定维持。现有医联体模式研究往往在假设特定的网络结构已经存在的基础上定性分析这些模式的局限等,缺乏对特定的医联体模式存在的基本原理的解释。

(3)应用杨小凯的新兴古典经济学理论构建肺癌早筛医联体价值协同网络中的决策者模型,将每个决策者作为既是服务价值消费者又是生产者,用效用函数表示决策者作为消费者角色的偏好情况,反映决策者的价值接受状况;用生产函数描述决策者作为生产者的生产条件,反映决策者作为生产者的价值供给能力;用预算约束描述制度环境,体现制度对决策者的医疗服务价值供给及接受的影响,使得决策者成为消费者和生产者的综合体。

(4)基于角点均衡分析,探索具有双向价值均衡的协同网络结构。在具有角点均衡的肺癌早筛医联体中,各类决策者可以实现互惠互利并建立良好的合作关系。进一步对具有双向价值均衡结构进行一般均衡分析,探索一般均衡结构。具有一般均衡结构的肺癌早筛医联体能够在特定环境下实现集体收益最优,意味着在这种结构中,决策者不仅具有互惠互利的、良好的协作关系,同时这种关系还具有一定的稳定性。

(5)对比分析了肺癌早筛医联体协同网络均衡结构与现有的医联体模式。本章以肺癌筛查中二类医疗服务和一类辅助服务为背景,分析了肺癌早筛医联体协同网络的形成过程,提取了 6 类具有角点均衡的结构和 3 类具有一般均衡的网络结构。与现有医联体模式相对比,形成了 1 种紧密型肺癌早筛医联体模式、1 种半紧密肺癌早筛医联体模式和 4 种松散型肺癌早筛医联体模式。

(6)解析了肺癌早筛医联体各类行动者,运用肺癌早筛医联体价值协同网络形成机理,分析了肺癌早筛医联体中的两类价值协同模式:半紧密型的价值协同和松散型的价值协同。

5

肺癌早筛医联体体系设计

美国胸科学会/美国胸科医师学会关于 LDCT 肺癌筛查项目在临床实践中实施的官方政策申明中指出，LDCT 筛查很复杂，成功实施需要良好规划[6]。本章介绍了肺癌早筛医联体实施体系的设计，包括战略规划、运行框架、医联体组织架构、服务流程、资源共享和保障体系。

5.1 肺癌早筛医联体的战略规划

根据上海市人民政府办公厅印发《关于本市推进医疗联合体建设和发展的实施意见的通知》[44]（沪府办发〔2017〕83号）和《2018年徐汇区卫生计生工作要点的通知》[45]（徐卫计〔2018〕12号）的要求，徐汇区卫生健康系统将在"健康中国"战略和新时代党的卫生与健康工作方针指引下，按照区委、区政府统一部署，全面贯彻落实"健康上海2030"规划纲要各项任务，推进区域医联体建设，将"肺癌早期筛查及防治一体化项目"作为重点公共卫生项目之一。通过开展社区居民肺癌筛查，提高市民肺癌防治知识知晓率，提高肺癌及其癌前病变的早诊率和治疗率。

5.1.1 指导思想

（1）健康中国。

《"健康中国2030"规划纲要》[46]指出，推进健康中国建设，必须高举中国特色社会主义伟大旗帜，全面贯彻党的十八大和十八届三中、四中、五中全会精神，以马克思列宁主义、毛泽东思想、邓小平理论、"三个代表"重要思想、科学发展观为指导，深入学习贯彻习近平总书记系列重要讲话精神，紧紧围绕统筹推进"五位一体"总体布局和协调推进"四个全面"战略布局，认真落实党中央、国务院的决策部署，坚持以人民为中心的发展思想，牢固树立和贯彻落实新发展理念，坚持正确的卫生与健康工作方针，以提高人民健康水平为核心，以体制机制改革创新为动力，以普及健康生活、优化健康服务、完善健康保障、建设健康环境、发展健康产业为重点，把健康融入所有政策，加快转变健康领域发展方式，全方位、全周期维护和保障人民健康，大幅提高健康水平，显著改善健康公平，为实现"两个一百年"奋斗目标和中华民族伟大复兴的中国梦提供坚实健康基础。

（2）健康上海。

《"健康上海2030"规划纲要》[47]指出，落实"健康中国"国家战略，推进健康上海建设，坚持基本医疗卫生事业的公益性,坚持提高医疗卫生服务质量和水平,坚持处理好政府与市场关系,落实健康中国建设总体部署,持续推进"共建共享、全民健康"的战略主题,全面深化体制机制改革,把健康融入所有政策,加快转变健康领域发展方式,全方位、全周期维护和保障市民健康,不断提高市民的健康水平和生命质量,显著改善健康公平,提升全体市民的幸福感,为上海基本建成"四个中心"和社会主义现代化国际大都市、加快向具有全球影响力的科技创新中心进军做出贡献。

(3)健康徐汇。

《健康徐汇行动(2019—2030 年)》[48]指出,以习近平新时代中国特色社会主义思想为指导,坚持以人民为中心的发展思想,贯彻落实新时期卫生与健康工作方针和新时期爱国卫生运动方针,加快推动卫生健康理念、服务方式从以治病为中心向以人民健康为中心转变。落实"健康中国"国家战略和"健康上海"总体部署,持续推进"共建共享、全民健康"的战略主题,对标国际先进水平,以普及健康生活、优化健康服务、完善健康保障、建设健康环境、发展健康产业和推进健康信息化等领域为重点,推动健康融入万策,实施健康专项行动,全面提升健康徐汇建设能级,保障城市公共卫生安全,全方位、全周期地维护和保障居民健康,努力创造高品质健康生活,实现健康与经济、社会协调发展,为加快建设具有世界影响力的社会主义现代化国际大都市卓越城区奠定健康之基。

(4)上海市医联体建设。

《关于本市推进医疗联合体建设和发展的实施意见》[44]指出,紧紧围绕健康上海建设总体部署,坚持以人民健康为中心,立足本市经济社会和医药卫生事业发展实际,以落实医疗机构功能定位、提升基层医疗服务能力、理顺双向转诊流程为重点,进一步深化医药卫生体制改革,不断完善医联体组织管理模式、运行机制和激励机制,逐步建立、完善不同级别、不同类别医疗机构间目标明确、权责清晰、公平有效的分工协作机制,推动落实以家庭医生制度为基本路径的分级诊疗制度,努力为人民群众提供更高水平、更加满意的卫生与健康服务。

综上所述,肺癌早筛医联体建设的指导思想是全面贯彻健康中国战略,坚持以人民为中心的发展思想,坚持基本医疗卫生事业的公益性,紧紧围绕健康上海建设,推进徐汇区优质专病医疗资源下沉,提高基层医疗卫生服务质量和水平,构建"健康优先、预防为主"的肺癌早筛及防治一体化系统,努力为人民群众提供更高水平、更加满意的卫生与健康服务。

5.1.2　基本原则

(1)健康优先,预防为主。

贯彻"健康徐汇"的指导思想,把健康放在优先发展的战略地位,将促进健康的理念融入肺癌早筛医联体实施的全过程,加快形成有利于健康的氛围、生活方式、生态环境和经济发展模式,形成大健康治理格局。坚定不移地贯彻"预防为主"的方针,坚持防治结合、联防联控、群防群控,为徐汇区人民群众提供全方位、全周期的卫生健康服务。

(2)共建共享,协同共治。

完善政府主导、多部门合作、全区参与的工作机制,发挥徐汇区政府的组织和引领作用,凝聚专科医院、社区的力量,打造各级医疗卫生单位职责清晰、医防融合、全程有序的防治模式,同时强化个人健康责任,构建全区联防联控、群防群控的长效机制,兼顾当前任务和长远发展,推进公共卫生治理能力现代化建设。

（3）资源下沉，便民惠民。

运用胸科医院优质专科资源集中的优势，通过技术帮扶、人才培养等手段，发挥对基层的技术辐射和带动作用，强化基层医疗卫生机构的居民健康"守门人"能力。逐步实现医联体内医疗质量同质化管理，推进肺癌预防、治疗、管理相结合，促进医联体建设与预防、保健相衔接，方便群众就近就医，减轻疾病负担，防止因病致贫、返贫，促进健康产业发展和经济转型升级，增强群众获得感。

（4）坚持公益，创新机制。

切实维护和保障基本医疗卫生事业的公益性。胸科医院以构建分级诊疗制度为出发点和落脚点，在医联体内发挥引领示范作用。坚持医疗、医保、医药联动改革，创新机制，探索行政区划、财政收入、医保支付、人事管理等方面的合理统筹，优化资源结构布局，结合医保支付方式等改革的推进，逐步建立完善医疗机构间分工协作机制。

5.1.3　建设目标

肺癌早筛医联体建设的总体目标为：完善徐汇区肺癌防治管理体系，实现专病分级诊疗就医格局。具体目标总结为以下4点。

（1）通过开展社区居民肺癌筛查，促进社区居民肺癌的早发现、早诊断、早治疗，提高肺癌的早发现比例，降低肺癌患者过早病死率。

（2）提高社区疾病筛查服务能力和医疗机构规范化诊治能力，加强社区卫生服务中心与三级医院的技术支持和协作，逐步建立起规范化、长效化的社区肺癌高危人群管理体系。

（3）增强家庭医生签约内涵，完善社区对肺癌患者随访、健康教育、生活指导等有针对性的健康管理服务体系，通过对肺癌患者术后的健康管理，提升患者生活质量。

（4）建立肺癌高危人群"初筛—转诊—CT筛查—诊疗—随访"的全程服务管理链。

5.2　肺癌早筛医联体运行框架

近年来，为加快构建分级诊疗制度，国家鼓励建设和发展医联体。上海市积极响应国家号召，推动以家庭医生制度为基本路径的分级诊疗制度建设，在全市范围内推进以区域医联体和专科医联体为主要形式的医联体建设。

围绕肺癌早筛及防治，胸科医院的呼吸内科依托课题研究，在徐汇区的6个社区开展肺癌早筛工作。由于前期工作成效斐然，胸科医院于2019年3月与徐汇区卫生健康委员会（简称区卫健委）携手，因势利导、因地制宜，以胸科医院为技术核心，联合徐汇区13家社区卫生服务中心，开展家庭医生签约对象的肺癌早筛及防治一体化项目，建立以项目为载体、以疾病为纽带的肺癌早筛医联体。基于该项目的现有研究和实践经验，结合卫生系统综合框架，建立一套包括组织网络体系、服务流程体系、资源共享体系、保障体系，具有适应性和学习能力的肺癌早筛医联体运行框架。

5.2.1 卫生系统综合框架

2000 年世界卫生组织发布了《卫生系统:改进业绩》报告,提出了一个理解卫生系统的综合框架,其中包括卫生系统运行要实现的目标以及发挥自身功能需要的系统结构[49]。卫生系统应该有 3 个主要目标。

(1)改善健康水平。这里不仅是指提高平均健康状况、减轻疾病负担,还包括提高健康公平程度,使健康状况在区域内均衡分布。

(2)加强人民所期望的反应能力。这里包括两个方面:一是尊重患者,包括维护患者尊严、保护患者隐私,以及保障患者个人和家庭有选择治疗方案的自主权;二是对卫生服务利用者(对象)的反应能力,包括对患者进行及时的关注,使患者在接受治疗和护理期间仍能接触社会支持网络,保证基本设施的质量,并使患者享有选择供方的权利。

(3)确保资源分配的公平性。即一个国家内所有的家庭都可以公平地支付卫生费用,每个人在面临疾病带来的经济风险时都能受到保护。

第一个目标是总领,后两个目标则可以通过一定的手段促进第一个目标的实现,三者相辅相成,其中任何一点的不足都无法使整个卫生系统达到最佳的运行效果。

卫生系统应该具有 4 个主要职能。

(1)经营管理,包括制定公正的运行规则及提供整个卫生系统的战略方向,倡导各部门对卫生工作带来有影响性的政策。

(2)筹措资金,有建立起团结为基础的,防止财务风险的医疗保障制度,使患者能得到健康人的帮助,穷人得到富人的帮助。

(3)提供服务,改善个人卫生服务及公共卫生服务的质量(品质)。

(4)资源开发,使投入与卫生系统的要求相匹配,如人力资源、机构、技术等的合理配置,使得卫生系统能够提供卫生服务。

各职能彼此之间及与系统目标之间存在一定的联系,如图 5-1 所示。

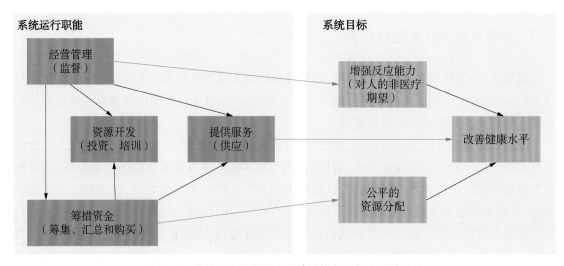

图 5-1 世界卫生组织卫生系统职能与目标之间的关系

世界卫生组织卫生系统框架为界定医疗卫生服务系统提供了权威的理论依据,而医联体作为一个特殊类型的医疗卫生服务系统,同样适用于该系统。根据卫生系统模块的划分,可结合医联体的特点对各模块的具体内涵进行细化,包括医联体系统的结构、功能以及各功能之间的层次划分和互动关系。

5.2.2　肺癌早筛医联体运行框架的构成

基于世界卫生组织卫生系统框架,肺癌早筛医联体项目的运行框架包括了组织网络体系、服务流程体系、资源共享体系和保障体系的有层次的系统运行结构(图5-2)。四大体系之间互相关联,框架的构建路径以组织网络体系为核心,指挥、协调、控制其他三大体系,发挥职能作用,实现系统目标;框架的实现路径以服务流程体系为核心,在资源共享体系和保障体系的支持下,通过落实肺癌早筛服务流程实现组织网络体系的切实运作。

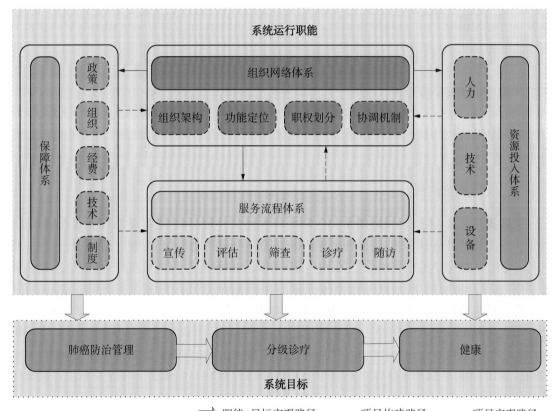

图5-2　肺癌早筛医联体运行框架

组织网络体系是肺癌早筛医联体建设的核心体系之一,其实质是医联体参与主体的职责分配和主体之间依据分工所建立的各种联系纽带和组织集合,具体包括了肺癌早筛医联体的组织架构、功能定位、职权划分和协调机制等。

资源投入体系不仅包括人力、技术、设备等医疗资源的合理配置,更重要的是要将这些资源下沉至基层医疗机构,形成有序的就医秩序。在人力方面,包括医学人才的培养和培训,尤其是对基层医务工作人员的培养、培训、引进和保障措施。本项目中的人员投入除了为服务实施过程配备各级工作人员,还包括人才交流与培养工作,依托胸科医院的专科优势,对社区卫生服务中心相关人员进行肺癌早筛及防治,以及术后随访等业务培训,提升基层业务能力。在技术方面,完善信息化技术手段,实现医联体内设备仪器等医疗资源共享、检查结果互认;推行医疗服务质量同质化机制等。具体到本项目主要是区域内信息平台的建设,逐步形成胸科医院-社区卫生服务中心患者就诊一体化服务平台,实现筛查信息和治疗信息共享。

保障体系包括政策、卫生筹资与支付等模块,是指实现卫生系统各职能充足、公平、有效运行的综合。本项目的保障体系则包括政策保障、组织保障、经费保障、技术保障和保证项目有效运行的家庭医生制度、医务人员考核激励制度等。

服务管理体系是医联体的核心,主要通过各层级医疗机构的功能定位分工协作,优化医疗资源配置,提高优质医疗资源基层可及性,提升基层医疗服务能力,实现医疗服务连续提供,形成基层首诊、双向转诊、急慢分治、上下联动的分级诊疗格局。本项目医联体内各单位主要是以肺癌防治为纽带,合作开展肺癌早筛、预约诊疗、双向转诊、信息共享、人才培养、健康教育等工作。

5.3　组织网络体系设计

肺癌早筛医联体的组织网络体系包括了成员单位构成、项目组织结构、成员单位职责分工。

5.3.1　成员单位构成

美国胸科学会/美国胸科医师学会(ATS/ACCP)的 LDCT 肺癌筛查项目实践指南指出,为了实现项目的可达和采纳,需要初级保健医生的参与和当地医院或医疗保健系统领导层的支持。徐汇区肺癌早筛项目由徐汇区卫生健康委员会和胸科医院携手组织,徐汇区疾病预防控制中心(简称区疾控中心)统筹协调,徐汇区卫生事业管理发展中心(简称区管发中心)和胸科医院信息中心协助医联体的信息系统建设,以胸科医院为核心医院,徐汇区 13 家社区卫生服务中心为成员医院,针对徐汇区家庭医生签约的社区居民形成肺癌早筛及防治一体化管理。医联体内各单位通过签订合作协议,建立联动协作服务关系,主要是以肺癌防治为纽带,从专科角度切入,创建三级专科医院与社区卫生服务中心直接对接的模式。各成员单位在医联体中扮演不同的角色(图 5-3)。

(1)领导单位:徐汇区卫健委和胸科医院,成员包括区卫健委主任、胸科医院院长。

(2)核心运作单位:徐汇区疾控中心与胸科医院,成员包括徐汇区疾控中心主任、慢病防治科主任,胸科医院包含了院办主任、信息中心主任、胸外科主任、呼吸内科主任、放射科主任等。

(3)实施单位:社区卫生服务中心,成员主要以家庭医生为主。

(4)信息技术支持单位:胸科医院、区管发中心,成员包括胸科医院信息中心主任、区管发中心主任等。

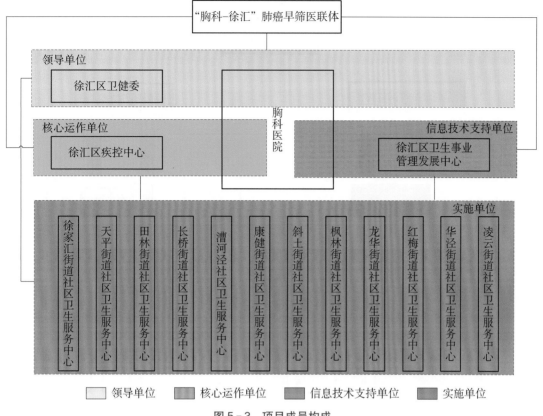

图 5-3 项目成员构成

5.3.2 项目组织结构

为确保项目正常运行,肺癌早筛医联体设计了相应的组织结构(图 5-4)。结构层次包括:

(1)领导小组。双组长制强化地方政府与核心医院的双重组织领导,负责医联体建设中重大事项的决策管理,组织协调重点、难点工作的推进,对医联体建设情况进行督促检查。

(2)工作小组。设置直属领导部门、协同部门以及成员医院,负责协助领导小组进行医联体日常管理,衔接医联体内各单位的业务合作,形成医联体工作联动协作机制,实现各有关部门的高度配合,起到中转枢纽作用。

(3)专家小组。建立胸科医院肺癌诊疗专家团队,为社区肺癌患者提供专业、个性化的医疗服务;成立肺癌早筛医联体专家讲师团,主要参与对基层医院的技术指导、专题培训、科普讲座、义诊咨询等工作,切实提高基层医院服务水平。

其中,领导小组始终参与和把握整个过程,作为项目的核心,对项目结果负责。工作小组是项目的中枢,联系着项目的产出(初筛、转诊等服务)和投入(人力、物力、财力等),贯穿整个项目全过程。专家小组则是项目的重要辅助,为工作小组提供技术指导并为服务对象提供专业医疗服务,是科普、诊疗等环节的核心力量。这里也会涉及不同角色之间的沟通和协作问题,即在项目目标、项目进度、工作协同、问题解决等方面需要 3 个小组及时交流商议。

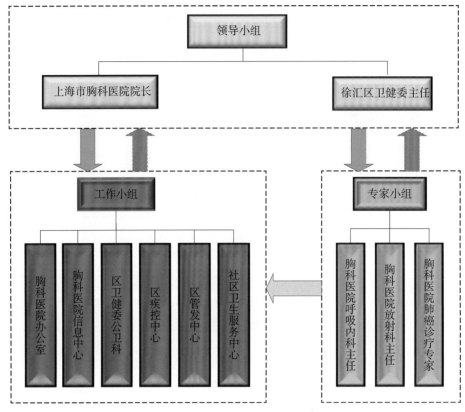

图 5-4 项目组织结构

5.3.3 成员单位职责分工

在参与项目的单位之中,胸科医院是核心医院,负责为高危人群提供 LDCT 检查、专病诊治等专业医疗服务;社区卫生服务中心则是落实社区居民全程健康管理的重要力量,主要负责项目前期的宣传发动、高危评估以及中后期的随访工作。徐汇区疾病预防控制中心负责组织各单位相关人员的培训,协调、沟通胸科医院和社区医院之间的工作,并做好质量控制。区管发中心提供部分技术支持,负责协助胸科医院开发信息系统、搭建预约转诊通道等。徐汇区卫生健康委员会则负责领导和监督整个项目的实施。各成员单位进行职责分工如表 5-1 所示。

表 5-1 项目职责分工

单　位	职　　权
徐汇区卫生健康委员会	(1) 负责组织项目实施、制定本区项目实施计划及工作进度。 (2) 领导协调、计划任务安排,监督工作经费使用。 (3) 开发肺癌早筛、随访模块,实现两个"数据共享",筛查数据库与个人健康档案的数据共享及胸科医院诊疗信息与家庭医生工作平台的数据共享。 (4) 对项目实施情况进行监督和检查。 (5) 项目总结

(续表)

单位	职　权
胸科医院	(1) 医院指定专人负责该项工作。 (2) 负责提供肺癌高危筛查、患者随访管理的技术方案。 (3) 负责对社区卫生服务中心相关人员的业务培训和指导。 (4) 开设绿色通道，安排固定的时间为参加肺癌筛查项目的居民进行胸部低剂量螺旋CT (LDCT)检查，并将检查结果和后续相关治疗情况录入信息系统并反馈至相应的社区。 (5) 制定孤立性肺部小结节临床处理路径。 (6) 配合为社区居民开展义诊咨询和健康宣教等活动
徐汇区疾病预防控制中心	(1) 组织对社区街道卫生服务中心、医院人员和参与项目的其他人员进行项目培训。 (2) 协调社区卫生服务中心做好宣传动员、健康教育工作。 (3) 在社区项目进行中，对筛查流程进行质量控制。 (4) 负责各协作单位之间的协调工作。 (5) 对项目进行数据分析、汇总、总结。 (6) 组织社区对居民进行追踪随访
区管发中心	(1) 负责胸科医院和社区卫生服务中心间光纤的铺设。 (2) 搭建预约转诊通道。 (3) 协助信息系统相应疾病管理模块的具体开发
徐汇区13家社区卫生服务中心	(1) 在项目初期对所在街道进行项目宣传，使本街道居民明确早筛项目的意义。 (2) 对本社区45～70岁的"1＋1＋1"签约人群进行信息登记汇总。 (3) 制定本社区项目计划，明确本社区项目负责人，安排好本社区项目进程时间表。 (4) 组织本社区内筛查工作，完成问卷调查并录入信息系统，定期将工作进度报区疾控中心。 (5) 对问卷调查的高危人群发放预约单，动员其去胸科医院做LDCT检查，并追踪检查结果，录入信息系统。 (6) 对参加筛查的居民定期随访。 (7) 术后患者复访

5.4　服务流程体系设计

5.4.1　服务流程设计

　　美国胸科学会/美国胸科医师学会(ATS/ACCP)的LDCT肺癌筛查项目实践指南将肺癌筛查项目分为规划、实施及维护3个阶段，并确认了筛查计划的9个核心元素：谁来提供肺癌筛查、多久和多长时间进行一次筛查、如何进行CT检查、肺结节识别、结构化报告、肺结节管理算法、戒烟咨询、患者和筛查者教育。项目工作小组借鉴国内外医联体的成功案例和美国胸科学会/美国胸科医师学会(ATS/ACCP)的LDCT肺癌筛查项目实践指南，通过实地调研和专家咨询等方式，找出影响筛查环节及就医体验的主要瓶颈。最终，借助肺癌专病管理信息系统，立足疾病全生命周期，围绕社区肺癌高危人群，设计了"评估—检查—诊疗—随访—康复"一体化的面向肺癌筛查对象全程管理流程(图5-5)以及基于医联体的闭环式肺癌筛查服务流程(图5-6)，促进临床诊疗和健康管理相结合。居民按以下步骤即可获得便捷的连续性医疗服务。

（1）各社区对 45～70 岁的"1＋1＋1"签约人群进行宣传动员。

（2）对符合筛查条件的居民进行登记，实施筛查；填写高危评估问卷，并通过家庭医生平台录入高危评估数据。对初筛发现的高危人群发放健康教育资料，进行健康教育，协助预约挂号，转诊到胸科医院进行 LDCT 检查，追踪高危人群的检查结果。

（3）胸科医院对转诊的社区居民实施 LDCT 检查，检查结果及随访建议录入系统并反馈给区疾控中心与社区卫生服务中心检出肺部结节的社区居民。针对检出结果进行临床诊疗。

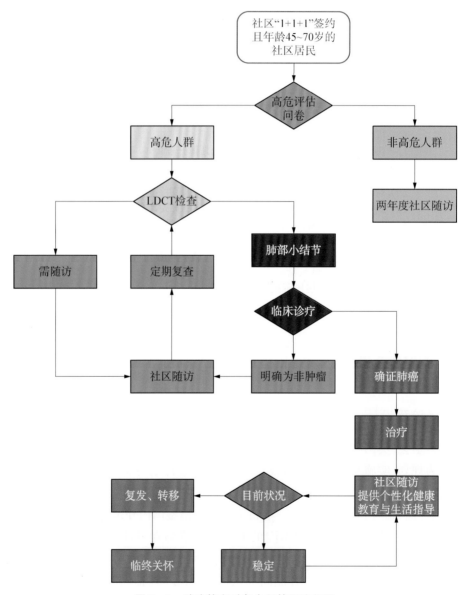

图 5-5　肺癌筛查对象全程管理流程图

（4）对于未做 LDCT 的高危人群,家庭医生定期进行提醒,督促其检查,及时追踪检查结果。

（5）随访管理:对确诊的肺癌患者按肿瘤管理规范实施管理;排除肿瘤的高危人群每年随访 1 次;非高危人群两年随访 1 次。

（6）区疾控中心负责筛查过程中各医疗机构间的沟通协调、质量控制与信息汇总。

在医联体内转诊,就诊居民在胸科医院的所有检查结果、诊疗信息、随访意见都将同步回传至家庭医生,使其全面了解居民的病情及病史情况,并根据胸科医院专家的指导意见,为其提供后续康复指导,胸科医院也可通过随访记录掌握患者的生存状况,如有复发或转移可及时就诊,让居民不出社区即可获得连续、专业、精准的医疗服务。同时,为畅通转诊绿色通道,胸科医院逐步扩大 CT 筛查预约专用号源池,开放肺癌早筛专病门诊,如需手术可一站式外科入院,转诊患者可享受优先接诊、优先检查、优先治疗等服务。

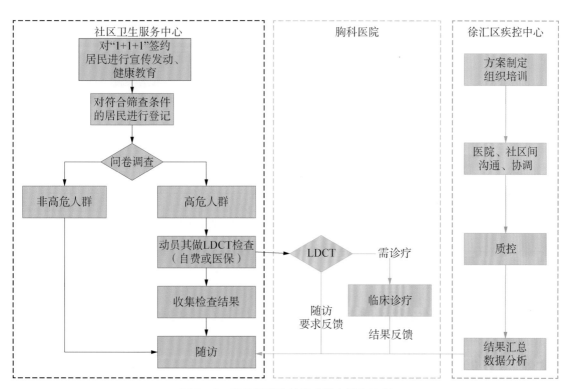

图 5-6 基于医联体的肺癌筛查服务流程

5.4.2 成员单位间协作关系

胸科医院与徐汇区卫生健康委员会签订医联体共建协议,借助肺癌专病管理信息系统,制定具有操作性的闭环管理工作方案,各协作单位在肺癌筛查服务流程中的协作分工如表 5-2所示。

表 5-2　成员单位协作关系

环节	工作	区卫健委	区疾控	区管发	胸科医院	社区医院
全过程		组织领导 安排进度 监督检查	协调工作 质量控制 数据汇总		组织领导 安排进度 监督检查	
人员培训	肺癌筛查工作人员	组织协调	组织 设计 实施		师资支持	参与
宣传动员和健康教育	针对居民的教育	组织协调	项目组织		协助	居民组织 协助
高危评估	问卷调查 预约 LDCT	统筹协调	质控	信息互连	评估方案设计 LDCT 号源 信息互连	具体实施
LDCT 筛查	LDCT 检查 初筛意见反馈	督促实施	接收反馈	信息互连	具体实施 信息互连	接收反馈
预约转诊	通知居民 预约门诊	流程督促	协调工作	信息互连	配合实施 信息互连	具体实施
专病诊治	专病诊疗	流程督促	协调工作 接收反馈	信息互连	具体实施 信息互连	接收反馈
长期随访	追踪检查结果 追踪诊疗结果	督促检查	协调工作 接收反馈		接收反馈	具体实施
信息管理		组织协调	质控分析	设计开发	设计开发 诊疗数据录入	初筛登记 随访数据 录入

5.4.3　6个核心元素

肺癌早筛医联体的流程有6个核心元素：宣传动员、社区高危评估、胸科医院初筛检查、社区预约转诊、胸科医院专病诊治、社区长期随访。

5.4.3.1　宣传动员及教育

许多医联体运行失败的一个重要原因是居民对医联体的认知度较低，要确保医联体真正有效地运行，必须加强医联体项目的宣传。同样，ATS/ACCP 的 LDCT 肺癌筛查项目实践指南指出：LDCT 肺癌筛查很复杂，需要仔细规划面向居民的项目宣传以及肺癌早筛的利弊等知识的教育，是 LDCT 肺癌筛查项目成功实施的一个核心要素。

本项目整合医联体中各方力量，针对社区居民展开多种方式的宣传动员及患者教育。具体如下：开展肺癌防治相关知识的科普讲座；制作专题科普宣传片呈现肺癌筛查、诊治的服务全流程，在各家社区卫生服务中心、街道的智慧健康驿站等公共平台滚动播放；肺癌热点问题的科普解答等（图 5-7）。由此达到推广肺癌早筛项目、提升大众对肺癌早筛的健康认知、深化肺癌早诊早治的健康理念、进一步改善生活质量的目的。

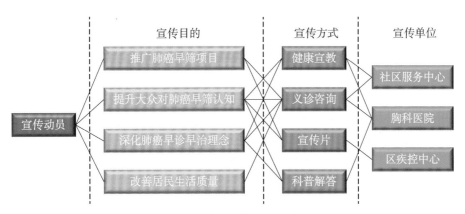

图 5-7 宣传动员工作示意图

5.4.3.2 社区高危评估

针对居民健康档案大数据筛选出的可疑高危人群,家庭医生进行信息核实和评估,评估结果为高危的社区居民即可在家庭医生工作站上预约胸科医院的 LDCT 检查。本项目的肺癌高危人群定义为年龄 45～70 岁且具有以下任意 1 个危险因素:有吸烟史≥20 年;如戒烟,应<15 年;恶性肺癌肿瘤家族史(直系);自身肿瘤史;致癌物质的职业暴露史≥5 年;长期二手烟接触史:>2 小时/天且≥10 年;长期厨房油烟接触史:≥30 分钟/次,≥1 次/天且≥10 年。

5.4.3.3 胸科医院初筛检查

居民在预约时间至胸科医院完成一站式挂号、开单、付费并完成 LDCT 检查,健康信息随即进入肺癌专病管理信息系统。待影像科的检查结论完成后,医院的肺癌管理平台自动提醒专病医生,医生查看后给出是否继续诊疗判断和随访周期建议。LDCT 检查结果及后续随访建议经专病系统回传至社区,家庭医生及时向居民告知检查结果,居民不出社区即可获得相关信息(图 5-8)。

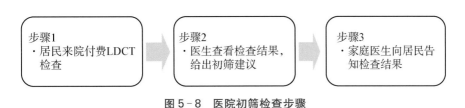

图 5-8 医院初筛检查步骤

5.4.3.4 社区预约转诊

社区医生可以及时查看初筛意见和影像资料,根据检查结果,若需继续诊疗,则通知居民前来卫生服务中心,在工作站上预约胸科医院的专病门诊;若暂无须继续诊疗则安排定期随访,结果录入系统并反馈至区疾控中心与社区卫生服务中心(图 5-9)。

5.4.3.5 胸科医院专病诊治

进一步诊疗的居民在预约当日来胸科医院,专病门诊的专家牵头多学科团队协作,给出临床治疗诊断。若需入院手术则协助转入外科病区(图 5-10)。

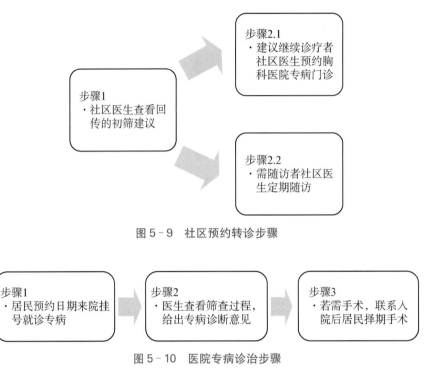

图 5-9　社区预约转诊步骤

图 5-10　医院专病诊治步骤

5.4.3.6　社区长期随访

居民完成治疗后返回社区,所有诊疗信息及随访要求都将同步回传至社区,家庭医生根据胸科医院专家的指导意见,为其提供个性化的健康教育与生活方式指导,督促患者出院后按照医嘱规范服药、按时就诊、定期复查,并将居民病情进展记录在案。胸科医院可通过专病管理信息系统,准确掌握患者生存状况,及时发现患者是否出现复发或转移迹象,以便为居民提供完整、连续、精准的专业诊疗指导(图 5-11)。

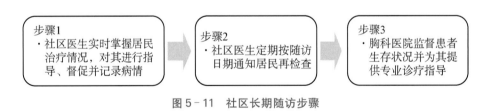

图 5-11　社区长期随访步骤

关于参与肺癌筛查项目的所有社区居民的社区长期随访分为 3 个类型:①对确诊的肺癌患者按肿瘤管理规范实施管理;②排除肿瘤的高危人群每年随访 1 次;③非高危人群每两年随访 1 次。

以下是徐汇区肺癌筛查项目中肺癌患者的随访管理流程(图 5-12):

(1) 对于明确诊断为肺癌(包括原位癌)的患者,胸科医院需填报《上海市恶性肿瘤病例报告卡》,交至区疾控中心。

(2) 区疾控中心审核填写内容后,根据户籍地址将报告卡下发至相应的社区卫生服务中心。

（3）由出院随访系统将患者的治疗信息推送至相应社区的家庭医生平台。

（4）社区收到报告卡和出院随访系统推送的信息后,对户籍进行核实后建立随访卡,对患者进行随访,进一步核实其吸烟状况、家族史、治疗情况（手术、化疗、放疗、靶向治疗等）、目前情况、是否有复发转移等,并根据患者一般情况进行卡氏评分。

（5）家庭医生根据患者目前的状况,为其提供个性化的健康教育与生活方式指导,包括术后呼吸功能锻炼、放化疗期间的饮食营养支持、放化疗和靶向治疗不良反应处理（具体内容须由胸科医院提供技术指导）。

（6）督促患者出院后按照医嘱规范服药、按时就诊、定期复查。

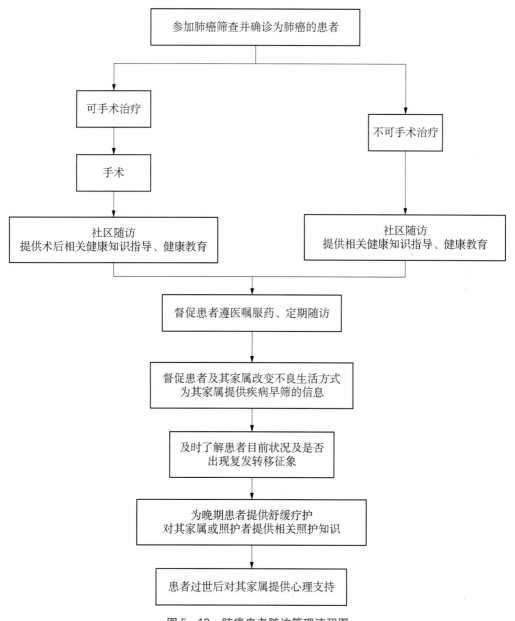

图 5-12　肺癌患者随访管理流程图

（7）根据卡氏评分确定下次随访时间，定期了解患者生存状况，及时掌握患者是否出现复发或转移的迹象（具体有哪些需要注意的方面须由胸科医院提供技术指导）。

（8）为晚期患者提供舒缓疗护，为其家属（或照护者）提供居家照护指导（具体内容须由胸科医院提供技术指导）。

（9）患者过世后，为其家属或照护者进行心理评估，必要时提供心理干预。

（10）为患者家属提供健康生活方式指导，督促其戒烟、改变不良生活方式，并为其提供疾病筛查与早发现的相关知识与信息。

（11）区疾控中心负责组织对社区医生随访技能等专业知识的培训，对随访质量进行质控，胸科医院负责提供师资对社区随访医生进行专业知识与技能的培训。

5.5　资源共享体系设计

资源共享体系是肺癌早筛医联体项目迅速提升基层医疗卫生服务能力的重要手段，也是保证项目有效运作的重要基础，其实质在于胸科医院主动引导优质人力、技术、设备等资源下沉至社区卫生服务中心。本小节将着重介绍人力资源和信息资源的调配。

5.5.1　人力资源共享

优质的人力资源是医联体持续稳定发展的基础及动力。本项目通过人员双向流动和分层培训机制，实现医联体内人力资源的共享，提高医疗资源的利用效率，提升医联体整体的服务能力。

向下流动：以基层帮扶为导向促进优质医疗资源下沉。医联体建设的核心实质是要实现资源、技术、服务、管理等要素的纵向整合。肺癌医联体以肺癌早诊、早治为切入点，主要依据肺癌诊治链的相应环节，赋予上下级医院不同的责任分工，从而各司其职、协同合作，实现医疗资源的纵向整合。社区卫生服务中心拥有社区医生及居民资源，承担了为大量社区居民进行肺癌日常筛查及随访的工作，他们的能力高低直接影响肺癌医联体的运行效果。作为核心医院的胸科医院具有优势学科的专家资源，在实现肺癌防治分级诊疗的同时，通过下派专家基层开诊、临床带教、教学查房等手段，促进优质资源的下沉，给予基层"输血式"帮扶，达到强基层的目的[50]。

向上流动：以专科建设为引领，提升基层水平。医联体能否可持续运转，基层服务承接能力至关重要。全面发展很容易导致全面平庸，泛泛的医联体建设并不能真正有助于基层能力的提升。肺癌早筛医联体是具有示范效应的专病医联体管理模式，以专科专病为突破口，集中力量提升单病种诊治能力，同时可以在重大疾病防治基础上进一步延伸，以专科建设为抓手，充分发挥核心医院的引领作用和专业影响力，有针对性地培育新技术、新项目，接收基层医务人员进修学习，统一诊疗和操作规范，给予基层"造血式"帮扶，从本质上提升基层服务能力[50]。

分层培训：提升医联体的整体服务能力和影响力。专科医联体与传统意义的区域医联体有所区别，其以学科建设为中心，更注重本专科领域内医疗技术水平的提高和人才培养，致力于同质化的服务和诊疗标准的规范。本医联体依托胸科医院在肺癌诊治领域的专业优势，充分发挥徐汇区疾控中心强大的社区管理及组织能力,面向社区卫生服务中心基础医务人员及社区居民建立了双提升培训体系。针对社区医生,肺癌早筛医联体实施了两类培训。第一类是专业培训:开展肺癌高危人群筛查及早诊、早治的专题授课,加强肺癌防治、肺部小结节的随访与处理、术后呼吸功能训练与康复等知识与技能的培训。2019年10月,针对徐汇区13家社区卫生服务中心的肿瘤条线医师、家庭医师及相关工作人员200余人,展开了4场上述相应的专业能力培训,提升了基层医务人员的专业能力和水平。第二类是项目管理培训:开展肺癌筛查日常工作计划及年度工作计划的培训。2020—2022年,面向徐汇区13家社区卫生服务中心的肿瘤条线医师50余人,共开展了4场上述项目管理培训,提高了基层医务人员的肺癌早期筛查及防治的项目管理能力。

针对社区居民,开展肺癌防治相关知识的科普讲座。2019年10月,肺癌早筛医联体面向社区居民400多人次展开了4场肺癌早期筛查及防治的培训,推广肺癌早期筛查项目,提高防癌抗癌的健康意识,进一步改善生活质量[51]。

5.5.2　信息资源共享

按照"信息多跑路,居民少跑路"的原则,建成全市首家打通三级医院-区级平台-家庭医生工作站的肺癌专病管理信息系统,家庭医生可通过该系统为居民预约胸科医院的CT筛查和专病门诊,社区卫生服务中心与胸科医院间实现了高危筛查、影像检查、诊疗、健康管理等服务数据共享,推进了居民健康档案动态化管理,形成了区域内互联互通的智慧医疗网络体系。

(1)网络信息技术。

借助现代信息技术,破除"孤岛"难题,打通医联体内各机构的信息对接,促进互联互通,使患者能在属地得到规范化、延续性的医疗服务,形成核心医院-成员医院-居民自我管理的智慧医疗网络体系,促进"互联网+医疗健康"的发展。借助专科医联体积累的大量单病种病例数据,集合专家智慧和机器学习,挖掘疾病发生发展规律,探索基于医疗大数据和人工智能的临床决策辅助系统。胸科-徐汇医联体在LDCT诊断阶段,引入人工智能读片软件,可在几秒钟内将可疑病灶筛选出来,再由放射科医生精准读片,以此提升工作效率,极大程度避免漏诊、误诊。

(2)信息系统。

在肺癌早筛医联体中,面向不同的成员机构,制定统一标准的数据交互协议,构建医联体信息平台,以此实现业务数据的互联互通,支撑医联体诊疗服务的全面开展。

医联体框架下的肺癌早期筛查系统以"信息多跑路、居民少跑路"为指导原则,通过就诊流程的信息化串联,将往返次数由原先4次缩短为2次,为患者提供了专业、连续的医疗服务[52];对于医院而言,该项目的建成有利于肺癌筛查过程资源利用的优化。此外,该项目以"医联体内数据互联"为抓手,通过医院与社区医院信息化网络的建设,有利于肺癌筛查、就诊报告的直接调阅,推进了无纸化工作;对于社会而言,通过项目型医联体肺癌早筛平台的建立,可以转变原有专科医院医疗资源独享的现状,形成以单病种为纽带和信息化支撑的区域医疗资源纵向整合,加强了社区卫生服务机构与大型医院间的合作,促进了区域医疗资源合理配置。对于更细的系统应用展现,该项目通过可视化及统计方法评估项目型医联体框架下肺癌早筛系统的有效性。

5.6　保障体系设计

5.6.1　政策保障

2019 年 11 月 1 日，徐汇区公共卫生联席会议办公室(简称徐公卫联办)印发《徐汇区预防与控制慢性非传染性疾病中长期规划实施方案(2018—2030 年)》，进一步加强徐汇区慢性非传染性疾病(以下简称"慢性病")防控工作，降低疾病负担，提高居民健康期望寿命；2020 年 7 月 23 日，徐汇区卫生健康委制订《健康徐汇行动(2019—2030 年)》，要求探索建立全科、专科联合诊疗模式和"三位一体"的慢性病健康管理协作机制，提高家庭医生及其团队的健康服务能力，逐步提高签约居民社区首诊、家庭医生首诊的比例，使居民的基本健康服务需求通过家庭医生直接或转介服务在社区得到有效满足。2020 年 12 月 30 日，徐汇区卫生健康委发布《徐汇区加强公共卫生体系建设三年行动计划(2020—2022)》[53]，要求聚焦重点疾病防治，依托专科医联体建设，建立癌症分级诊治绿色通道。

5.6.2　制度保障

(1) 家庭医生制度。

项目依托家庭医生制度，开展签约居民肺癌筛查宣传、动员，对筛查结果为高危的对象进行随访，由家庭医生落实转诊及后续结果的跟踪。同时，徐汇区将肺癌筛查作为家庭医生的重要服务内容之一，要求家庭医生增强责任，加强宣传，签约家庭做到 100% 全覆盖。

(2) 服务资源共享制度。

徐汇区卫健委和胸科医院均通过建立、健全一系列的管理制度促进项目的开展。胸科医院建立起肺癌早筛患者就诊绿色通道，设置社区-胸科的 CT 筛查预约的专用号源池，开设肺癌早筛诊疗专题门诊。

(3) 考核与激励制度。

合理的动力激励机制是医联体可持续发展的基础。项目以推进分级诊疗制度建设为导向，强化考核和制度约束，配套双考核激励体系，建立以家庭医生签约服务为抓手的区级层面绩效考核制度和以分级诊疗为抓手的医院层面绩效考核制度，形成双向转诊联动考核激励机制，将重点慢性病防治工作的分级与协同落到实处，调动医院和医生参与医联体建设的积极性，提高医疗资源使用效率，保障医联体签约居民获得系统、专业、连续的医疗服务，确保医联体建设常态、长效、可持续发展。

在项目实施过程中，将任务执行、资源下沉、基层筛查量、双向转诊量、跟踪随访量、患者身体状况改善等纳入考核指标，定期反馈，并与绩效工资、职称聘任、评优评先等相衔接，激励家庭医生和专科医生积极参与肺癌早筛项目。具体来说，将医联体内的筛查评估、高危转诊等纳入社区家庭医生的签约服务考核范围，同时考虑到绩效分配的问题，将上级医院对下转比例、给予随访意见等工作也纳入考核要求，充分发挥运用绩效考核的指挥棒作用。

5.6.3　组织保障

由核心医院组织牵头,建立定期协商交流机制,每季度召开医联体建设工作推进会,针对具体协作事务集中讨论沟通,以便及时反馈信息、解决实际工作中的困难和问题。

5.6.4　经费保障

徐汇区卫健委与胸科医院根据项目需要安排专项资金,在组织发动、信息化建设、技术方案开发、筛查诊疗、交流培训等方面给予经费保障。

5.6.5　技术保障

上海市胸科医院是国内最早建立的以诊治心胸疾病为主的三级甲等专科医院,是国内最早开展胸部肿瘤诊疗的医疗单位之一,年胸部肿瘤手术超过 20 000 例。医院的胸部肿瘤学科群,涵盖早期筛查、鉴别诊断、微创外科、精准化疗、靶向治疗、中西医结合以及病理诊断、基因诊断等各个方面,在肺癌的早期诊断和多学科综合治疗领域具有丰富的临床经验,整体达到国际先进、国内领先水平,为开展肺癌防治一体化管理的项目型专科医联体提供了技术保障。

为使肺癌早筛与防治一体能造福更多百姓,项目组自主研发了高危人群筛选软件、人工智能读片软件、健康档案的共享与追踪等新兴技术,进一步提升了早筛工作的推广性和可及性。现在,社区医生只需要扫描二维码,即可对社区居民的高危参数进行实时评估录入,录入完成后当场即可显示评估结果,大大提高了筛选效率。在低剂量螺旋 CT 读片阶段,人工智能读片软件为医生们的读片诊断提供了极其有力的助力。系统可在几秒钟内将可疑病灶筛选出来,并列出列表供医生参考。医生们再进一步进行更为精准的读片诊断,为患者健康搭建双重"保障"。

5.7　本章小结

本章介绍了肺癌早筛医联体的体系设计,包括了战略规划、运行框架、医联体组织架构、服务流程、资源共享和保障体系。具体内容如下。

(1)战略规划。以健康中国、健康上海及健康徐汇建设为背景,确认肺癌早筛医联体建设的四大基本原则:健康优先,预防为主;共建共享,协同共治;资源下沉,便民惠民;坚持公益,创新机制。由此设置了 4 个建设目标:促进社区居民肺癌的早发现、早诊断、早治疗,提高肺癌早发现比例,降低肺癌死亡率;逐步建立由三级专科医院与社区卫生服务中心构成的规范化、长效化的社区肺癌高危人群的管理体系;完善社区对肺癌患者提供随访、健康教育、生活指导等有针对性健康管理的服务体系;建立肺癌高危人群"初筛-转诊-CT 筛查-诊疗-随访"的全程服务管理链。

(2)运行框架。以世界卫生组织的卫生系统综合框架为基础,设计了肺癌早筛医联体项目的运行框架,具体包括了组织网络体系、服务流程体系、资源共享体系和保障体系的有层次的系统运行结构。四大体系之间互相关联,框架的构建路径以组织网络体系为核心,指挥、协调、控制其他三大体系,发挥职能作用实现系统目标;框架的实现路径以服务流程体系为核心,在资源共享体系和保障体系的支持下,通过落实早筛服务流程实现组织网络体系的切实运作。

（3）组织网络体系。徐汇区肺癌早筛项目涉及徐汇区卫健委、区疾控中心、区管发中心、胸科医院和徐汇区 13 家社区卫生服务中心。项目运行的整个组织结构由领导小组、工作小组、专家小组组成,每个小组由相关成员单位和相关人员组成。项目参与单位的职责分工为:胸科医院作为核心医院,负责为高危人群提供 LDCT 检查、专病诊治等专业医疗服务;社区卫生服务中心则是落实社区居民全程健康管理的重要力量,主要负责项目前期的宣传发动、高危评估以及中后期的随访工作;区疾控中心负责组织各单位相关人员的培训,协调、沟通胸科医院和社区医院之间的工作,并做好质量控制;区管发中心提供部分技术支持,负责协助胸科医院开发信息系统、搭建预约转诊通道等;区卫健委则负责领导和监督整个项目的实施。

（4）服务流程体系设计。基于医联体的肺癌早筛服务流程体系是集"评估-检查-诊疗-随访-康复"一体化的闭环管理模式,其核心元素为 6 个:宣传动员、社区高危评估、医院初筛检查、社区预约转诊、医院专病诊治和社区长期随访。在服务流程实施过程中,各参与单位分工协作,共同为社区居民完成肺癌筛查服务。

（5）辅助服务体系设计。辅助体系包括了资源共享体系和保障体系,其中资源共享体系包括了人力资源的共享以及信息资源的共享;保障体系包括了政策保障、制度保障、组织保障、经费保障和技术保障。

6

医联体信息化概述

信息技术的飞速发展促进了医疗卫生服务水平日益提升。医联体必须实现信息化,在各个成员之间高效地共享医疗资源和诊疗数据,才能切实地实施以人的健康为中心的医疗服务协作模式。本章以医院信息学为起点,递进式地概述医院信息系统、医联体信息系统及肺癌早筛平台相关的概念。此外,本章还总结了医联体信息化建设过程中涉及的主要相关标准。

6.1 医学信息学概述

医学主要研究人体的结构与生理机能、疾病的病因及其发生、发展、转归的规律以及不同疾病之间的相互联系,并通过诊断、治疗、预防等措施,达到控制疾病的发展、维护和增进人类个体和群体身心健康的目标。卫生信息资源(health information resource)是卫生系统相关部门或机构在履行职责或开展相关业务过程中采集、存储、传输、处理和产生的以数字化形式记录的各类信息的集合[54]。其中,医学信息涵盖了生物医学和卫生健康领域的各类信息、信号、指令、数据、情报、知识等客观信息,包括文字、声音、图像、数字、符号、手势、姿势、情景、状态和实物等具体表现形式。

1974 年,美国学者大卫•B. 希尔斯(David B. Shires)首次把医学信息学概括为研究医学信息的本质规律及其在疾病的诊断、治疗康复和预防技术中所起作用的学科[55]。其后,随着医学信息学的发展,其概念不断丰富。2003 年,英国医学信息学会提出,医学信息学属于医疗卫生信息学、计算机科学、心理学流行病学和工程学等交叉领域学科。我国学者丁宝丰认为,医学信息学是一门以医学信息为主要研究对象,以医学信息的运行规律及应用方法为主要研究内容,借助现代计算机解决医疗工作者在处理医学信息过程中的各种问题为主要研究目标的新兴科学,是一门介于医学和信息学之间的交叉学科[56]。综上所述,医学信息学涉及医学实践和教育科研中的信息加工和信息交流,是医学、计算机科学、人工智能、决策学、统计学和信息管理学的综合性交叉科学。

医学信息学既涉及复杂的人体生命系统,又涉及计算机和信息系统,相关的关键技术包括医学信息的采集、加工、存储、传输、统计、分析和利用的相关技术,即计算机和网络技术、信号处理和医学成像技术、人工智能技术、医学决策分析技术、网络安全技术、大数据技术、云计算技术、物联网技术和隐私数据保护技术等。

6.2 医院信息系统概述

6.2.1 概念

在医学信息学领域,医院信息系统(hospital information system,HIS)是应用较早、发展快速、推广普及较快的一个分支。早在 2002 年,卫生部发布的《医院信息系统基本功能规范》中就提出,医院信息系统是指利用计算机软硬件技术、网络通信技术等现代化手段,对医院及其所属各部门的人员、物流、财流进行综合管理,对医疗活动各阶段产生的数据进行采集、存储、处理、提取、传输、汇总和加工,生成各种信息,从而为医院的整体运营提供全面的、自动化的管理及各种服务的信息系统[57]。

信息技术、人工智能、大数据等技术为医院的各项业务带来了巨大的变革。医院信息系统已成为现代化医院建设不可缺少的基础设施与支撑环境,是医疗机构开展日常工作所依赖的综合性业务应用系统。医院信息系统以患者医疗信息为核心,同时处理与之相关的医院财务信息、决策支持等信息,涵盖数据采集、整理、传输、汇总、分析等全过程,其业务功能涉及临床诊疗、药品管理、物资管理、经济管理医院统计和综合业务各类业务活动。

医院信息系统的设计和建设应遵循科学化、信息化、规范化、标准化的原则。医院信息系统的建设过程即医院自身完善管理机制、重组业务流程、提高工作效率的过程。

6.2.2 我国医院信息系统的主要发展阶段

30 多年来,我国各类医疗机构充分利用不断快速发展的信息技术,相继建设和部署了各自的医院信息系统。其发展历程主要可分为以下 3 个阶段。

第一阶段(1998 年前):实现医院信息系统"从无到有"的阶段。随着医学技术的发展、医疗设备更新和服务效率的提升,传统的手工管理模式无法满足现代医院发展的要求,此时以挂号和收费为应用中心的医院管理信息系统得以普及,实现利用计算机系统对门急诊挂号、划价、收费、配药和住院患者的医嘱、配药、记账等业务管理,以及医院的人、财、物等工作进行综合管理。目前,我国大中小型医院、社区医疗服务中心和乡镇卫生院都已经建立了比较成熟的HIS 系统。

第二阶段(1998—2009 年):以患者为中心的院内管理系统与临床系统并重阶段。1998年,我国启动医疗保险改革,进一步推动了基于电子病历(electronic medical record,EMR)和健康档案(electronic health record,EHR)的医院信息系统发展。在医院内部,逐步建成门诊工作站、住院护士工作站、病区医生工作站、检验信息系统、放射信息系统及医学影像存档与传输系统(picture archiving and communication system,PACS)等各类系统,实现以患者为中心的诊疗数据院内共享,同时也为医院的管理决策提供辅助支持。

第三阶段(2009 年至今):区域互联以及跨区域的医疗资源互联阶段。2009 年,我国正式开启动新一轮医疗改革,引导我国医疗卫生信息化建设产生爆炸性增长。在分级诊疗等政策和医学研究合作等动力的推动下,国内一些地区及知名医院开始探索区域医疗信息化建设,建立以信息共享、检查结果互认、远程医疗、双向转诊、分级协同医疗、人才培养、病例研究与随访等为目标的跨机构和跨地区的区域卫生信息平台。

经过以上各阶段的发展，我国的医院信息系统建设已取得了长足进步。在系统架构上，从早期的单机系统已逐步发展到广泛应用的客户机-服务器模式，目前已向基于云计算的分布式架构演进；在功能范围上，从早期的挂号收费系统已逐步发展到医疗信息综合处理系统，可以全面服务于医疗服务过程、优化管理决策、丰富医疗服务类型、改善医患关系、提高医疗系统生产和经营的效率和效益。信息化已成为现代医院向智慧医院升级及推动医疗卫生转型和发展的数字动力。

6.2.3　分类

医院信息系统主要可分为医院管理信息系统、临床信息系统、公共卫生与区域医疗卫生管理信息系统等类别。

6.2.3.1　医院管理信息系统

医院管理信息系统（hospital management information system，HMIS）是指利用计算机软硬件技术、网络通信技术等信息技术手段，以医务管理为中心，为医院的医疗业务提供信息支撑及服务的管理信息系统。医院管理信息系统的主要目标是支持医院的行政管理与日常事务处理，减轻事物处理人员的劳动强度，辅助医院管理，提高医疗系统的工作效率，从而使医疗机构能以较少的投入获取较好的经济和社会效益。医院管理信息系统可视为狭义的 HIS，常见的医院管理信息系统包括以下 5 个系统。

（1）门诊预约挂号系统：支持门诊预约挂号，如现场预约、电话预约、网络/微信预约、自助机预约、社区医疗点预约、转诊预约等多种预约和挂号方式。

（2）分诊叫号系统：包括普通门诊、急诊、专家门诊、特需门诊、住院、药房和各类医技科室的挂号、发号、排队、分诊、报到、叫号、查询、打印、资源安排咨询等功能。

（3）收费系统：实时收费情况、打印票据、门诊收入报表、住院收入报表和操作员结账报表、财务审核等功能。

（4）药品管理系统：对药品的入、转、存、出进行集中统一管理。

（5）医务统计系统：对医院的各项业务进行汇总、统计、制作报表等功能，为医院管理提供成本核算、效益分析等决策支持信息。

6.2.3.2　临床信息系统

临床信息系统（clinical information system，CIS）是以患者为中心，以提高医治效果等医疗工作质量为目的，收集患者在医疗活动各阶段产生的数据并对其进行存储、处理、提取、传输和汇总等加工处理的信息系统。医院临床信息系统是医院信息系统的核心组成部分之一，有助于支持医护人员开展各类临床活动，积累临床医学知识，提供临床咨询、辅助诊疗和辅助临床决策等功能，最终达到提高医疗质量和工作效率的目标。临床信息系统可进一步分为以下几个类别。

（1）直接为临床医疗提供服务的信息系统。此类系统直接采集和记录患者的医疗过程，包含患者的生命体征信息、护理记录、医嘱记录等。这些信息往往大多数由医疗服务人员填入，例如住院护士工作站系统、病区医生工作站系统以及手术麻醉信息系统等。

（2）各类辅诊科室的信息系统。此类系统的数据往往由机器自动生成，并且数据格式繁多,例如检验信息系统、放射信息系统、PACS、心电信息系统等。

(3) 辅助临床诊疗决策的系统。此类系统具有较强的统计与分析功能,例如临床知识库系统、临床决策系统等。

医院业务管理信息系统与临床信息系统之间是相互促进、相互协调发展的。医务统计、收费、药品管理等相关管理信息系统不仅满足了医院管理的需要,并且为临床信息系统的实施提供了基本的数据处理和业务流程支撑;反之,临床信息系统在为医护人员服务的同时,通过采集翔实的医疗数据,也为医院管理信息系统的统计分析、医学研究、质量控制等提供了基础数据。常见的医院临床信息系统包括以下几个类别。

(1) EMR:是医院信息系统在医疗过程中产生、存储、传输、管理、使用的数字、文本、符号、表格、图形、影像、声音等形式的病历记录。电子病历由医疗机构以电子化方式创建、保存和使用,记录了医疗诊治对象在医疗机构历次就诊过程中的医疗活动信息。电子病历系统以患者电子病历的采集、存储和集中管理为目标,在安全存储和传输的基础上,为授权用户提供电子病历访问服务。电子病历系统是医院信息系统的重要组成部分,是现代医疗机构临床工作开展所必需的业务支撑系统,也是医院内不同业务系统之间实现统一集成、资源整合和高效运转的基础和载体。

(2) 实验室管理系统(laboratory information system,LIS):实现实验室内部业务流程的电子化、自动化、集成化运行及管理,实现实验室与临床科室、其他医技科室及医院管理部门之间的信息互动、诊断参考、决策支持等跨系统信息集成。

(3) 放射科信息系统(radiology information system,RIS):是一种用于创建、存储和管理患者放射数据和图像的信息系统,使得放射科运用计算机及通信设备对患者诊断、治疗及科室管理数据进行收集、处理、检索,实现放射科相关事务流程的自动化管理。

(4) 病理信息系统(pathology information system,PIS):是实现病理科病理标本签收、患者信息登记、取材、制片、图像采集存储、报告打印、查询和统计分析等功能的管理系统。可以根据检查申请单,通过标本条码、磁卡、医保卡等可以从 HIS 中调出患者的基本信息,实现检查登记;可以导入、编辑、查询报告;能够定期对数据进行汇总及统计。

(5) 超声管理系统:可从 HIS 中提取患者基本信息及临床诊断情况,接收患者的检查申请,进行各类仪器的预约安排管理,实现患者的预约签到;为医生提供多种检查结果模板的导入,减轻工作量。

(6) PACS:遵守国际影像标准和影像流转管理,实现高性能、高效率、高可靠性的医学影像存储和传输,提供影像质量控制。

6.2.3.3 公共卫生与区域医疗卫生管理信息系统

公共卫生与区域医疗卫生管理信息系统将信息技术用于社会医疗保健资源和服务,如医疗保险、社区医疗、相关医院、远程医疗、卫生行政机关、药品供应商、设备供应商、银行等互联互通,为公共卫生和区域医疗卫生提供服务平台。主要包括以下几个类别。

(1) 疫情监测及突发事件应急系统:2003 年重症急性呼吸综合征、2019 年新型冠状病毒肺炎等重大疫情的爆发,促使公共卫生领域等区域性医疗卫生信息化建设的研究和投入不断加大,并推动了包括疫情和突发公共卫生事件检测系统、突发公共卫生事件应急指挥中心与决策系统、医疗救治信息系统以及卫生监督执法信息系统在内的国家公共卫生信息系统的建设。

（2）区域医疗卫生管理信息系统：疾病控制、妇幼保健、社区卫生以及新农合等信息化建设在各地区逐渐展开。作为公共卫生信息化建设的重点，居民健康档案系统建设和区域医疗数据中心的建设获得了长足发展。在政府卫生管理部门的推动下，在居民健康档案建设的基础上，开始建立区域医疗信息平台，实现各医院和机构的医疗信息共享和交换。

6.3 医联体信息系统概述

6.3.1 概念

目前，我国已成功建成了世界上覆盖人口最多的医疗保障网络，但仍面临医疗资源分配不均、医疗机构重复繁杂、公共卫生体系不够健全、重大疾病预防控制困难等难题。为应对上述情况，我国积极发展医疗服务联合体建设。医疗服务联合体（医联体）将同一个区域内的医疗资源整合在一起，组织形式包括城市医疗集团（设区的市级以上城市，由三级公立医院或者业务能力较强的医院牵头，联合社区卫生服务机构、护理院、专业康复机构等组织，形成资源共享、分工协作的管理模式）、县域医共体（以县级医院为龙头、乡镇卫生院为枢纽、村卫生室为基础的一体化管理组织）和专科联盟（以专科协作为纽带，形成的区域间若干特色专科协作组织）等。从系统的角度来看，医联体是对单个医疗机构功能进行延伸、集成和提升而形成的超机构联合体，有助于促进优质医疗资源均衡化，缓解"看病难"的问题，进而全面提高医疗卫生行业的服务水平。

医联体建设对医疗信息化提出更新和更高的要求。医联体信息系统是医联体各成员在现有相关信息系统的基础上，根据医联体建设目标和功能需求，以医联体内中心医院或专科医院为核心而建成的业务协作和资源共享的基础信息平台。医联体信息系统是传统医院信息系统的扩展，是覆盖多家协作医疗机构的"超医院信息系统"。

医联体是医疗信息化建设的新高地。国务院办公厅《关于推进医疗联合体建设和发展的指导意见》（国办发〔2017〕32 号）中指出，要加强规划设计，充分发挥信息系统对医联体的支撑作用，结合建立省、市、县三级人口健康信息平台，统筹推进医联体相关医院管理、医疗服务等信息平台建设，实现电子健康档案和电子病历的连续记录和信息共享，实现医联体内诊疗信息互联互通。医联体可以共享区域内居民的健康信息数据，便捷地开展预约诊疗、双向转诊、健康管理、远程医疗等服务，方便患者看病就医，提高医学科研技术水平，发挥远程医疗作用，促进医疗资源贴近城乡基层，探索实行远程医疗收费和支付政策，促进远程医疗服务可持续发展[39]。国务院办公厅《关于建立现代医院管理制度的指导意见》（国办〔2017〕67 号）提到三级公立医院要全部参与医联体建设并发挥引领作用；进一步改善医疗服务、优化就医流程；科学实施预约诊疗和多学科联合诊疗模式；畅通院前院内绿色通道；检查检验结果推送等信息化便民服务。这些要求充分说明，医院管理者必须在统筹全局的情况下，基于医联体内部各成员的实际情况，制定适合医院发展的、以患者为中心的医联体信息化发展战略[59]。

6.3.2 特点

在大数据、互联互通、云平台等新兴技术蓬勃发展的背景下，医联体的信息化建设具有以下特点。

（1）一体化：坚持医联体平台信息化与内部成员信息化的一体化规划与建设,力争建成一体化的 HIS/EMR/HRP 平台。医联体信息化建设过程中,要融合医院的核心系统(如 HIS 和 EMR),建立起医联体内部医疗机构运营管理与主营业务系统之间协作的桥梁,将分散在各个系统中的业务连接起来,适应不同业务科室的多样化功能需求和上级卫生部门的管控需求,并在此基础上实现业务的闭环管理。

（2）平台化：采用基于面向服务的架构(service-oriented architecture,SOA)思路,将业务功能按照医疗业务抽象建模,抽象成为相互独立的标准化服务单元,实现服务的注册与发布,以此构建一整套服务化平台。

（3）区域化：医联体模式由政府主导和监管,突破医院"围墙",向特定区域进行辐射拓展,建立多级诊疗和共享服务中心。通过统一的资源调度中心,为各机构提供便捷的资源调度、业务流程、运营管理等服务,打破信息壁垒,均衡医疗资源;通过临床共享服务中心,实现放射科集中阅片和跨院区样本流转,实现医疗服务的整体化,以此提高资源利用效率和医疗服务质量,降低患者就医成本。通过运营共享服务中心,对医联体的人、财、物进行统一管控,实现集中化管理,统一流程,提高管理效率,降低管理成本。

（4）标准化：通过标准化的电子病历等系统,在医联体内部实现各个成员之间共享患者就诊信息,提高成员间信息资源统一和系统整合程度,实现互联互通,提升快速响应需求的能力,保证诊断和护理的及时响应,促进区域内医院医疗质量和效率的提升;按照标准化要求优化服务流程,控制和降低医疗成本,减少和预防医疗差错,降低人为失误,有助于构建和谐的医患关系;符合标准的数据安全策略保护了患者的隐私和医院管理的相关机密性;各类数据及相关知识库的标准化,有助于提升医疗系统的质量控制管理水平。

（5）规范化：新医改方案关于"建立实用共享的医药卫生信息系统"的要求,与医联体信息化建设密切相关。医联体信息化建设的目的就是建立一套以科学管理为基础,以规范运营为核心的区域信息系统,因此医联体信息化建设进一步推动医联体各成员行为的规范化,保证诊疗管理、收费管理、处方管理、用药规范、住院制度等医疗卫生法律法规以及医联体合作规章制度得以严格执行。这些规范化手段有助于医联体内部医务人员正确高效地开展各项医疗服务,从而提高医联体的核心竞争力。

（6）现代化：电子病历系统、医联体信息平台、精准医学、"互联网＋"等概念正式进入医联体建设新蓝图,医联体的信息化建设利用计算机软硬件技术、网络通信技术、大数据筛查等现代化手段,对医联体内的医疗资源进行综合管理,建设集卫生行政、疾病预防保健、医疗健康、教育培训、管理等为一体的现代化区域卫生信息系统,为政府部门、卫生行政管理部门和社会大众提供卫生信息的管理和服务。

综上所述,新医疗改革指明了医院未来的发展方向及目标,同时也促进了医疗行业的进步。医联体信息化建设应在符合新医改方案要求的基础上进行,在信息化逐渐成为医联体整体发展重要环节的今天,以医联体信息化建设为支撑点,不断完善医联体内部成员的各项业务流程,逐步实现医联体内各项业务的精细化管理,完成医联体管理模式的创建和更迭。医联体信息化建设应顺应医疗卫生行业的发展要求,制定全面发展框架和具体的建设路径,包括:①促进区域卫生信息平台的发展,实现医疗信息共享;②以标准化、规范化、一体化为切入点,有针对性地进行顶层设计；③强化以电子病历为核心的健康档案专病库建设；④引进、消化、吸收已有的标准化成果，推进医疗信息标准化建设。

6.3.3　基本要求

针对上述医联体的信息化建设特点，结合卫生主管部门相关文件规定，建设医联体信息系统还应达到以下基本要求。

（1）遵循软件工程标准规范，提供技术文档，如总体设计报告、需求分析说明、概要设计说明、详细设计说明书、数据字典、数据结构与流程图、测试报告、操作使用说明书和系统维护手册等。

（2）遵守医疗机构建设信息系统的相关标准规范，如遵照 HL7 V3.0 标准、医学数字成像和通信标准、ICD‐10 标准等。

（3）需支持医联体相关医疗服务功能，如相关健康档案、电子病历等医疗信息的共享、查询、统计、打印等功能。

（4）应具有可用性，如满足 7×24 小时安全运行。

（5）具有友好的用户界面和便捷的操作功能。

（6）数据存储、传输、交换等处理必须准确、高效，确保数据与信息具有高安全性，防止数据特别是隐私数据泄漏。

（7）便于管理与维护。在运行过程中间必须建立日志管理，按各项管理制度及各种操作规程进行系统维护，包括数据字典维护、访问控制、数据备份与恢复故障排除等。

（8）应具有统一架构，各个模块之间实现"低耦合、高内聚"，逻辑清晰。

（9）应探索"智慧"内涵。2019 年《我国智慧医院建设的现状与未来》的报告提出，"智慧医院将是未来一段时期医院信息化的发展方向，智慧医院建设要包括 3 个方面：面向医务人员的以电子病历为核心的智慧医疗，面向患者的智慧服务和面向医院管理者的智慧管理"。

6.4　肺癌早筛平台概述

6.4.1　概念

肺癌早筛医联体是由肺癌专科医院联合本区社区卫生服务机构组成的医疗联合体。肺癌早筛平台是医联体各个成员相互合作，利用互联网、大数据等现代化信息技术手段，实现肺癌分级诊疗、区域远程医疗、医疗服务教育培训、医联体业务监督、医联体内患者服务、医疗资源共享和肺癌患者数据共享等功能的医联体信息系统。

肺癌早筛平台利用信息化手段，建立统一的肺癌早筛医联体信息支撑平台，实现医联体内部相关人员管理和诊疗信息互联互通、电子健康档案和居民肺癌电子病历的连续记录和信息共享，便捷地开展预约检查、预约门诊、预约手术、预约住院、双向转诊等服务，为医联体的运营提供全面的、自动化的综合管理和服务，达到患者就诊便捷化、诊疗精准化和成本集约化，最终提高医联体内肺癌诊疗整体水平和实现肺癌的有效预防，促进肺癌早筛与防治服务可持续发展。

6.4.2 特征

肺癌早筛平台除具有医联体信息系统的特点外,还具有如下特征。

(1)跨机构肺癌早筛服务协同。系统的实施重塑了肺癌早筛和防治业务流程,实现了不同层级医疗机构诊疗服务的深度协同。

(2)早筛及诊疗信息共享。系统通过资源共享助力打通早筛信息和双向转诊通道:在上转通道,专科医院将预约号源、诊疗结果共享给社区医院,以便社区医院将早筛对象信息上传,并向专科医院转检、转诊;在下转通道,专科医院可将术后恢复期及危重稳定期的肺癌患者转移到社区医疗机构继续进行复访。

(3)肺癌早筛数据集和信息交换标准化。肺癌早筛平台中,医疗产品软硬件交互、远程医疗、医疗保险、社区卫生、区域协同医疗的发展、医学信息实现跨区域和跨部门的互联互通,这些目标的实现都需要在标准化的基础上才能得以实施。系统建立在标准化的基础之上,总结肺癌早筛的标准化数据集,推动肺癌防治工作的标准化进程。

6.4.3 总体策略

肺癌早筛医联体存在内部成员信息化发展不均衡而产生的系统性问题,同时由于专科医院和社区医院之间不存在行政隶属关系,因而可能难以通过信息系统的互联实现医疗数据资源的高质量互操作和优秀医疗资源的下沉。在医联体信息化建设过程中,首先要明确医联体需求和各类机构的定位,在此基础上开展医联体信息系统的总体规划和顶层设计。

(1)一体化和统一规划、统一指挥、统一领导。医联体的信息化建设必须将各成员单位视为一个整体,医联体内各医疗机构的信息系统都是医联体信息系统的基础性"子系统"。在构建整体系统之前,各"子系统"可能不具备整体的一致性(如共享电子病历)、业务协同性(如跨医院预约挂号、分级诊疗、转院转住、协同诊疗)、跨院质量管理等能力。在对医联信息系统的目标、范围、功能、架构等主要要素达成共识前,总体规划必须与成员单位的信息系统、区域性信息系统的规划保持同步,避免重复建设。

(2)数据标准化。在医联体信息系统的功能实施之前,必须对共享的数据、基础性的数据、业务协同类型的数据进行统一的规划,实现数据的标准化存储、集约化管理和规范化组织,从而实现医联体内部成员之间数据的互联互通。

(3)集成化。医联体内部成员信息系统众多,同时可能处于不断的新建、持续的完善,甚至是重新建设。因此,要处理好各种系统资源的存量与增量之间的关系,制定可靠的集成策略。对于医联体信息平台,首先必须明确医联体的总体架构、技术规范和主要业务功能和非业务功能,然后在可行性分析的基础上,制定与各业务子系统之间的整合方式和详细策略。

6.5 医联体信息化相关标准概述

标准是指在一定范围内获得最佳秩序,由行业协会、专家或企业协商一致制定并由公认机构批准可共同使用或重复使用的规范性文件。医疗卫生信息的标准化,就是对医疗卫生信息范畴内的重复性事物和概念进行统一、规范和定义,达到最佳有序度,获得相应的社会效益。

卫生信息标准是卫生领域信息相关行业标准,是指导卫生信息系统建设、实施系统间数据交换与共享、规范卫生信息采集、存储和利用的重要准则和保证。

随着计算机和信息技术快速发展,不但医疗卫生机构内部信息系统的数据传输、共享、交换等互联互通操作需要满足一定的标准,医联体等跨机构医疗卫生协同业务的发展也对异构信息系统之间的信息互联互通标准提出了更高的要求。

6.5.1　发展现状

6.5.1.1　ISO 标准

国际标准化组织(International Organization for Standardization,ISO)非常重视医疗卫生行业标准的制订,仅 ISO/IEEE 11073 就包含 80 条健康信息学标准。表6-1列出了与医联体信息化密切相关的部分 ISO 医疗卫生行业主要信息标准,这些 ISO 标准推动了卫生信息标准化的进一步发展。

表6-1　部分 ISO 医疗卫生行业信息标准

标准号	标准名称
ISO/IEEE 11073-40102—2022	健康信息学—设备互操作性:基础网络安全
ISO/IEEE 11073-10201—2020	健康信息学—医疗通信设施:域信息模型
ISO/IEEE 11073-10207—2019	健康信息学—个人健康设备通信:面向服务的医疗设备通信点的域信息和服务模型
ISO/IEEE 11073-20702—2018	健康信息学—医疗点医疗设备通信:Web 服务的医疗设备通信轮廓
ISO/IEEE 11073-10101—2004/Amd 1—2017	健康信息学—医疗通信设施:术语
ISO/IEEE 11073-20601—2016	健康信息学—医疗设备通信:优化的交换协议
ISO/IEEE 11073-30200—2004/Amd 1—2015	健康信息学—医疗通信设施标准—传输文件:电缆连接
ISO/IEEE 11073-20101—2004	健康信息学—床旁检测医疗设备通信:基本标准
ISO 21549-7—2016	健康信息学—患者卫生保健数据—第7部分:电子处方
ISO 21549-3—2014	健康信息学—患者卫生保健数据—第3部分:有限的临床数据
ISO 21549-2—2014	健康信息学—患者卫生保健数据—第2部分:普通目标
ISO 21549-1—2013	健康信息学—患者卫生保健数据—第1部分:一般结构
ISO 17090-3—2021	重要的公共基础设施—第3部分:资格认证机构的政策管理
ISO 17090-2—2015	重要的公共基础设施—第2部分:认证文件
ISO 17090-1—2021	重要的公共基础设施—第1部分:框架和概述
ISO 17117—2018	健康信息学—控制的卫生术语—结构和高级指导者
ISO 21667—2010	健康信息学—健康指标的概念框架
ISO/TS 17120—2004	健康信息学—国家认证标准
ISO 18812—2003	健康信息学—临床分析和实验室信息系统交接—文件的使用
ISO 18307—2001	健康信息学—信息交流标准和通信中的仪器兼容性—主要特征

6.5.1.2 英美国家标准

基于 ISO 11073 标准,世界各国和地区开发了超过 200 多条的卫生信息国家或地区标准,如欧洲标准化委员会的 prEN ISO 标准,德国的 DIN EN ISO 11073 标准,英国的 BS ISO/IEEE 11073 标准等。

英国早在 1999 年就成立了卫生信息管理机构,负责制定临床数据标准、技术标准和管理信息标准,所出版的数据字典和数据模型(*NHS Data Model and Dictionary*)是英国医疗卫生信息的国家通用标准[60]。

美国国家标准与技术研究院(National Institute of Standards and Technology, NIST)是美国的官方标准管理机构,由美国国家标准学会(American National Standards Institute, ANSI)协调并指导全美国的标准化活动。HL7(Health Level Seven)是 ANSI 认可的几个标准制定组织之一,主要致力于临床和管理数据,宗旨是为交流、管理和数据整合提供标准,以支持临床患者护理、管理和卫生服务评价,尤其是提供灵活高效的方法、标准、指导和相关服务以实现各个卫生信息系统之间的信息共享。

6.5.1.3 中国标准

我国十分重视医疗卫生信息标准化相关工作,经历了卫生信息标准化建设从认识到共识,再到推广和应用的过程。

"九五"期间,军队医疗卫生信息标准研究成果《军队卫生信息标准体系表》和《军队卫生信息分类代码表汇编(一)》的成功应用推动了标准研究从军用向民用领域的扩展。2001 年,卫生部有关部门、中国电子学会医药信息学分会和复旦大学医学院与瑞典的卡罗林斯卡学院(Karolinska Institute)合作,创建符合国情的医学信息学标准体系。2002 年,全国医院信息化建设的统一技术标准——《医院信息系统基本功能规范》正式出台,规范了临床诊疗、药品管理、经济管理、综合管理和统计分析的基本功能及其与医疗保险、社区卫生服务、远程医疗系统的外部接口,大力推动了医院信息化的建设,有效提高了医院业务系统软件的标准化水平[57]。随后,卫生部印发《全国卫生信息化发展规划纲要(2003—2010 年)》,将"统一标准"作为医疗卫生信息化建设的基本原则,明确了标准化工作是信息化建设的基础工作,也是进行信息交流与共享的基本前提,强调了"统一规范、统一代码、统一接口"在医疗卫生信息化建设中的重要作用[61]。

2004 年,我国成立了卫生标准委员会。2006 年,我国与美国 Intel 公司合作成立了电子病历(EMR)标准研究开发指导筹备委员会,同年 7 月,原卫生部对 HL7 中国协作中心进行了改组,明确了 HL7 临床文档架构(clinical document architecture, CDA)是医院部署 HL7 的一个切入点,至此中国开始引进并推广应用 HL7 标准。2008 年,我国设立卫生信息标准专业委员会。

经过多年的发展,我国卫生信息标准化建设取得了巨大的成效。卫生信息标准研制历经了从无到有的过程:提出卫生信息数据集标准,面向各医疗机构数据与服务互联互通;开展信息标准化成熟度测评,包括区域信息平台、医院信息平台、基层卫生系统、医学数字成像和通信标准等,推动了标准在区域信息化和医院信息化建设中的应用,促进互联互通和业务协同;国家卫生健康委员会统计信息中心实现了信息标准的归口管理;加强了卫生信息标准开发和应用的专家团队和基地建设。

目前,我国已发布了相关标准 200 多项,如图 6-1 所示,覆盖基础类、数据类、技术类和管理类等维度,主要包括以下几个类别。

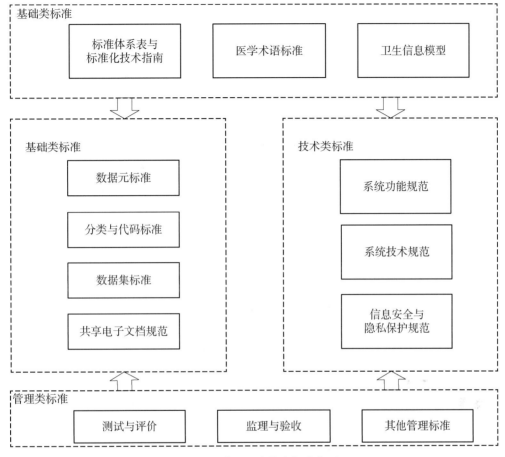

图 6-1 我国卫生信息标准体系

(1) 基础类标准,对卫生信息系统的建设、信息交互与共享、数据的规范管理起指导作用。基础类标准主要是卫生信息顶层模型领域的标准,主要包括:GB/T 30107—2013 健康信息学- HL7 V3 参考信息模型、WS/T 672—2020 国家卫生与人口信息概念数据模型、WS/T 671—2020 国家卫生与人口信息数据字典、WS/T 482—2016 卫生信息标识体系 对象标识符注册管理规程,以及 WS/T 682—2020 卫生信息标识体系 对象标识符编号结构与基本规则。

为保障标准化建设,医保局于 2019 年也发布了《医疗保障定点医疗机构等 10 项信息业务编码规则和方法》和《医保疾病诊断和手术操作、药品、医疗服务项目、医用耗材四项信息业务编码规则和方法》,形成全国统一的医疗保障信息业务编码。

(2) 数据类标准,提升信息系统协同工作的能力。共享文档的规范能够承载上下文含义,为实现语义级别的互操作提供保障;而基本数据集则规划了卫生信息数据元的类型和数量。主要包括:WS/T 303—2009 卫生信息数据元标准化规则、WS/T 305—2009 卫生信息数据集元数据规范、WS/T 306—2009 卫生信息数据集分类与编码规则、WS 364—2011 卫生信息数据元值域代码、WS/T 483—2016 健康档案共享文档规范、WS/T 500—2016 电子病历共享文档规范、WS 599—2018 医院人财物运营管理基本数据集,以及 WS 445—2014 电子病历基本数据集。

(3)技术类标准,为医院信息平台和区域卫生信息平台的建设提供了技术指引和参考。主要包括:WST 447—2014 基于电子病历的医院信息平台技术规范、WST 448—2014 基于居民健康档案的区域卫生信息平台技术规范,以及 WS/T 790—2021 区域卫生信息平台交互标准。

(4)管理类标准,由政府主导的测评工作对医院的信息化也起到了巨大的推动作用。《电子病历系统应用水平分级评价标准(试行)》《医院智慧服务分级评估标准体系(试行)》和《医院智慧管理分级评估标准体系(试行)》等标准的发布和实施极大地促进了医院管理信息系统的深入应用。

6.5.1.4 其他规范性文件

为不断促进和规范全国医院信息化建设,我国相关部门先后出台了一系列相关的规范性文件。

在信息化建设目标方面,《国务院办公厅关于城市公立医院综合改革试点的指导意见》(国办发〔2015〕38 号)为医院信息化建设指明了初步方向:医院信息化是以医院管理和电子病历为重点,强化信息技术标准应用和数据安全管理共享的医疗卫生信息系统[62]。

在信息化建设规范方面,为促进和规范全国医院信息化建设,明确医院信息化建设的基本内容和建设要求,国家卫生健康委员会组织国内相关单位专家和技术人员先后发布了《医院信息平台应用功能指引》(国卫办规划函〔2016〕1110 号)、《医院信息化建设应用技术指引》(国卫办规划函〔2017〕1232 号)和《全国医院信息化建设标准与规范(试行)》(国卫办规划发〔2018〕4 号),分别明确医院信息化功能、医院信息化技术和医院信息化建设标准。这些标准针对目前医院信息化建设现状,着眼未来全国医院信息化应用的发展要求,针对二级医院、三级乙等医院和三级甲等医院的临床业务、医院管理等工作,覆盖医院信息化建设的主要业务和建设要求,从软硬件建设、安全保障、新兴技术应用等方面规范了医院信息化建设的主要内容和要求。

以《全国医院信息化建设标准与规范(试行)》为例[63],其内容分为业务应用(包括便民服务、医疗服务、医疗管理、医疗协同、运营管理、后勤管理、科研管理、教学管理、人力资源管理共 9 类)、信息平台(包括信息平台基础、平台服务集成共 2 类)、基础设施(包括机房基础、硬件设备、基础软件共 3 类)、安全防护(包括数据中心安全、终端安全、网络安全、容灾备份共 4 类)、新兴技术(包括大数据技术、云计算技术、人工智能技术、物联网技术共 4 类),合计 5 章 22 类 262 项具体内容,对二级、三级乙等和三级甲等医院提出了具体要求。二级及以上医院在医院信息化建设过程中应依据以上标准,符合电子病历基本数据集、电子病历共享文档规范以及基于电子病历的医院信息平台技术规范等卫生健康行业信息标准,同时满足《医院信息平台应用功能指引》《医院信息化建设应用技术指引》和相关医院数据上报管理规范[《委属管医院数据上报管理方案》(国卫办规划函〔2018〕6 号)等文件]的要求。

6.5.2 代表性标准

根据对象的不同,医疗卫生信息标准化包括医学词汇和术语的标准化、数据通信和信息共享的标准化、用于卫生信息持久化的医学文档的标准化,以及对卫生信息应用系统功能的标准化等。2020 年 7 月 9 日,国家卫生健康委员会与国家中医药管理局联合印发《医疗联合体管理办法(试行)》(国卫医发〔2020〕13 号),加快推进医联体建设,逐步实现医联体网格化布局管理。此外,肺癌早筛平台的开发、建设、应用过程还涉及 HL7、ICD、医学数字成像和通信标准等常见医疗信息标准。

6.5.2.1　卫生信息交换标准(HL7)

HL7(Health Level 7)组织是美国医疗标准化组织之一,是一家非营利性质的国际性组织,成立于 1987 年,致力于制定和维护医学信息交换和医学信息模型相关标准,发展和整合各医疗信息系统间各项电子资料的交换标准。HL7 组织参考国际标准化组织开放式系统互联(Open System Interconnection,OSI)通信参考模型第七层协议,研究开发了 HL7 标准,并获得美国国家标准与技术研究院批准。HL7 组织有 35 个国家分支机构,其中包括"HL7 中国"[64]。

HL7 作为国际上通用的医疗信息标准,用于规范各医疗机构之间、医疗机构与患者之间、医疗机构与医疗卫生行政部门、保险公司及其他单位各种信息系统之间的医疗数据传递过程。HL7 汇集了应用软件之间的接口标准格式,允许各个医疗机构在异构医疗信息系统之间顺利高效地实现信息交换。HL7 的主要应用领域是 HIS/RIS,主要是规范 HIS/RIS 系统及其设备之间的通信,涉及病房和患者信息管理、化验系统、药房系统、放射系统、收费系统等各个方面。HL7 将医疗卫生信息系统的对象分为以下 4 个层次:①个人层次,如外科医生、护士、患者;②临床部门,如社区门诊部门或医疗机构;③提供医疗保健的医院机构;④区域性层次(国家、省、市、县)。患者的信息可以在同一层次上的不同医疗卫生人员或者单位之间进行交流(如在不同的科室医生之间交换),也可以在不同层次上的医疗卫生人员或者单位人员之间交换(如患者数据从医生传输到国家有关机构)。患者数据的种类和性质在同一个层次(如不同科室的医生需要的数据格式不同)或不同层次之间(如护士要求面对患者的一些护理信息,而决策者需要的是获取全局的信息)的数据交换,都需要满足一定的信息交换规则。

HL7 信息交换的基本原理如图 6-2 所示。在 HL7 中,数据交换的基本单位是消息。

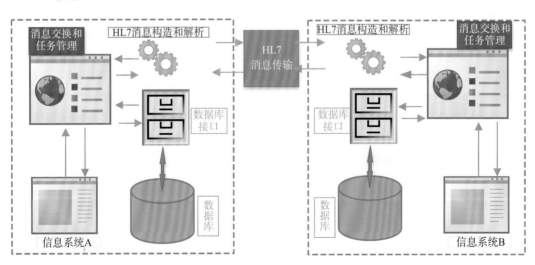

图 6-2　HL7 消息传输交换示意图

HL7 依据 OSI 数据交换的基本原理,将 HL7 文档按照 HL7 标准的语法规则转换成标准数据格式消息,然后通过网络传输协议(如 FTP、TCP/IP 等协议)传送到接收方,接收方系统在应用层上进行应答和有效性验证后转送到应用程序,按照 HL7 标准进行解析后转换为应用程序数据,最终实现异构信息系统之间的数据交换。

HL7 发展至今已有不同的版本,如表 6-2 所示。

表 6-2 HL7 的版本

年份	1987	1988	1990	1994	1997	2000	2003	2005	2015	2017	2018
版本	V1.0	V2.0	V2.1	V2.2	V2.3	V2.4	V2.5	V3.0	FHIR1.0	FHIR3.0	FHIR4.0

迄今为止,HL7 V2 仍然是应用最为广泛的医疗行业互操作性标准。HL7 V3 版本则第一次引入了共同的参考信息模型(reference information model,RIM)、数据类型模型、一套词表及一种正式的标准制定方法,并被 ISO 采用。HL7 V3 版本还引入了对"文档"的使用,其中的 CDA 标准是目前被广泛采纳的 HL7 V3 标准。CDA 不仅提供了包含相应文档(文书、医疗文书)元数据的标准化头,而且还能携带种类繁多、采用章节形式组织的临床文档。临床文档是一种具有法律效应的、反映患者临床信息组成的集合,包括文本、图像、声音和多媒体等内容。临床文档在被定义的一段时间范围内保持稳定不变,并且由相应的组织或个人对其进行维护。

另一方面,HL7 并未完全覆盖所有医疗业务范围,在肺癌早筛医联体分级诊疗所涉及的流程业务改造时,也不能盲目使用 HL7。例如,对于以事件驱动的、以主动方式更新数据的协同业务,如患者转诊、转住、医嘱管理等,可采用 HL7 标准,而对于查询类业务,由于查询的个性化特质明显,一般不宜采用 HL7 标准。此外,HL7 并没有提供一个完全"即插即用"的解决方案,因此在处理数据时缺乏一致性,处理结果也还需要在用户和厂商之间进行进一步协商。

6.5.2.2 FHIR 标准

为解决庞大繁杂的医疗数据在系统之间频繁传递的互操作问题,更好地支持移动医疗应用的需求,HL7 于 2011 年起开始制订快速医疗互操作性资源(fast healthcare interoperability resources,FHIR)标准。HL7 FHIR 用于标准之间的转换,让使用旧标准的老式系统仍可以在健康信息生态系统里交换数据信息。HL7 FHIR 自 2014 年正式发布标准试用第一版,目前的官方版本是 4.0.1。我国也积极推进 FHIR 在中国的应用,发布了基于 FHIR 的《新型冠状病毒肺炎基本数据集》。

FHIR 标准定义了 4 个基本范式:接口(RESTful)、消息(messages)、文档(documents)和服务(services)。FHIR 从通用信息系统的视角提供了信息模型和接口模型,可以作为各类应用的基础。FHIR 标准还具有以下优点。

(1) 易实施。FHIR 注重实施,能够让开发人员快速简单地实现接口。

(2) 资源多。在采用 FHIR 时,有多个实施库和多个案例库可以帮助企业进行开发。

(3) 免费。FHIR 标准免费使用,没有限制,其软件工具有商业版也有开源版。

(4) 互操作性不受规范限制,基础资源既能够参照样例使用,也可以按照本地需求进行改造。

（5）向前兼容，灵活扩展。FHIR 标准由 HL7 V2 与 HL7 V3 演进而来，结合了 HL7 V2、HL7 V3 和 CDA 的功能，与 HL7 V2 和 HL7 V3 可以共存和相互利用，并且能够灵活扩展。

以肺癌早筛与防治业务为例，一种 InterSystems FHIR 的参考架构如图 6-3 所示。架构的核心是一系列称为"资源"的模块化组件所构建的 FHIR 资源模型，这些资源易于组织，以此解决现实世界中的临床和管理问题。例如，在肺癌早筛医联体间实现信息交换的主要过程是：FHIR 客户端分别读取社区全科医生工作站、专科医院医生工作站、HIS、LIS、PACS 等系统的数据，将其转化为 FHIR 消息，通过 Web 服务使用 HTTP 协议传送至服务器端，服务器端对消息进行解析和确认后，从中读取数据并存入 FHIR 资源库，实现客户端与服务器端之间数据的交换。

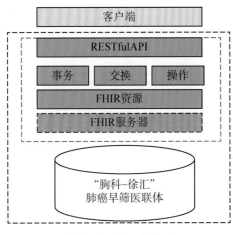

图 6-3　FHIR 框架图

6.5.2.3　国际疾病分类标准(ICD)

国际疾病及健康相关问题统计分类(International Classification of Diseases，ICD)是目前全世界通用的国际统一的疾病分类方法。ICD 根据疾病的病因、病理、解剖部位和临床表现等 4 类特征将疾病分门别类，并采用统一的、有序的编码对疾病进行标识，可用于医院临床的疾病诊断与手术操作的分类、存储、检索及统计应用。ICD 由世界卫生组织制定，是世界卫生组织国际分类家族(WHO Family of International Classifications，WHO-FIC)的核心知识库之一。

ICD 将疾病的每个主要特征作为一个分类标准，同时结合疾病发生频率、严重程度、流行情况等因素来确定其组织。ICD 的主要分类编码方法有两种：①分类。分类是把类分 3 个层次，即类目、亚目和细目。层次之间为从属关系，如细目从属于亚目，继承了亚目的基本特性。类目为 3 位数编码，包括 1 个字母和 2 位数字，例如 C34 表示气管、支气管、肺恶性肿瘤。亚目是 4 位数编码，包括 1 个字母、3 位数字和 1 个小数点，如 C34.900 为肺恶性肿瘤。细目是 5 位数编码，包括 1 个字母、4 位数字和 1 个小数点。②双重分类。双重分类又叫星号和剑号分类系统，用剑号表示疾病的原因，星号表示疾病的临床表现。

ICD-10 是国际疾病分类第 10 次修订本，疾病分类的数量与细致程度增加，并且适应于流行病学及保健评估的需求，编码方式亦更加科学实用。随着医院管理的细化和医疗信息的区域化，ICD－10 的应用直接影响医疗管理和医疗卫生信息化工作进程。我国已将 ICD－10 列为国家标准，要求所有的医院在病案首页统一使用 ICD－10 编码。ICD－10 在信息系统中的应用主要有：电子病历、病案统计、医院信息管理系统、医疗信息统计分析，门诊医生工作站、出院患者信息上报、医疗质量控制、门诊统计等。2019 年 5 月，世界卫生大会审议通过了 ICD－11，该修订将中国的传统医学纳入其中。

ICD 的应用意义包括：①标准化。ICD 符合目前医学的发展，科学、准确、完整地反映了当前的医学认知水平，是医学信息化的应用基础。②共享与参考。ICD 标准使得疾病信息得到最大范围的共享，可以反映国家卫生状况，同时还可作为医学科研和教学的资料和工具。其中，病案首页是珍贵的医学资料，不仅可以用于诊疗的参考，还可以用于临床科研。③费用管理。医疗费用控制是各国医疗改革研究的重点，而疾病分类是医疗经费控制的重要依据之一，便于反映国家卫生费用的投入使用情况。④交流。根据 ICD 收集的居民死伤原因、卫生设备和人员配备情况等，可以与国际同行进行进一步交流。⑤医院、医联体管理和评审。例如，通过 ICD 疾病分类，可以提取、查询、统计病案首页中的不同病种信息，了解各病种的平均住院时间、病床周转率、住院费用和住院人数等信息，从而可以有效考核各级公立医院，评估各医院科室的实际运作情况。

6.5.2.4　医学数字成像和通信标准（DICOM）

医学数字成像和通信标准（Digital Imaging and Communications in Medicine）由美国放射学会和国家电子制造商协会为主制定，是一个专门用于数字化医学影像传送、显示与存储的标准，该标准产生于 1985 年，当前已修订第 3 版并正式命名为 DICOM3。该标准详细定义了图像及其相关信息的组成格式和交换方法，可以通过在影像设备上建立接口来完成影像数据的传输。DICOM3 已被全世界的医学影像设备制造商和医学信息系统开发商广泛接受，成为全世界 PACS 系统普遍遵循的医学影像结构化表达的唯一事实标准，广泛应用于放射医学、心血管成像及放射诊疗诊断设备。DICOM IOD 支持多个字符集，可以表达不同语言的文本信息编码，包括中文的 GB－18030 和 Unicode。

DICOM 标准涵盖了医学数字图像的采集、归档、通信、显示及查询等所有信息交换的协议，采用开放互联的架构和面向对象的方法，定义了包含各种类型医学诊断图像及其相关分析、报告等信息的对象集，定义了用于信息传递、交换的服务类与命令集及其消息的标准响应，详细描述了唯一标识各类信息对象的技术，提供了应用于网络环境的服务支持，并结构化地定义了制造厂商的兼容性声明。

DICOM 参考了医学信息系统的相关标准，如 HL7 标准，保证了 PACS 的通信标准与 HIS/RIS 的通信标准相互兼容，因此可以集成在综合医学信息系统中。在 DICOM3.0 中，每一张图像信息具体可以分为以下 4 类：患者（patient）、实例（study）、序列（series）和图像（image）。这 4 类信息分层表达患者研究序列，即：一个患者可能有多个实例，每个实例可能包含一个或多个图像序列，每个序列都有一个或多个图像。DICOM 文件是指按照 DICOM 标准而存储的医学文件。为了正确地传输 DICOM 文件，必须共同遵守 DICOM 消息交换的规范和协议，主要包括服务类规范、消息交换、数据交换的介质存储和文件格式、网络通信协议等。

DICOM 的应用场景主要包括以下 5 个方面：①两台医疗设备之间的图像通信。DICOM 优良的互操作性可以方便地将不同厂商生产的、符合 DICOM 的医疗设备进行互联。②通信接口。DICOM 也可以作为图像产生设备（CT、MRI 等）和图像处理工作站之间的通信接口。③远程放射系统图像通信的标准。远程医疗一般在不同的单位之间进行，设备分布在不同地区，大多由不同厂商生产。世界各国的远程医疗系统基本采用 DICOM 作为其图像通信的标准。④小型 PACS 或部分 PACS 的通信标准。CT 设备和 MRI 设备共享打印系统就是最简单的 PACS。DICOM 提供了完整的工业界通用的打印标准，使多台设备共享一个打印系统或实现各种设备之间的互连。⑤综合医学信息系统的图像通信标准。由于 DICOM 中的图像信息除图像外还包括医生的诊断告、患者的情况等许多信息，也给图像分析和医生诊断带来了方便。

6.6　本章小结

本章以医院信息学为起点，递进式地概述医院信息系统、医联体信息系统及肺癌早筛平台相关的概念。此外，本章还总结了医联体信息化建设过程中涉及的主要相关标准。

（1）医学信息学。医学信息学研究医学信息的本质规律及其在疾病的诊断、治疗康复和预防技术中所起的作用。卫生系统相关部门或机构在履行职责或开展相关业务过程中，采集、存储、传输、处理和产生的以数字化形式记录的各类信息的集合称为卫生信息资源。医学信息学涉及医学实践和教育科研中的信息加工和信息交流，是医学、计算机科学、人工智能、决策学、统计学和信息管理学的综合性交叉科学。

（2）医院信息系统。医院信息系统（HIS）利用计算机软硬件技术、网络通信技术等现代化手段，对医院及其所属各部门的人员、物流、财流、医疗活动各阶段产生的数据进行采集、存储、处理、提取、传输和加工，是现代化医院建设不可缺少的基础设施与支撑环境，主要可分为医院管理信息系统、临床信息系统、公共卫生与区域医疗卫生管理信息系统等类别。

（3）医联体信息系统。医联体信息系统是医联体各成员之间实现业务协作和资源共享的基础信息平台。医联体信息系统是传统医院信息系统的扩展，是医疗信息化建设的新高地。医联体可以共享区域内居民健康信息数据，便捷开展预约诊疗、双向转诊、健康管理、远程医疗等服务，方便患者看病就医，提高医学科研技术水平。

（4）肺癌早筛平台。肺癌早筛平台利用互联网、大数据等现代化信息技术手段，在医联体各个成员之间实现肺癌分级诊疗、区域远程医疗、医疗服务教育培训、医联体业务监督、医联体内患者服务、医疗资源共享和肺癌患者数据共享。

（5）医联体信息化相关标准。卫生信息标准是卫生领域信息的相关行业标准，是指导卫生信息系统建设、实施系统间数据交换与共享、规范卫生信息采集、存储和利用的重要准则和保证。常用的相关标准有 ISO、ANSI 等标准。我国发布了相关标准 200 多项，覆盖基础类、数据类、技术类和管理类等维度。肺癌早筛平台的开发、建设、应用过程涉及的常见医疗信息标准有 HL7、ICD、DICOM 等标准。

随着国家和国内各医疗机构对信息化建设的重视和对建立信息化工作提出的更高要求，医疗信息系统在今后将会进入区域信息化或医联体信息化发展的快速阶段，并向着标准化、集成化、区域化、规范化和智能化的方向发展。

7

肺癌早筛平台需求分析

本章针对肺癌早筛医联体在信息化过程中的业务需求,在医联体信息化的目标与思路、业务流程分析、需求分析和业务模型等方面进行了讨论。首先,明确以区域居民健康档案为筛查基础,以电子病历为主线,建成肺癌早筛平台,在医联体成员之间实现筛查结果、检查结果、电子病历等信息共享,最终实现信息惠民、服务患者的目标。其次,对照肺癌早筛医联体成立前后业务流程的变化,总结肺癌早筛平台、专科医院和社区医院在早筛、转检和转诊时的主要业务需求。最后,对肺癌早筛医联体的关键业务进行抽象和建模,识别系统参与者,重点对大数据筛查、初筛对象信息管理、早筛对象信息共享、电子病历查询、专科医院病历发布、医疗预约资源发布、医疗资源预约、随访管理等核心用例进行分析。

7.1 目标与建设思路

7.1.1 总体目标

根据《国务院办公厅关于推进分级诊疗制度建设的指导意见》(国办发〔2015〕70 号)[65]、《国务院办公厅关于推进医疗联合体建设和发展的指导意见》(国办发〔2017〕32 号)[58],以及《医疗联合体管理办法(试行)》[66]所提出的"医联体内各医疗卫生机构应当严格落实自身功能定位,落实急慢分治要求""区域全民健康信息平台推进医联体内成员机构信息系统的互联互通,为网格内居民提供诊断、治疗、营养、康复、护理、随访、健康管理等一体化、连续性医疗卫生服务"的方针,专科医院和各社区卫生中心共同组成医联体。在医联体中,专科医院提供疾病的复杂疑难诊断和诊疗服务,各社区卫生服务中心为社区居民提供疾病早期筛查服务,为病情稳定的患者提供随访服务,以及为手术出院患者提供复访服务。

以此为背景,肺癌早筛医联体的信息化目标是:根据国家和上海市的发展规划,针对肺癌防治问题,采取"早发现、早治疗"的方针,结合"分级诊疗,双向转诊"的思路,以区域居民健康档案为筛查基础,以电子病历为主线,建成医联体早筛与防治信息管理系统,在医联体成员之间实现筛查结果、检查结果、电子病历等信息共享,提供跨机构的转检、转诊途径,为满足患者的医疗需求提供便利,促进肺癌诊疗整体水平的提升。借助信息化手段,政府卫生部门整体监管和考核肺癌的早筛与防治工作,提高肺癌发现和诊疗的整体水平,降低社会总成本;社区卫生中心发挥属地优势,共享社区居民的社区调查结果以及专科医院的专病医疗资源和检查诊断结果,根据筛查意见提供转检、转诊的指导和服务;胸科医院通过分级诊疗和信息共享,集中发挥 CT 检查资源、专家团队、专病门诊、危急或疑难病症诊疗等高水平医疗服务优势;社区居民则减少盲目就医所浪费的时间、精力和费用,最终实现信息惠民、服务患者的目标。

7.1.2　总体建设思路

当前,医院信息系统在逐步发展和应用过程中已经形成较为复杂的体系。肺癌早筛医联体的出现对信息系统提出了新的需求,如分级诊疗和协同等业务信息需求,使得信息系统的复杂性进一步加大。另一方面,在医联体信息化建设过程中,如何尽量减少对各成员机构原有内部信息系统的影响,也是肺癌早筛医联体信息化过程中要解决的关键问题。面对肺癌早筛医联体信息化问题,可采用以下思路。

(1)流程优化。以服务患者为中心,通过调查分析患者跨医院就医的一般流程,结合分级诊疗要求、肺癌早筛技术要求和专科医院及社区卫生服务中心的医疗服务特点,制定患者就医流程优化方案,分析业务需求,搭建流程闭环的医联体信息系统架构,形成肺癌早筛临床、手术、化疗、随访一体化的多核闭环服务协同体系,为患者提供全过程、高效、连续的诊疗服务。

(2)信息共享。设计数据模型和集成架构,利用医联体信息系统实现主要医疗环节的跨机构数据共享与交换,如社区调查结果、专科医院医疗资源(如 CT 检查资源、专病门诊资源)和检查及诊断结果(如检查报告、医嘱、住院患者首页),实现患者筛查、诊断、手术、康复治疗、随访等分级诊疗全过程的信息管理。

(3)标准落地。在数据元表示、信息交换接口等方法与技术方面,遵循我国政府和相关部门发布的一系列卫生信息标准,符合国际和国内的计算机信息系统设计相关标准的要求,满足信息的规范性和扩展性要求。

7.2　业务流程分析

7.2.1　医联体建立之前的业务流程

为优化患者跨医院就医的一般流程,首先分析社区居民在医联体成立之前的就诊和转诊流程,如图 7-1 所示。

(1)社区患者因不适等原因到社区医院挂号、付费。

(2)社区医院医生为患者进行诊疗。医生需查问病情和病史,如在社区医院无法诊断或完成诊治,则会建议患者转诊到专科医院。

(3)转诊患者需至专科医院重新挂号、付费和候诊。在预约或挂号环节,由于医院号源有限,患者可能需要花费较多的时间和精力排队或"抢号",才能成功完成预约或挂号。

(4)专科医院医生为患者进行诊疗。医生需要再次查问病情和病史。如初步判断患者属于肺癌风险人群,则为其开具 LDCT 检查单。

(5)患者重新到收费处缴费,再到放射科进行检查预约登记。由于医院检查设备资源有限,患者可能需要等待数日才能进行 LDCT 检查。

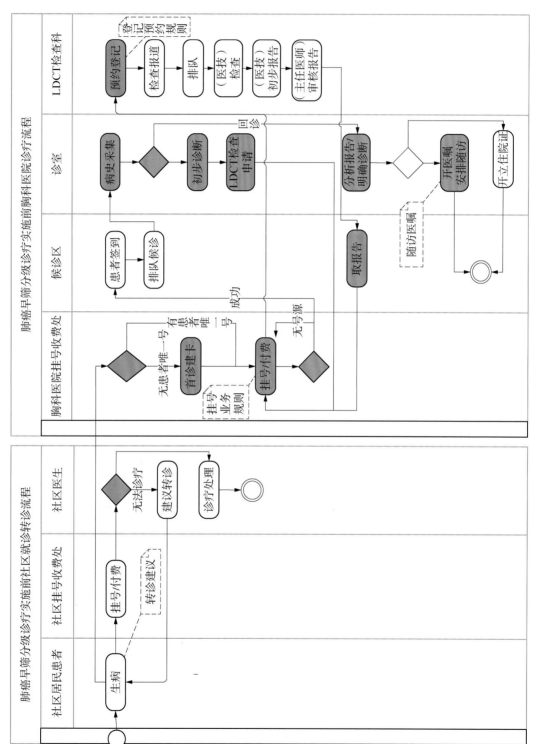

图 7-1 肺癌早筛医联体信息化前就诊、转诊基本业务流程图

（6）患者在检查预约日再次来到专科医院，在放射科排队等待检查。LDCT 检查完毕后，检查报告一般无法做到当日出具。

（7）专科医院放射医师依据影像对病情做出初步报告，经主任医师进行审核后发布检查结果报告。

（8）患者在数日后再次来到专科医院取得检查报告。由于患者拿到报告后还需要医生的进一步诊断，因此还需预约挂号，进行复诊。此时重复流程（3）。

（9）专科医院医生综合检查报告和病情分析，出具诊断意见。对于属于肺癌风险人群的患者，出具定期随访的医嘱；对于需要住院手术的患者，开具住院证。

从以上流程可以看出，患者需要返往医院的次数相对较多。例如患者在专科医院仅仅为了得到检查和诊断结果，就需要经过以上过程中的（3）、（4）、（6）、（8）流程，即分别赴医院进行初诊挂号、门诊检查、CT 预约和复诊，往返达 3~4 次才能得到检查和诊断结果。这种情况下，也加重了专科医生门诊和复诊的工作负担。此外，以上流程中还存在以下潜在问题。

（1）在社区医院诊疗环节，由于社区医生对于肺癌诊疗的专业程度差异较大，可能会导致将一些无须赴专科医院诊疗的社区患者转诊至专科医院。

（2）在专科医院，患者在不同的业务场景中需要反复排队，如挂号窗口、等候叫号等，等待时间也存在不确定性，候诊时间的长短取决于候诊人员的数量，患者容易产生焦躁情绪；此外，患者在医生开具 LDCT 检查单后，还需要再次经历缴费、预约、登记叫号等环节才能进行 LDCT 检查，花费较多的时间，推高了患者的就医成本，降低了就医体验。

（3）由于专家号往往难以挂到，因此患者可能需要多次去医院排队或不断在网上"抢号"，花费较多的精力。

（4）可能发生患者预约挂号时选错科室或选错专家而需要重新预约挂号的情况，浪费号源和医生时间。

（5）可能发生只需随访的人群也赴专科医院就诊，降低了优良医疗资源的效用。

（6）社区缺少筛查患者诊疗情况的动态跟踪机制，不利于社区对于早筛患者医院诊疗情况的实时掌握并提供实时、有效的诊疗指导建议。

7.2.2　流程优化的主要思路

在医联体信息化时，首先要对分级诊疗流程进行优化和对社区医生诊疗服务进行优化和标准化，主要的思路如下。

（1）"筛查量大、复杂度低，社区医生来帮忙"。肺癌作为我国肿瘤发病率和病死率第一位的恶性肿瘤，早诊早治是决定肺癌疗效的关键因素。大多数"因症就诊"的肺癌患者往往已发展到晚期，失去了手术机会，5 年生存率差。医联体采用大数据智能手段筛查出潜在患者，通过社区初筛找出早期肺癌患者，给予及时治疗，从而提高患者的术后生存率和生活质量。在此过程中，社区医生承担了相应筛查任务，保障早期筛查和按时随访工作的顺利有序进行，且无须掌握复杂精深的肺癌专科知识。

（2）"资源有限，好钢用于刀刃上"。对于专科医院来说，医生应将主要精力投入危急、疑难病症的诊疗上，发挥胸科医院在专病诊疗上的优势；对社区医院来说，肺癌相关检查设备价格昂贵，应避免重复投资；对患者来说，只有潜在风险较高的情况才需做进一步检查，降低患者负担。

（3）"信息多走路，患者少候诊"。在信息化建设过程中，要充分发挥信息集成和共享的作用，将线下预约引流至线上完成，对部分跨机构、低效率的业务活动进行流程改造，减少患者在各环节的耗费时间，提升就医体验。

（4）"助民就医，社区医生最拿手"。社区医生对患者情况、专科医院的科室和专家信息较为了解，可与患者协商后，直接帮助患者完成预约检查。患者只需按预约时间到指定专科医院科室挂号缴费就可以就诊。

7.2.3 医联体建立之后的业务流程

在医联体建立后，胸科医院与社区医院的业务流程如图 7-2 所示，主要包括以下几个步骤。

（1）高危评估。主要由大数据筛查和社区初筛两个阶段的业务活动组成。

1）大数据筛查：根据《肺癌早筛临床指南》，医联体通过社区居民健康档案进行大数据研判，将初筛对象名单推送至社区医院。

2）社区初筛：社区医生（签约的家庭医生）根据名单开展核实和调查工作，上传高危问卷，判断居民初筛是否为阳性。若初筛为阴性，则流程结束。

（2）患者注册。如果社区居民患者为胸科医院的首诊患者，则自动触发专科医院的建卡业务。

（3）转检预约。若初筛为阳性，则由社区医生为居民预约专科医院的 LDCT 检查。预约完成后，打印预约单，告知居民预约时间及其他相关信息。

（4）候检。居民按照预约单记录的日期和时段前往胸科医院，在挂号收费处或在自助机上完成 LDCT 检查缴费后到检查室签到，完成 LDCT 检查。

（5）查看检查结果和医嘱。LDCT 检查结果经专家诊断，如果无肺癌阳性标志，则将该居民列入定期随访对象；若有肺癌阳性标志，则发布医嘱，建议其预约专病门诊。专科医院将 LDCT 检查结果和医嘱推送至社区医院，供社区医生查看。

（6）转诊预约。社区医生根据胸科医院推送的医嘱信息，为居民预约胸科医院专病门诊，为居民患者打印门诊预约单。

（7）门诊挂号和就诊。居民按照预约时间，前往专科医院挂号付费就诊。就诊后，专科医院将居民患者的就诊结论推送至社区医院。

（8）社区随访。若居民未被诊断为癌症，则社区医院将居民列入定期随访对象；若无须随访，则流程结束；若居民被诊断为癌症但无须住院治疗，则待居民诊疗结束后，专科医院将居民的治疗结果推送至社区医院。

（9）住院预约、住院和术后随访（复访）。若居民被诊断为癌症且需要住院治疗，则患者办理住院手续后，专科医院将居民的住院信息（包括住院日期、病区、床位及治疗团队等）推送至社区医院。待治疗结束后患者出院时，专科医院将患者的病案首页相关内容推送至社区医院，并将该患者列入术后随访对象。

（10）社区医生为需要随访的居民向专科医院预约 LDCT 检查，后续流程同（3）。

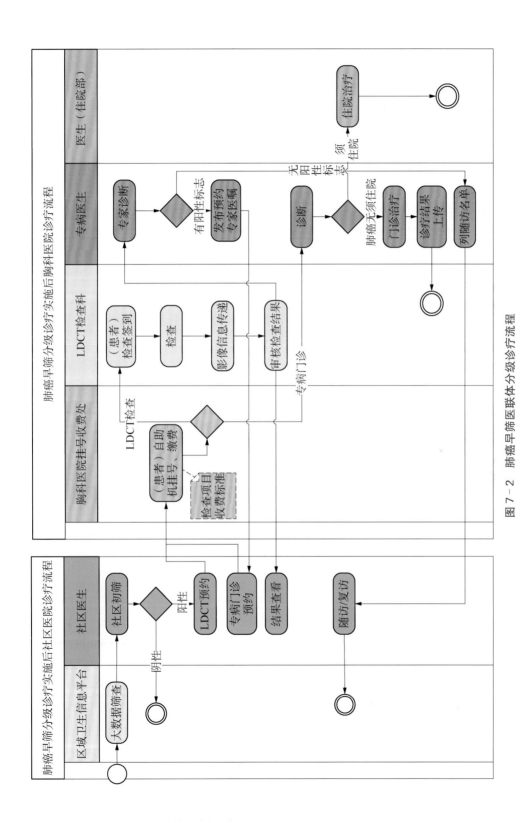

图 7-2 肺癌早筛医联体分级诊疗流程

在以上肺癌早筛医联体分级诊疗流程中,医联体借助大数据筛查和问卷评估环节对筛查业务进行了专业规范,实现了基层首诊的强化和标准化。社区医院医生承担了肺癌早期初筛任务,并且可为患者跨医院检查进行预约和登记。胸科医院发挥了专病和专家团队的专业特长,并与社区医院达成信息和资源共享,在检查结果查询、LDCT 检查预约和专病门诊预约、社区随访(含复访)等业务方面实现了分级诊疗、双向转诊的核心目标,实现了"让信息多跑路,老百姓少跑路"的高效诊疗服务。

7.3 需求分析

信息系统的需求主要包括业务需求与非业务需求。根据肺癌早筛医联体的业务流程,可划分为协同平台、专科医院和社区医院 3 个业务发生点。其中,协同平台是为实现医联体成员之间进行资源共享和信息交换而建设的信息系统。

7.3.1 肺癌早筛平台业务需求

(1) 通过对社区居民健康状况的肺癌筛查,对高危风险者和患者实现全病程的管理,包括患者基本信息管理和患者诊疗信息管理。

(2) 通过肺癌筛查模型对社区居民的健康档案进行筛选,匹配出肺癌高危风险者。

(3) 管理预约资源池。预约资源分为检查预约和专病门诊预约,由专科医院对相关资源进行维护和同步,处理社区医院提供的高危风险者或患者的预约申请,进行预约匹配。

(4) 共享专科医院的检查和诊疗信息,社区医院医生制定和维护随访计划。社区医院医生按照计划进行随访后,向肺癌早筛平台提交随访日志。

(5) 采集医院居民健康档案、社区问卷和相关电子病历。

(6) 对纳入协同医疗体系的社区医院和专科医院的信息和属性数据进行管理,对于进入和退出的社区医院和专科医院进行管理。

(7) 按照医联体管理部门、社区医院和专科医院的需求,对数据进行统计和可视化展示,辅助决策支持。

7.3.2 专科医院业务需求

(1) 查询社区医院提交的患者居民健康问卷结果。

(2) 专科医院针对肺癌早筛平台推送的社区居民患者,配备 LDCT 检查和诊疗资源。专科医院对配给的检查资源和诊疗资源进行维护,供社区患者预约。

(3) 预约确认及收费诊治:预约成功的社区患者,前往专科医院挂号、缴费后,专科医院为社区患者提供对应的检查和诊疗。

(4) 专科医院向医联体成员共享患者 LDCT 影像资料和检查结果、诊疗过程信息、医嘱、住院信息和手术信息等电子病历内容。

7.3.3 社区医院业务需求

(1) 社区医院接受肺癌早筛平台推送的高危患者信息,对其进行基本信息审核和初筛调查,填写并上传调查问卷,对于参与初筛的患者进行高危危险度评估,确认高风险者。

（2）社区医院根据确认的高危风险者状况和意愿为其进行专科医院的专项检查预约和专病门诊预约。

（3）社区医院医生针对专科医院提交的社区患者的检查资料和诊疗信息及专科医院医生的医嘱,制定随访计划,按照计划对社区患者进行线下的随访或复访,并提交随访或复访日志。根据随访状况,必要时对专科医院进行再次的检查或诊疗预约。

（4）社区医院提交辖区居民健康档案,可查询所管理的社区患者与专病相关的资料信息,可查询与本社区相关的统计数据。

7.3.4　信息安全需求

安全需求是信息系统重要的非业务需求。"胸科－徐汇"肺癌早筛平台在安全方面具有以下需求。

（1）合法合规。2011年,原卫生部制定并印发了《卫生行业信息安全等级保护工作的指导意见》（卫办发〔2011〕85号）,指出卫生行业各单位要按照"谁主管、谁负责,谁运营、谁负责"的要求,落实信息安全责任[67]。2016年,国务院印发《"十三五"卫生与健康规划》（国发〔2016〕77号）,提出要"加强健康医疗数据安全保障和患者隐私保护"以及"加强信息安全防护体系建设"[68]。2017年6月,《网络安全法》正式发布并实施,明确了我国实行网络安全等级保护制度,要求所有的医疗机构都必须落实好信息安全等级保护工作。要建立、健全网络安全检测预警和信息通报制度,建立网络应急工作机制,制定应急预案,做好定期网络安全巡检工作。

（2）数据安全。肺癌早筛平台承担着肺癌早期筛查、分级诊疗和肺癌防治的任务,其掌握的社区居民肺癌诊疗信息关乎患者隐私和社会秩序稳定。因此,肺癌早筛平台的运行必须考虑：操作员现时是否有使用平台的某个功能、数据加密、应用操作系统的权限;肺癌早筛平台是否有足够的防护措施、防止非法用户侵入;保证不因操作人员的误操作导致系统的崩溃等安全需求。

（3）隐私保护。《国务院办公厅关于促进和规范健康医疗大数据应用发展指导意见》（国办发〔2016〕47号）都明确提出,要加强健康医疗大数据安全保障和患者的隐私保护。发展健康医疗大数据应首先保障数据安全,保障患者隐私,唯有如此才能实现医疗数据互联互通、共享和规范应用[69]。

7.3.5　性能需求

性能需求也是信息系统重要的非业务需求。肺癌早筛医联体平台在技术性能方面具有以下需求。

（1）高可用性需求。系统须具备较好的人机交互体验,较好地满足业务功能需求,医护人员系统使用操作满意度好,系统功能使用率较高。

（2）高稳定性需求。系统的年平均故障时间、年平均故障修复时间、年累计非计划停机时间应较低,尽可能做到7×24小时不断运行。

（3）高性能需求。系统响应时间应较小,吞吐量应较大。肺癌早筛业务对平台响应速度的要求较高,尤其在社区卫生中心早筛业务并发较多的情况下。例如在高危评估、预约LDCT

和预约专家门诊集中处理时段,需要保证平台性能稳定、不受业务量和数据交互量的影响。

(4)可扩展性需求。系统可以根据肺癌早筛业务量和数据量横向扩展,以适应业务的变化和拓展。

(5)可迁移性需求。系统应确保肺癌早筛平台及其专有数据不受服务器、操作系统和数据库等基础设施的制约,以方便系统的升级或迁移。

(6)可维护性需求。系统应具有日志管理、报表展示、统一认证、安全防护、流量管控、服务路由、监控报警、备份等功能,确保系统的稳定运行。

7.4 业务模型

肺癌早筛医联体业务建模通常包括识别参与者、识别用例、建立业务用例模型和分析业务用例等步骤。

7.4.1 参与者

参与者是管理和使用业务的用户或事物。参与者处于信息系统之外,通过与系统交互的方式参与相应的业务。信息系统中的参与者不一定是人,也可以包括存储、使用、改变信息的事物。通过对肺癌分级诊疗业务流程的需求进行分析,可以识别出医联体各机构中有医务人员、筛查对象、管理员、医院信息系统与区域卫生平台中的居民健康档案等类别的主要参与者。

7.4.1.1 医务人员

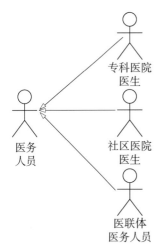

图 7-3 参与者:医务人员

医务人员是参与肺癌早筛与防治工作的医务工作者的泛化,主要包括经授权的社区医院医生、专科医院医生及医联体医务人员,如图 7-3 所示。

(1)社区医院医生:社区医院医生隶属于社区医院,为本社区居民患者提供肺癌早筛服务。

社区医生根据肺癌早筛平台推送的肺癌高危患者信息,对辖区内的肺癌高危患者进行调查确认;向协作平台上传高危患者的调查问卷结果,提交辖区内居民的电子档案;对于确认高危的患者进行转检和转诊预约;根据协作平台的患者诊疗过程信息和医嘱,制定并上传随访计划,随访后实时上传随访日志;对于诊疗后的患者进行随访,并依据患者随访的状况再次进行转检和转诊预约,查阅辖区专属患者的健康档案、检查和诊疗信息,调阅社区医院的相关统计数据信息。

(2)专科医院医生:专科医院的医生(含相关的医技人员)负责上传诊疗数据、发布医嘱,更新居民患者的肺癌早筛相关电子病历;此外,专人负责维护预约资源,向肺癌早筛平台推送检查预约资源(如 LDCT 检查排班表、可预约检查时段、可预约检查号源等信息)和专病门诊预约资源(如专病门诊排班表、专家号源等信息)。

(3)医联体医务人员:医联体医务人员主要负责早筛规则的制定、初筛对象的推送、早筛对象信息共享等。医联体医务人员可由管理机构指派专人负责,也可由医院的医务人员兼任。

7.4.1.2　肺癌筛查对象

肺癌筛查对象是肺癌早筛与防治对象的泛化,如图7-4所示,主要包括早筛对象和初筛对象。

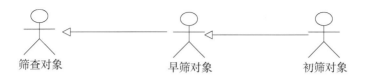

图7-4　参与者:肺癌筛查对象

(1) 早筛对象:是肺癌早筛服务的接受方,主要是在居民健康档案覆盖的社区中已经签约家庭医生、接受肺癌早筛健康管理的居民。早筛对象接受肺癌初步筛查,参与社区医院的问卷调查,可通过社区医院预约专科医院的 CT 检查和专病门诊,并由社区医院医生定期随访。

(2) 初筛对象:接受肺癌初步筛查的早筛对象。

7.4.1.3　管理员

管理员对系统的功能和配置进行管理,如图7-5所示,包括社区医院管理员、专科医院管理员、肺癌早筛平台管理员和医联体运营管理员。

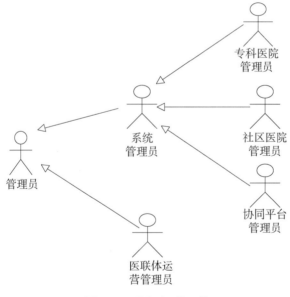

图7-5　参与者:管理员

(1) 系统管理员:社区医院管理员、专科医院管理员和肺癌早筛平台管理员具有各自子系统内的用户管理、角色管理和字典管理权限,可以对用户进行访问控制以及对系统的元数据进行管理。

(2) 医联体运营管理员:代表卫健委等医联体管理机构参与医联体的运营管理委员会,负责医联体内社区医院和专科医院的机构管理、数据统计与分析等,对肺癌早筛平台的运营情况进行分析、考核和评价。

（3）社区医院管理员：负责社区医院肺癌早筛相关子系统的用户、角色和字典管理。

（4）专科医院管理员：负责专科医院肺癌早筛相关系统的用户、角色和字典管理。

（5）肺癌早筛平台管理员：负责肺癌早筛平台系统的用户、角色和字典管理和 Web 服务的注册和配置管理。

7.4.1.4 医院信息系统

医院信息系统是医院内部信息系统如 HIS、PACS、RIS、CIS、EMR 等系统的泛化，患者在专科医院进行挂号、收费、检查、诊疗时，通过各类业务系统接口与医院信息系统进行信息交互，如图 7-6 所示。

7.4.1.5 居民健康档案

社区居民健康档案是社区居民的相关健康信息记录，是早筛的重要依据。

7.4.2 系统用例图

在识别参与者之后，可使用用例图描述参与者的行为，分析信息系统的需求。

根据国家卫生健康委员会 2017 年 4 月印发的《国务院办公厅关于推进医疗联合体建设和发展的指导意见》，按照其中关于医联体建设所指出的分级诊疗业务、资源共享业务和营运管理的要求，以下分别从医联体肺癌早筛平台、社区医院、专科医院和系统管理的角度进行分析。

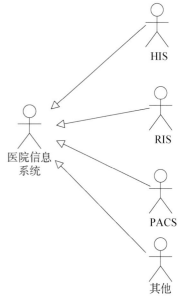

图 7-6 参与者：医院信息系统

7.4.2.1 医联体肺癌早筛平台用例图

医联体肺癌早筛平台主要用例如图 7-7 所示，包括以下几个方面。

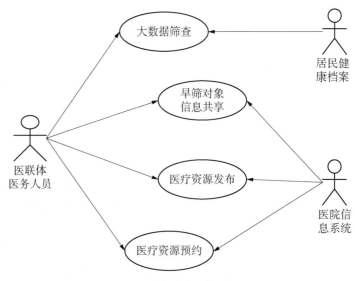

图 7-7 医联体肺癌早筛平台用例图

（1）大数据筛查：医联体医务人员通过肺癌早筛平台从区域卫生信息平台调阅社区居民健康档案信息，根据《肺癌早筛临床指南》进行大数据筛查，确定初筛对象范围，制定并向社区医院下达筛查计划和任务，进行肺癌早筛高危因素评估。

（2）早筛对象信息共享：信息共享是医联体肺癌早筛平台的核心功能之一。通过患者主索引（enterprise master patient index，EMPI）等信息，医联体各成员（肺癌早筛平台、专科医院、社区医院）的用户可实现早筛对象信息共享。共享的信息除姓名、性别、年龄等基础性信息之外，还包括社区医院的问卷调查结果、随访记录，以及在专科医院已被标识为早筛对象的患者转诊、转检、住院等电子病历记录。

（3）医疗资源发布与医疗资源预约：在医联体成员之间开展分级诊疗协作时，需要确定各机构医疗资源的可用情况。在肺癌早筛医联体中，可预约资源项目包括转检和转诊等类别，对应的可预约资源分别为 CT 检查排班信息和专病门诊排班信息等类别。肺癌早筛平台的医疗资源发布和预约功能，可以通过数据集成（如设立同步资源池）、消息代理（如转发资源提供方的通知消息）、Web 服务、微服务等方式，为专科医院的资源发布和社区医生的远程预约请求构建信息交换渠道。

在肺癌早筛平台中，可通过医疗资源发布，将专科医院为早筛对象所预留的排班资源推送或发布给社区医院，并处理社区医院医生的查询和预约请求；通过医疗资源预约，将社区医院的资源查询和预约请求发送给专科医院，并查看预约结果。

7.4.2.2 社区医院用例图

社区医院主要用例如图 7-8 所示，包括以下几个方面。

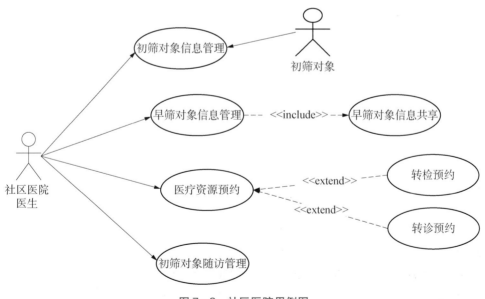

图 7-8 社区医院用例图

（1）初筛对象信息管理：社区医院医生通过初筛对象信息管理，完成初筛任务，主要包括查询肺癌早筛平台推送的初筛对象信息并进行核实，通过接诊或电话方式与初筛对象进行一对一访谈，采集初筛对象的病史，做出初步诊断，完成社区问卷并上传问卷结果。

（2）早筛对象信息管理：社区医院医生查看早筛对象的基础性信息和相关电子病历信息。这一过程可通过直接调用肺癌早筛平台中的早筛对象信息共享服务加以实现。

（3）医疗资源预约：社区医生查询专科医院的可预约资源，代表早筛对象发出预约请求，并查看预约结果。针对转检和转诊，分别可扩展为转检预约（如预约 CT 检查）和转诊预约（如预约专病门诊）。

（4）早筛对象随访资源管理：社区医生定期随访早筛对象，跟进和记录健康状况，开展社区医疗和随访，如有必要向其建议进行转检或转诊。

7.4.2.3 专科医院用例图

专科医院主要用例如图 7-9 所示，包括以下几个方面。

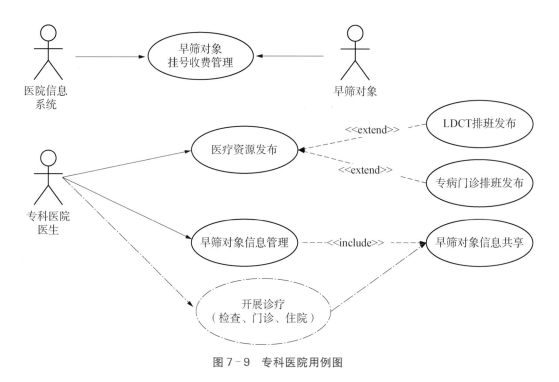

图 7-9　专科医院用例图

（1）早筛对象挂号收费管理：当早筛对象按照社区医生的预约赴专科医院就医时，医院信息系统识别并将其标识为早筛对象，同时提供专用的挂号和收费接口（如早筛挂号与收费自助服务一体机）。

（2）医疗资源发布：专科医院医生可为社区早筛对象预留专科医院的可预约资源并向肺癌早筛平台推送或发布，接收并处理资源预约请求，发送预约结果。针对转检和转诊，分别可扩展为转检资源发布（如 CT 检查排班）和转诊资源发布（如专病门诊排班）。

（3）早筛对象信息管理：专科医院医生查看早筛对象的基础性信息、社区问卷结果及随访记录。这一过程可通过直接调用肺癌早筛平台中的早筛对象信息共享服务加以实现。

需要说明的是，专科医院医生为转检或转诊到专科医院的早筛对象开展检查、门诊、住院等诊疗活动时，可通过医院信息系院内部的 RIS、医生工作站、门诊工作站查询和记录其检查结果、诊疗结果和住院病案等信息。在这种记录方式下，早筛对象的地位等同于普通患者。即使如此,借助挂号收费环节中所记录的早筛对象标识,相应的电子病历可被早筛对象信息共享中数据同步环节所识别和更新,实现早筛对象电子病历在医联体内共享。

7.4.2.4　管理员用例图

管理员主要用例如图 7 - 10 所示,包括以下几个方面。

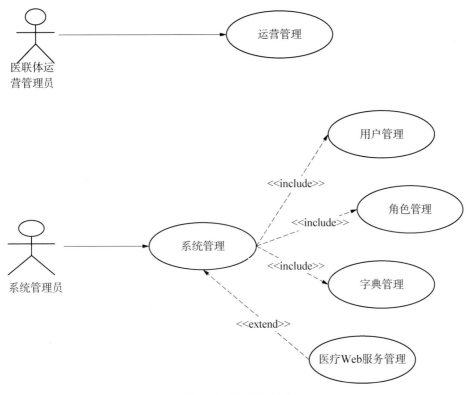

图 7 - 10　管理员用例图

（1）运营管理:医联体运营管理员代表卫健委等医联体管理机构,通过肺癌早筛平台实现医联体成员的管理、运营数据监控和统计、数据质量控制、辅助决策支持以及考核与评价。

（2）系统管理:系统管理员(社区医院管理员、专科医院管理员和肺癌早筛平台管理员)可对各自子系统进行用户管理、角色管理和字典管理。

1）用户管理:系统管理员可以对相应系统的用户账号进行增、删、改、查。

2）角色管理:系统管理员可定义不同的角色,设置和修改角色的权限,并为用户分配角色,对同一角色的多个用户赋予相同的权限。

3）字典管理:设置和修改系统的科室字典、类别字典、通用字典、员工字典等基本数据表信息。

4）医疗 Web 服务管理:肺癌早筛平台管理员可对 Web 服务的注册和配置进行管理。

7.4.3 用例

7.4.3.1 大数据筛查

大数据筛查用例如图 7 - 11 所示。

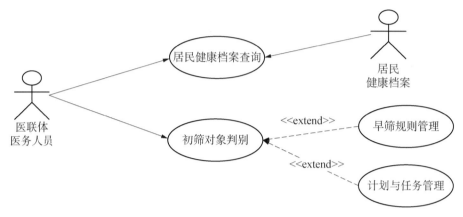

图 7 - 11 大数据筛查用例图

大数据筛查是肺癌早发现的起点,通过大数据筛查,可以有的放矢地确定初筛范围。医联体医务人员通过肺癌早筛平台,从区卫生信息平台的交互获取符合初筛条件的居民健康档案信息,根据《肺癌早筛临床指南》,判别是否列入初筛范围。对于初筛对象按照计划定期向社区医院推送初筛名单,下达初筛任务。以上过程可用序列图表示,如图 7 - 12 所示。

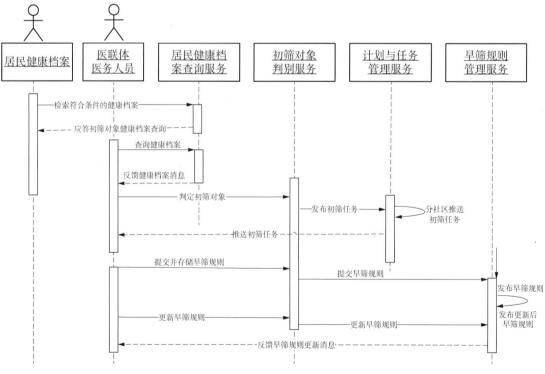

图 7 - 12 大数据筛查序列图

用例的活动图如图 7-13 所示。

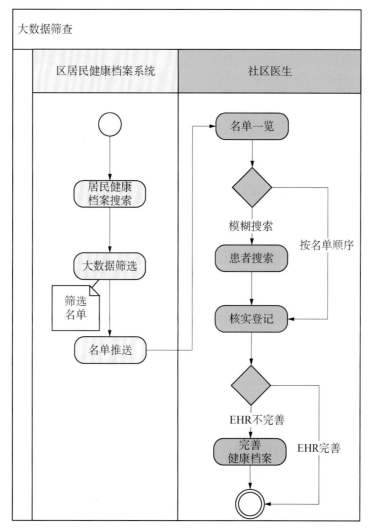

图 7-13　大数据筛查活动图

7.4.3.2　初筛对象信息管理

初筛对象信息管理用例如图 7-14 所示。

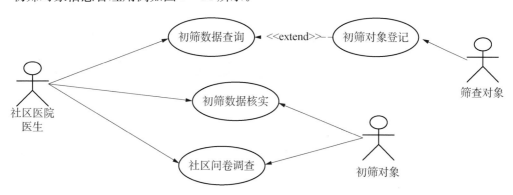

图 7-14　初筛对象信息管理用例图

社区医院医生对肺癌早筛平台推送的初筛数据进行核实，与初筛对象一对一地完成社区问卷并上传问卷结果。对于未列入平台推送范围的患者，如有必要，可将其列为筛查对象，初登记后作为早筛对象处理。以上过程可用序列图表示，如图7-15所示。

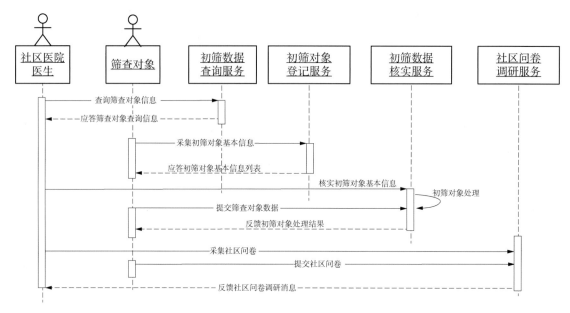

图 7-15 初筛对象信息管理序列图

社区医生承担患者病史采集和初步诊断工作，可大量节省专家的时间，并为疾病的进一步诊疗提供完整的基础信息。通过专业的问卷调查和筛查算法，进一步规范化了基层医疗人员的诊疗活动，提高了社区医院的肺癌诊疗水平。

用例的活动图如图7-16所示。

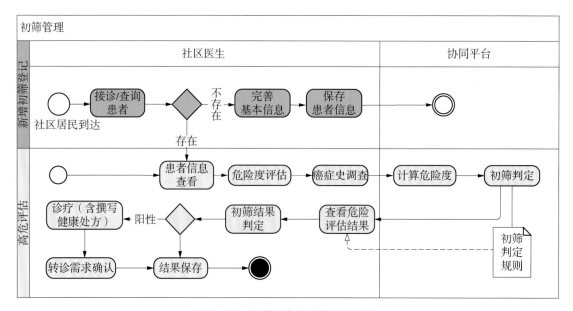

图 7-16 初筛对象信息管理活动图

7.4.3.3 早筛对象信息共享

早筛对象信息共享用例如图 7-17 所示。

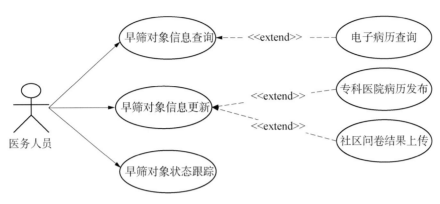

图 7-17 早筛对象信息共享用例图

肺癌早筛医联体在机构成员之间,共享患者的基本个人信息、电子病历信息、社区问卷调查结果和早筛对象状态的跟踪,向各成员的医务人员提供肺癌早筛对象的筛查、检查、门诊、住院等全过程、跨机构信息查询与更新。

对于社区医院的医生,在更新早筛对象信息时,可扩展的用例是社区问卷结果上传,即共享早筛对象在社区医院的问卷调查结果,可将其作为其他机构(特别是专科医院)医务人员诊疗的依据。

对于专科医院的医生,在更新早筛对象信息时,可扩展的用例是专科医院病历发布,即共享早筛对象在专科医院的检查和诊疗结果,可将其作为病历进行发布。

对于各机构的医务人员,在查询对象信息时,如有必要可进一步进行电子病历查询,以便于社区医院医生和专科医院医生的跟进和随访。

以上过程可用序列图表示,如图 7-18 所示。

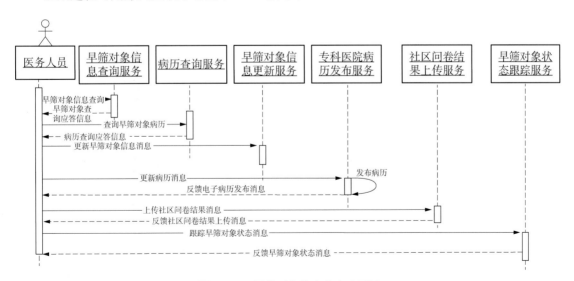

图 7-18 早筛对象信息共享序列图

7.4.3.4　电子病历查询

肺癌专病电子病历是居民电子病历的一个子集。依据"谁治疗、谁记录、谁管理"的原则,早筛对象的电子病历除个人基本信息外,社区医院和专科医院原本都只掌握患者在本机构的就诊信息,社区医院拥有首诊相关的肺癌高危问卷和初筛结果,专科医院拥有复杂危急患者的具体诊疗过程数据,主要包括:①肺癌专病医生首页以时间轴的形式提供肺癌患者基本信息、患者摘要信息、近期肺癌诊疗服务等信息;②肺癌诊疗信息服务用于提供历次肺癌专病就诊信息、检查检验记录、门诊处方、手术记录、用血记录、体检记录、病程记录、护理记录、知情告知信息、病案首页、入院录、病程、会诊记录、住院医嘱、出院小结等相关电子病历信息。只有把社区医院和专科医院的数据整合在一起,才能形成肺癌早筛与治疗全周期的数据。

电子病历查询用例如图 7 - 19 所示。

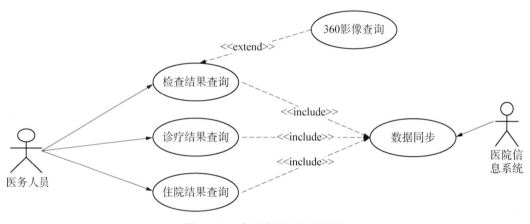

图 7 - 19　电子病历查询用例图

医联体各机构医务人员通过电子病历查询,查看早筛对象的检查、门诊、住院(如 LDCT 报告、诊断报告、病案首页等)等结果信息。这些信息来源于专科医院信息系统,通过数据同步与医联体成员进行共享。

对于没有部署 PACS 系统的社区医院,可扩展的用例是 360 影像查询,通过胸科医院授权 360 影像服务来查看 LDCT 中的影像信息,即将患者在胸科医院 RIS 系统产生的检查报告推送至肺癌早筛平台,并调用 360 影像服务的远程服务功能远程访问 PACS 系统中影像信息。通过这种方式,专科医院充分提高了高质量影像的利用率,同时社区医院也无须投资显示设备和图像处理软件。

以上过程可用序列图表示,如图 7 - 20 所示。

用例的活动图如图 7 - 21 所示。

7.4.3.5　专科医院病历发布

专科医院病历发布用例如图 7 - 22 所示。

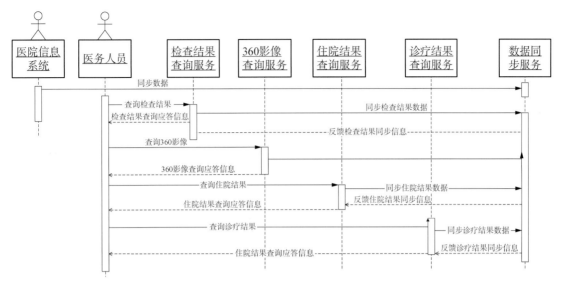

图 7‑20　电子病历查询序列图

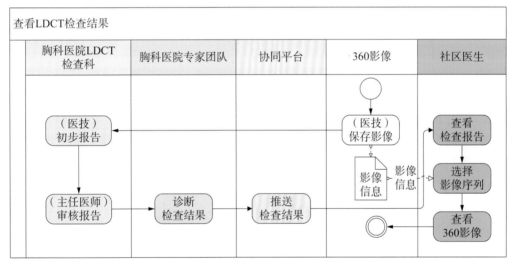

图 7‑21　电子病历查询活动图

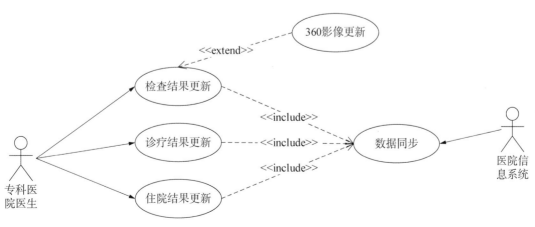

图 7‑22　专科医院病历发布用例图

专科医生在对早筛对象开展检查、门诊、住院治疗等诊疗活动时,检查、门诊、住院结果(如LDCT 报告、诊断报告、病案首页等)这 3 类信息在医院信息系统(如 HIS、RIS、门诊医生工作站、住院医生工作站等)中得以更新。此后,专科医院信息系统通过统一的数据同步服务(如通过前置机),将专科医院病历信息与医联体成员进行共享。以上过程可用序列图表示,如图 7 - 23 所示。

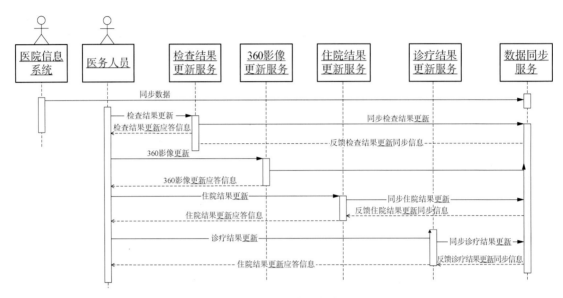

图 7 - 23　专科医院病历发布序列图

7.4.3.6　医疗预约资源发布

在专科医院和社区医院开展分级诊疗协作时,需要确定各机构医疗资源的可用情况。医疗预约资源发布用例如图 7 - 24 所示。

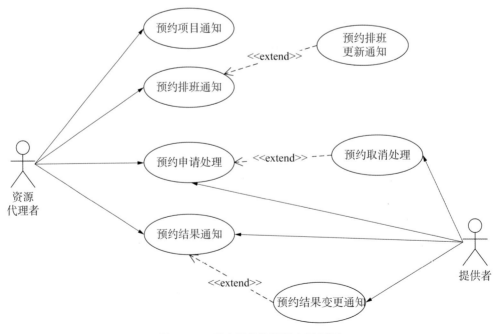

图 7 - 24　医疗预约资源发布用例图

在专科医院和肺癌早筛平台中进行医疗预约资源发布时,提供者负责划分出早筛的可用资源项目及相应的排班信息,由资源代理者向协作方发布或推送通知。此外,资源代理者接收协作方的预约请求并进行处理,发布或推送预约结果通知。

可扩展的用例包括:①预约排班发生变更时,将发出预约排班更新通知;②当预约申请方预约成功后却取消预约时,进入预约取消处理;③当提供者对预约的结果进行变更时,发出预约结果变更通知。

以上过程可用序列图表示,如图7-25所示。

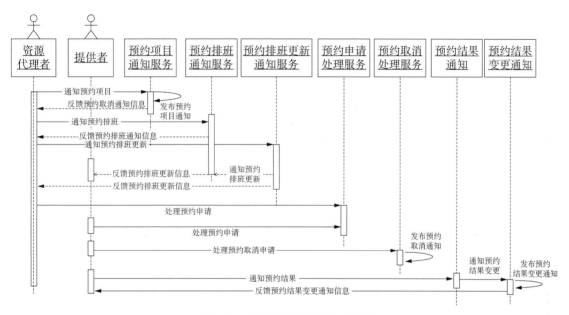

图7-25 医疗预约资源发布序列图

在专科医院和社区医院进行转诊或转检过程中,可预约资源项目包括转检和转诊,可预约资源分别为需使用的 LDCT 排班信息和专病门诊排班信息。具体来说,医疗预约资源发布用例的发生点可分别位于专科医院和肺癌早筛平台,如图7-26和表7-1所示。

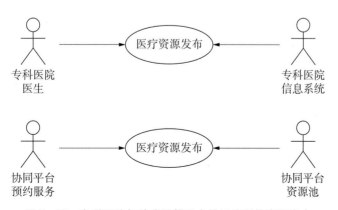

图7-26 专科医院与肺癌早筛平台的医疗预约资源发布

通过专科医院系统的医疗预约资源发布用例，将专科医院信息系统中由 HIS 所预留的早筛排班表等资源发布给肺癌早筛平台资源池，再通过肺癌早筛平台的医疗预约资源发布用例，将肺癌早筛平台资源池中的早筛排班向社区医院进行发布。如果专科医院所预留的排班或预约结果情况发生变化，向肺癌早筛平台发出通知或推送后，肺癌早筛平台也将在对资源池进行相应调整后，向社区医院发出通知或推送。

此外，以上过程也可通过代理方式实现，即肺癌早筛平台不必保留预约资源池，肺癌早筛平台只向社区医院转发专科医院信息系统中由 HIS 所预留的早筛 LDCT 排班，以供社区医生查询。

表 7－1　医疗预约资源发布场景

发生点	预约项目	预约排班	提供者	资源代理者
专科医院	转检	LDCT 排班信息	专科医院信息系统中的 HIS	专科医院医生
专科医院	转诊	专病门诊排班信息	专科医院信息系统中的 HIS	专科医院医生
肺癌早筛平台	转检	LDCT 排班信息	肺癌早筛平台服务资源池	肺癌早筛平台预约资源通知服务
肺癌早筛平台	转诊	专病门诊排班信息	肺癌早筛平台服务资源池	肺癌早筛平台预约资源通知服务

7.4.3.7　医疗资源预约

医疗资源预约用例如图 7－27 所示。

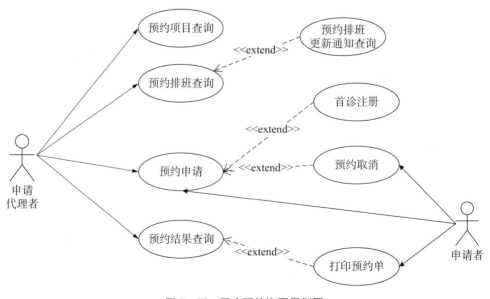

图 7－27　医疗预约资源用例图

在社区医院和肺癌早筛平台中进行医疗资源预约时,申请代理者为申请者查询可预约的项目和排班情况,代表申请者提出预约申请,并可查询预约结果。

可扩展的用例包括:①收到预约排班发生变更时,查询新的预约排班信息;②当申请方预约成功后却希望取消预约时,代表申请者提出预约取消申请;③当社区医生为早筛对象预约成功后,可打印预约单;④如早筛对象以前未在预约的专科医院注册过,社区医生可代表早筛对象发出首诊注册请求。

以上过程可用序列图表示,如图7-28所示。

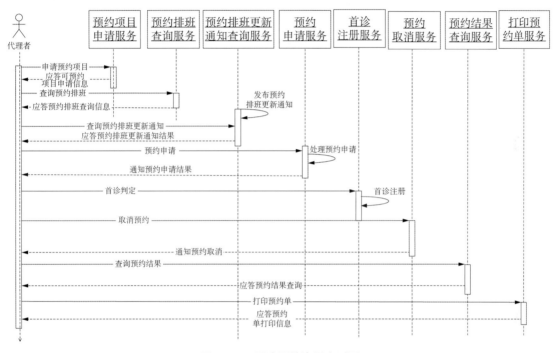

图 7-28　医疗预约资源序列图

与医疗预约资源发布用例相同,在专科医院和社区医院进行转诊或转检过程中,可预约资源项目包括转检和转诊,可预约资源分别为需使用的 LDCT 排班信息和专病门诊排班信息。医疗预约资源发布用例的发生点分别在社区医院和肺癌早筛平台,如图7-29和表7-2所示。

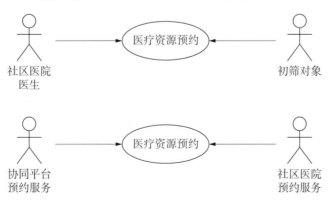

图 7-29　专科医院与肺癌早筛平台的医疗预约资源

社区医生通过社区医院子系统的医疗资源预约用例,代表申请人向肺癌早筛平台资源池发出预约申请,再通过肺癌早筛平台的医疗资源预约用例,代表社区医院预约请求,向专科医院发出预约请求。社区医生可根据患者情况,向患者介绍专病门诊和医生的信息,降低了患者就医选择困难,有利于患者匹配到适合自己的资源,提高了资源配置的合理性。

表 7-2　医疗资源预约场景

发生点	预约项目	预约排班	申请者	申请代理者
社区医院	转检	LDCT 排班信息	早筛对象	社区医院医生
社区医院	转诊	专病门诊排班信息	早筛对象	社区医院医生
肺癌早筛平台	转检	LDCT 排班信息	社区医院预约请求	肺癌早筛平台预约请求服务
肺癌早筛平台	转诊	专病门诊排班信息	社区医院预约请求	肺癌早筛平台预约请求服务

与医疗预约资源发布用例类似,以上过程也可通过代理方式实现,即肺癌早筛平台不必保留预约资源池,肺癌早筛平台只向专科医院转发社区医院的预约申请,交由专科医院处理。

在预约医疗资源时,不仅实现了检查资源共享,还改变了预约检查的一般业务逻辑。通常,预约检查是先开医嘱付费后登记,即在登记环节,医技人员在核对患者基本信息、医生医嘱和支付凭证无误的条件下方予以登记。而在肺癌早筛平台的转检管理模式下,实现了预开医嘱环节,大大减少了医院患者在专科医院的等候时间,也降低了专科医院登记医护人员的工作量。

综合医疗预约资源发布和医疗资源预约这两个用例,转检和转诊的活动图分别如图 7-30 和图 7-31 所示。

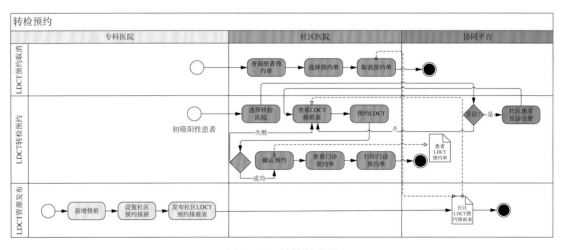

图 7-30　转检活动图

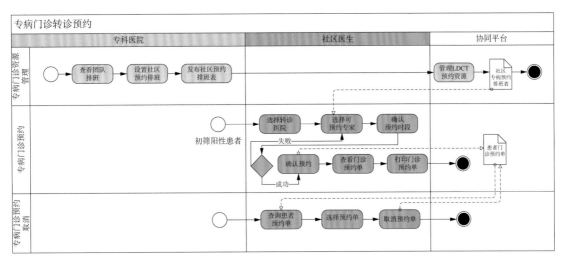

图 7‑31　专病门诊转诊活动图

7.4.3.8　随访管理

随访管理的用例图如图 7‑32 所示。

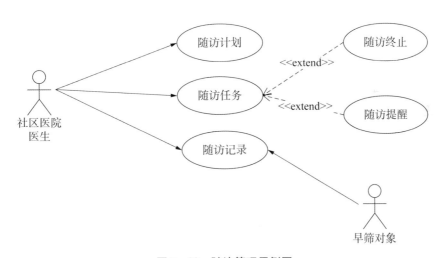

图 7‑32　随访管理用例图

社区医生制定随访计划和随访任务,对早筛对象开展随访,做好随访记录。社区医生与社区居民进行沟通,解决了社区居民患者定期随访资源难以保障的问题。社区医生执行随访复访任务,进一步发挥了基层医疗机构在医联体的作用。

可扩展的用例包括:①当随访任务预警条件触发时,发出随访提醒,提示社区医生按计划完成随访任务;②当随访终止条件满足时,终止对早筛对象的随访。

以上过程可用序列图表示,如图 7‑33 所示。

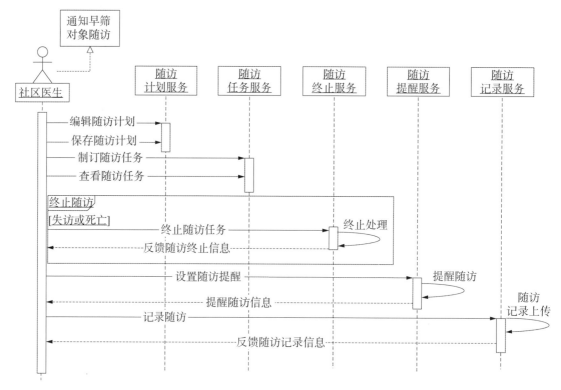

图 7-33 随访管理序列图

用例的活动图如图 7-34 所示。

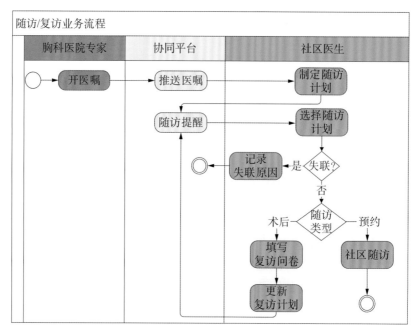

图 7-34 随访管理活动图

7.4.3.9 挂号收费管理

挂号收费管理的用例图如图 7-35 所示。

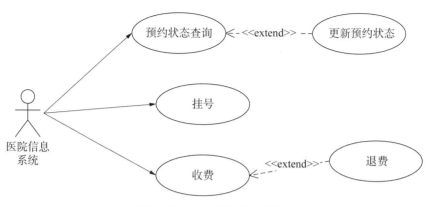

图 7-35 挂号收费管理用例图

医院信息系统提供挂号收费功能接口,查询早筛对象 LDCT 检查预约信息或专病门诊预约状态信息,进行挂号和收费处理。

可扩展的用例包括:①退费:对已缴费但未进行服务的预约项目,可为患者进行退费处理。②若出现超时未就诊、已挂号、已收费、已退费的情况,对早筛对象的预约状态进行更新。

7.4.3.10 运营管理

运营管理的用例如图 7-36 所示。

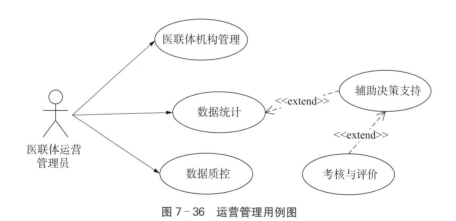

图 7-36 运营管理用例图

医联体运营管理员通过肺癌早筛平台可进行医联体机构的注册和管理,对患者数量和就诊情况等运营数据进行动态监测和统计,对数据进行质量控制。可扩展的用例是将数据统计用于辅助决策支持以及各成员的考核与评价。

7.5 本章小结

本章针对肺癌早筛医联体在信息化过程中的业务需求,在医联体信息化的目标与思路、业务流程分析、需求分析和业务模型等方面进行了讨论。

（1）医联体信息化的目标与思路。针对肺癌防治问题，根据国家和上海市的发展规划，采取"早发现、早治疗"的方针，结合"分级诊疗，双向转诊"的思路，明确以区域居民健康档案为筛查基础，以电子病历为主线，建成肺癌早筛平台，在医联体成员之间实现筛查结果、检查结果、电子病历等信息共享，为满足患者的医疗需求提供便利，促进肺癌诊疗整体水平的提升，最终实现"信息惠民，服务患者"的目标。为此，提出了业务层面优化流程、机构层面共享信息、信息层面标准落地的主要思路。

（2）业务流程分析。本章对照了肺癌早筛医联体成立前后业务流程的变化，旨在医联体模式下对跨机构、低效率的业务活动进行流程改造，对分级诊疗流程进行优化，从而使社区医生在诊疗服务标准化的基础上更多地承担初筛和随访任务，专科医院将主要精力投入在危急疑难病症的检查和诊疗上。

（3）需求分析。根据肺癌早筛医联体的业务流程，概述了肺癌早筛平台、专科医院和社区医院在早筛转检和转诊过程中的主要业务需求。此外，对于信息安全和性能需求进行了概述。

（4）业务模型。本章对早筛医联体的关键业务进行抽象和建模。通过识别早筛医联体信息系统的参与者，确定了医务人员、筛查对象、管理人员、医院信息系统、居民健康档案等作为系统的外部参与者。从以上参与者的视角，对于医联体业务协作中的重点流程，使用用例图进行需求建模，提取和描述核心用例，主要包括大数据筛查、初筛对象信息管理、早筛对象信息共享、电子病历查询、专科医院病历发布、医疗预约资源发布、医疗资源预约、随访管理等用例，实现肺癌早筛业务在通用业务模型用例级别上的分析。

通过本章对肺癌早筛医联体进行的业务需求分析，有助于在信息化初期明确肺癌早筛医联体信息化目标和思路，在信息化进程中从抽象层面上为关键业务流程和核心用例的描述和分析提供了参考，便于医联体管理机构、专科医院和社区医院之间对于信息化需求的理解和沟通，为肺癌早筛平台的设计打下了坚实的基础。

8

肺癌早筛平台设计

在"胸科-徐汇"肺癌早筛医联体业务需求分析结果的基础上,本章将重点讨论肺癌早筛平台设计过程中的技术架构设计、功能框架设计、数据模型设计、信息交互设计和信息安全设计等关键问题。首先,提出一个通用的分层设计架构。其次,归纳出肺癌早筛平台、专科医院子系统和社区医院子系统应具备的主要功能。然后,讨论"胸科-徐汇"肺癌早筛医联体所需的数据模型设计问题,从设计原则和标准出发,针对多源异构数据,展示"胸科-徐汇"肺癌早筛医联体基本数据集定制、概念模型建立和数据元表示的主要过程。最后,讨论信息集成与交互的架构设计问题,分析设计原则和以面向服务为主的典型架构,并给出采用微服务架构的示例。

8.1 技术架构设计

按照《基于电子病历的医院信息平台技术规范》《全国医院信息化建设标准与规范(试行)》和《区域卫生信息平台交互标准》等标准和规范性文件,根据业务需求,肺癌早筛平台的技术架构采用分层结构,以便于各层相对独立地进行设计、开发和维护。整体架构在标准规范体系与信息安全体系的支撑下,主要包括数据资源层、数据接口层、服务层和应用层共 4 层,如图 8-1 所示。

整体架构主要包括以下 6 个方面。

(1) 数据资源层:为系统提供数据源和数据存储,主要包括各级医院与双向诊疗有关患者在医院管理信息系统(hospital information system,HIS)、实验室信息系统(laboratory information system,LIS)、放射科信息系统(radiology information system,RIS)和电子病案系统(electronic medical record,EMR)系统中的异构数据源、健康档案数据源和社区问卷数据等。此外,可将医联体协同平台所需共享的数据集成到早筛信息库。

(2) 数据接口层:为各类异构数据源和数据存储提供各类适配器和数据接口,如基于面向服务的架构(service-oriented architecture,SOA)的 WS-* 协议适配器和面向超文本传输协议(hypertext transfer protocol,HTTP)协议的网络应用程序设计风格和开发方式(representational state transfer,RESTful)适配器等。

(3) 服务层:通过微服务架构、面向企业服务总线(enterprise service bus,ESB)的服务架构或数据集成中间件等方式,以微服务、Web 服务、各类应用程序编程接口(application programming interface,API)的方式提供交互接口,便于各成员之间进行交互操作,实现协同

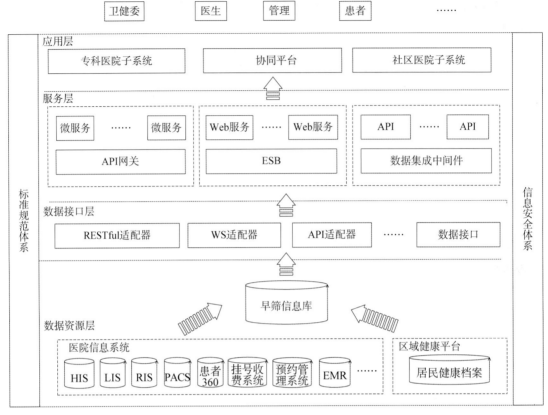

图 8-1 技术架构图

服务系统的业务逻辑。

(4) 应用层:向协同平台、专科医院子系统、社区医院等用户提供基于服务器/客户机(client/server,C/S)模式或浏览器/服务器(broswer/server,B/S)模式的客户端,接受各终端用户的服务请求,向服务层发出请求并向客户端转发服务结果。

(5) 信息标准体系:维护协同平台所遵守的国家、地区、行业医疗服务和信息化建设标准和规范。

(6) 信息安全体系:保障系统安全的相关安全体系。

8.2 功能框架设计

根据早筛及治疗业务在医联体中的发生点,可将肺癌早筛平台分为协同平台、专科医院子系统和社区医院子系统,如图 8-2 所示。

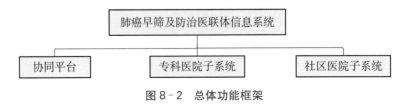

图 8-2 总体功能框架

以下对照第 7 章中所列出的各个应用实例，分别列出协同平台、专科医院子系统和社区医院子系统的功能框架。

8.2.1 协同平台功能

协同平台主要实现医联体成员之间进行资源共享和信息交互，包括大数据筛查、早筛对象信息共享、医疗资源发布、医疗资源预约、运营管理和系统管理等功能，如图 8-3 所示。在协同平台中，这些功能一般以 Web 服务或微服务形式供协作方调用。

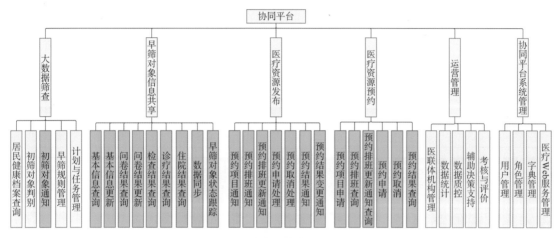

图 8-3 肺癌早筛协同平台功能

（1）大数据筛查：协同平台对社区居民健康档案进行高危因素智能判断，将涉及高危因素的居民信息推送给对应的社区医院，由社区医生对居民信息进行进一步核实筛查并确定早筛对象，实现居民健康档案查询、初筛对象判别、初筛对象通知、早筛规则管理和早筛计划与任务管理等功能。

（2）早筛对象信息共享：共享医联体分级诊疗全过程中的患者社区调查结果、检查及诊断结果（如检查报告、医嘱和住院病案首页）、手术、康复治疗和随访信息等，实现基本信息查询和更新、社区问卷结果查询和更新、电子病历（检查结果、诊疗结果和住院结果）查询和早筛对象状态的跟踪等功能。

（3）医疗资源发布：将专科医院为早筛对象预留的医疗资源（转检和转诊的预约排班等）及变更情况向社区医院推送通知，处理早筛对象的预约申请或预约取消申请，实现预约项目通知、预约排班通知、预约排班更新通知、预约申请处理、预约结果通知和预约结果变更通知等功能。

（4）医疗资源预约：查询检查预约和专病门诊预约的排班信息及变更情况，代表社区医院向专科医院提交预约申请和预约取消申请，实现预约项目查询、预约排班查询、预约排班更新查询、预约申请、预约取消和预约结果查询等功能。

（5）运营管理：对医联体内的专科医院和社区医院的注册、管理和运营进行监测、统计、可视化展示、质控和评估，实现医联体机构管理、数据统计、数据质控、辅助决策支持和考核与评价等功能。

（6）系统管理：对协同平台的用户账号、访问角色、数据元的表示和 Web 服务组合进行管理，实现用户管理、角色管理、字典管理和医疗 Web 服务管理等功能。

8.2.2 专科医院子系统功能

专科医院子系统主要提供转诊和转检资源并共享诊疗结果，包括早筛对象信息管理、早筛医疗资源发布、早筛对象病历发布、早筛对象挂号收费管理和系统管理等功能，如图 8-4 所示。

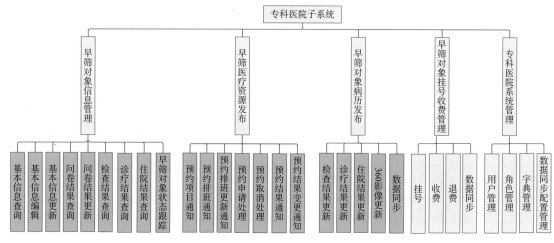

图 8-4 专科医院子系统功能

（1）早筛对象信息管理：借助于协同平台的早筛对象信息共享功能，在专科医院子系统中实现基本信息查询和更新、社区问卷结果查询和更新、电子病历（检查结果、诊疗结果和住院结果）查询和早筛对象状态的跟踪等功能；在专科医院子系统中，这些功能可通过调用协同平台的 Web 服务或微服务加以实现，然后在专科医院子系统界面中显示调用结果。

（2）医疗资源发布：将专科医院为早筛对象预留的医疗资源（转检和转诊的预约排班等）及变更情况向协同平台发出通知或推送，处理预约申请或取消预约申请，实现预约项目通知、预约排班通知、预约排班更新通知、预约申请处理、预约结果通知和预约结果变更通知等功能。

（3）早筛对象病历发布：将专科医院的社区患者影像资料和检查结果、诊疗过程信息、医嘱、住院信息和手术信息等肺癌专病电子病历内容上传至协同平台，实现检索结果更新、诊疗结果更新、住院结果更新、患者 360 更新和数据同步等功能。

（4）早筛对象挂号收费管理：为预约成功的社区患者提供交互接口，实现预约状态查询、挂号、收费、退费和预约状态更新等功能。

（5）系统管理：对专科医院子系统的用户账号、访问角色和数据元的表示进行管理，实现用户管理、角色管理、字典管理和数据同步配置管理等功能。

8.2.3 社区医院子系统功能

社区医院子系统主要提供分享初筛结果、共享专科诊疗结果、提出转诊和转检申请以及进行随访,包括初筛对象信息管理、早筛对象信息管理、早筛医疗资源预约、早筛对象随访管理和系统管理等功能,如图 8-5 所示。

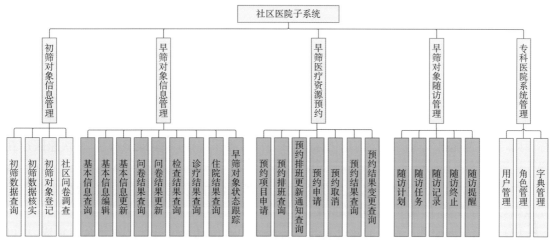

图 8-5 社区医院子系统功能

(1) 初筛对象信息管理:社区医院接收协同平台推送的筛查对象信息,进行核实和初筛调查,填写并上传调查问卷,评估出高风险者,实现初筛数据查询、初筛数据核实、初筛对象登记和社区问卷调查等功能。

(2) 早筛对象信息管理:借助协同平台的早筛对象信息共享功能,在社区医院子系统中实现基本信息查询和更新、社区问卷结果查询和更新、电子病历(检查结果、诊疗结果、住院结果)查询和早筛对象状态的跟踪等功能;在社区医院子系统中,这些功能可通过调用协同平台的Web 服务或微服务加以实现,然后在社区医院子系统界面中显示调用结果。

(3) 早筛医疗资源预约:查询检查预约和专病门诊预约的排班信息及变更情况,向协同平台提交预约申请和预约取消申请,实现预约项目查询、预约排班查询、预约排班更新查询、预约申请、预约取消和预约结果查询等功能;在社区医院子系统中,这些功能可通过调用协同平台的 Web 服务或微服务加以实现,然后在社区医院子系统界面中显示调用结果。

(4) 早筛对象随访管理:社区医院医生针对专科医院提交的社区患者的检查资料和诊疗信息及专科医院医生医嘱制定随访计划,按照计划对社区患者进行线下的随访并提交随访结果,实现随访计划、随访任务、随访记录、随访提醒和随访终止等功能。

(5) 系统管理:对社区医院子系统的用户账号、访问角色和数据元的表示进行管理,包括用户管理、角色管理和字典管理等功能。

8.3 数据模型设计

数据模型是根据数据的特征,在抽象层次上对数据的概念、属性和关系的描述。数据模型的基本要素是数据结构、数据操作和数据的约束条件,分别描述静态特征、动态特征和完整性特征。

肺癌早筛平台的数据模型需要满足协同平台、专科医院子系统和社区医院子系统的需求。针对原有专科医院和社区医院信息中可能存在的多源异构特性,需要设计肺癌早筛及防治数据模型,以便实现在医联体成员之间进行高效的资源共享和信息交互。

8.3.1 设计原则

为了满足"胸科-徐汇"肺癌早筛医联体的业务需求,进行数据模型设计时应遵循以下原则:

(1)对标原则。我国政府和相关部门已经发布了一系列卫生信息标准,这些标准涵盖了基础、数据和技术等层面,对推进医疗机构信息化和信息标准化起积极作用。数据建模采用对标原则,积极遵循已发布的各类信息化标准,在上海数据采集接口、健康上海接口、快速医疗互操作性资源(fast healthcare interoperability resources,FHIR)方法论和基本框架的基础上,设计协同平台的数据模型和信息交互方案,通过数据集合并、数据元合并、扩充数据集和数据元数据对标等方式,形成平台基本数据集。

(2)需求导向原则。系统的建设要与专科医院原有信息系统进行高效整合与集成,尽可能防止信息冗余,减少业务需求变化对现有数据结构和程序的影响,保障数据使用的安全性和便捷性。数据模型设计必须充分考虑专科医院原有数据的多源异构特性,在此基础上满足区域肺癌早筛调查问卷、随访、门诊、住院、检查、检验、转诊、转检、转验等核心业务的数据规范定义,为标准化地存储、使用、传输、交换和采集数据而服务。

(3)可扩展性原则。医疗机构业务需求会随时间而不断发生变化,从而对系统的功能扩展和技术实施提出挑战。从设计之初,就需考虑数据模型的可扩展性,以此增强系统的稳定性,提高技术响应的速度。

8.3.2 相关标准

我国卫生管理相关机构及国家标准化委员会等部门已经颁发了一系列卫生信息相关的标准,如表8-1所示。伴随这些标准化工作的快速推进,加速了肺癌早筛平台建设的步伐,提升了医院信息化整体水平和医院综合实力。在对"胸科-徐汇"肺癌早筛医联体的数据模型进行设计时,应遵循这些数据管理的规范和信息交互的标准。

表8-1 "胸科-徐汇"肺癌早筛医联体信息化相关标准

标准号	标准名	实施时间
WS/T 790.1—2021;WS/T 790.18—2021	区域卫生信息平台交互标准	2022年4月1日
WST 672—2020	国家卫生与人口信息概念数据模型	2020年12月1日
WS/T 500.1—2016;WS/T 500.53—2016	电子病历共享文档规范	2017年2月1日
WS/T 483.1—2016;WS/T 483.20—2016	健康档案共享文档规范	2017年2月1日
WS/T 482—2016	卫生信息共享文档编制规范	2016年12月15日
WST 448—2014	基于居民健康档案的区域卫生信息平台技术规范	2014年6月20日

（续表）

标准号	标准名	实施时间
WST 447—2014	基于电子病历的医院信息平台技术规范	2014 年 6 月 20 日
WS 446—2014	居民健康档案医学检验项目常用代码	2014 年 6 月 20 日
WS 445.1—2014；WS 445.17—2014	电子病历基本数据集	2014 年 6 月 20 日
GB/T 30107—2013	健康信息学 HL7 V3 参考信息模型	2014 年 4 月 15 日
WS 370/375—2012	卫生信息基本数据集编制规范	2012 年 9 月 1 日
WS 363.1—2011；WS 363.17—2011	卫生信息数据元目录	2012 年 2 月 1 日
WS 364.1—2011；WS 364.17—2011	卫生信息数据元值域代码	2012 年 2 月 1 日
WS365—2011	城乡居民健康档案基本数据集	2012 年 2 月 1 日
WS/T 303—2009	卫生信息数据元标准化规则	2009 年 8 月 1 日
WS/T 306—2009	卫生信息数据集分类与编码规则	2009 年 8 月 1 日
WS/T 304—2009	卫生信息数据模式描述指南	2009 年 8 月 1 日
WS/T 305—2009	卫生信息数据集元数据规范	2009 年 8 月 1 日

8.3.3　概念模型

数据模型通常可分为 3 个层次：概念模型、逻辑模型和物理模型。概念模型从用户的视角将现实世界中的客观对象抽象为信息结构，对其特征进行概念级的刻画。概念模型不依赖于具体的计算机系统。逻辑模型从计算机系统的视角进行建模，采用关系模型等模式，较完备地反映实体、关系及其属性。物理模型则反映数据库中数据的物化实现细节，如数据的存储类型和存储空间大小等，依赖于对应的具体数据库系统。本节仅讨论概念模型。

概念模型有多种表示方法，其中最常用的是用实体-关系图（entity-relationship diagram，E-R 图）来表示，也称为 E-R 模型，语义表达能力强并且易于理解。实体（entity）是客观存在并可相互区别的客观对象，可以是物理存在的事物，也可以是概念；关系（relationship）是实体与实体之间的联系，描述概念实体之间的交互，包括逻辑实体之间的链接关系和物理实体之间的约束。在 E-R 模型中，实体和关系一般分别用矩形和连接线表示，连接线两端可以用基数来表达参与关系的实体、实例数量。当两个实体之间关系为相互依赖时，关系用外键来表示。属性是标识、描述或度量实体、实例的单个信息单元，如社区居民患者的属性包括姓名、性别、出生日期、所属社区、联系方式和居住地址等。主键是能够唯一标识一个实体、实例的属性。一个属性若能够唯一地标识一个实体、实例，则称之为简单主键，例如国际疾病分类（International Classification of Diseases，ICD）；若需要两个或多个属性共同组合起来才能唯一标识一个实体、实例，则称之为组合键，例如患者的胸部低剂量 CT（low-dose computed tomography，LDCT）影像需用患者身份标识号（identity document，ID）和影像序号组合起来作为标识。值域是属性的取值范围,属性被赋予值域外的值称为无效值,使用附加规则限制值域称为约束。约束可以是格式(如邮政编码)也可以是逻辑(如应付费用不得低于实际支付),或两者的组合。

"胸科-徐汇"肺癌早筛医联体按照"分级诊疗,双向转诊"的思路,以区域居民健康档案为筛查基础,以电子病历为主线,在医联体成员之间实现筛查结果、检查结果和电子病历等信息共享,所涉及的数据来源于专科医院子系统、社区医院子系统和社区平台,主要可分为以下几个类别。

(1)基础数据类。患者、医疗机构、科室、人员和用户等基础数据;健康档案数据;挂号、检查检验、住院和手术等资源池数据。

(2)初筛数据类。肺癌早筛防治及区域卫生信息平台的调查问卷题项、调查结果和随访结果等。

(3)检查检验数据类。LDCT检查的预约情况、检查报告、患者360和实验室的各项检验结果等。

(4)专病门诊数据类。转诊预约数据;挂号、诊断、处方和处置等医疗服务过程中的诊疗数据。

(5)住院数据类。住院和手术等医疗服务过程中的医疗病历、护理病历、诊断、医嘱和手术等相关数据。

(6)相关的代码、编码和字典等数据。根据业务需求,对以上各类数据可建立如图8-6所示的概念模型[70]。图中的方框表示实体,如患者基本信息和转诊、转检记录等;实体之间的连线表示对应的关系(一对一或者一对多),如一个患者的ID可对应多条转诊、转检记录。PK和FK分别代表主键和外键。

8.3.4 基本数据集

数据集是电子病历及医联体共享交互数据中一个具有特定主题的数据表示形式,对应诊疗业务中某一特定业务数据,由若干数据项(数据元)组成的集合。在电子病历数据采集和共享应用中,数据集通常以数据表(数据集在数据库系统中的实现)或者共享文档表示,如可扩展标记语言(extensible markup language,XML)语言和跨企业级文档共享框架(cross-enterprise document sharing,XDS)。

肺癌早筛及防治基本数据集是信息化过程中数据标准化和规范化建设的重要组成部分,是构建协同平台的基础。基本数据集应注意术语规范、定义明确和语义语境无歧义等,规范肺癌早筛及防治的基本记录内容,实现相关信息在收集、存储、发布和交互等应用中的一致性和可比性,保证信息的有效共享、统计和交互。

在概念模型的基础上,结合《电子病历基本数据集》等标准,可确定肺癌早筛平台的基本数据集[70]组成如表8-2所示,包括肺癌早筛及防治过程中筛查对象的健康档案、社区问卷、医疗预约资源、LDCT检查、专病门诊、留观和住院等医疗服务过程中产生的入出/转记录、费用记录、医疗病历、护理病历、诊断、医嘱、处方、检验、检查、随访、治疗和手术等医联体医疗服务运营和诊疗数据的集合。

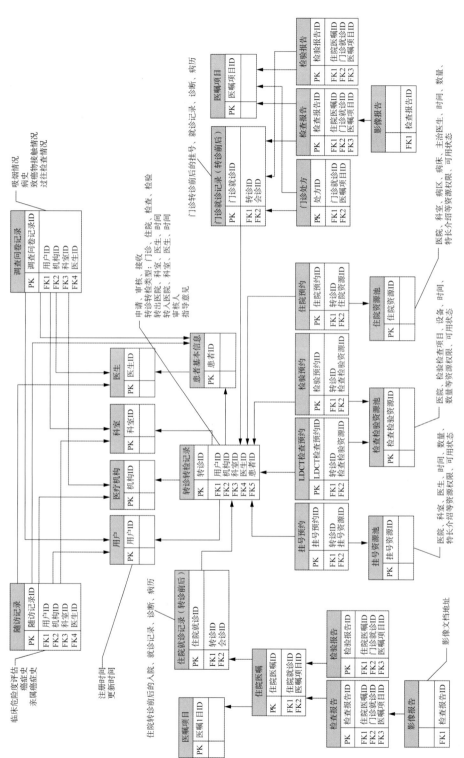

图 8-6 "胸科-徐汇"肺癌早筛医联体概念数据模型图

表 8-2　肺癌早筛基本数据集组成示例

类别	子集	类别	子集
基础数据	患者基本信息	专病门诊数据	门诊挂号预约
	健康档案		门诊就诊记录
	医疗机构注册		门诊处方
	科室注册		门诊处方明细
	医护人员注册		门诊处置
	用户注册		门诊处置明细
	LDCT 检查资源池		诊断明细
	挂号资源池	住院数据	住院预约
	住院资源池		住院就诊记录
初筛数据	初筛问卷		住院病案首页
	社区随访		首次病程记录
检查检验数据	LDCT 预约		日常病程记录
	LDCT 预约结果告知		疑难病例讨论记录
	LDCT 检查报告		住院医嘱明细
	LDCT 影像检查报告		出院小结
	实验室检验报告		手术记录
	实验室检验结果指标		手术明细

8.3.5　数据元表示

　　数据元是数据集中一个数据项的表示形式,对应诊疗业务中某一业务数据元素,是数据集的基本构成元素。数据元的命名表示由数据元标识和数据元名称构成。数据元的其他属性还有定义、数据类型、数据格式、主/外键属性和值域等。

8.3.5.1　数据元标识

　　在国家卫健委标准中,卫生领域中的数据元标识采用 DEnn. nn. nnn. nn 的方式表示,如图 8-7 所示。

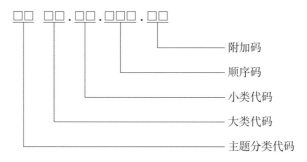

图 8-7　数据元标识

数据元标识标明了该数据项的主题,编码表示方式如表 8-3 所示,其中包括:①主题分类代码,卫生领域统一为 DE;②大类代码,从 01 开始的大类代码;③小类代码,从 01 开始的小类代码,无小类用 00;④顺序码,从 001 开始的小类下的数据元序号;⑤附加码,从 01 开始的一组数据元的连用关系编码,无连用关系用 00。

表 8-3　主要数据元目录及大类、小类代码

内容	编码
卫生领域统一标识	DE01.00
人口学及社会经济学特征	DE02.01
健康史	DE02.10
健康危险因素	DE03.00
主诉与症状	DE04.01
体格检查	DE04.10
临床辅助检查	DE04.30
实验室检查	DE04.50
医学诊断	DE05.01
医院评估	DE05.10
计划与干预	DE06.00
卫生费用	DE07.00
卫生机构	DE08.10
卫生人员	DE08.30
药品、设备与材料	DE08.50
卫生管理	DE09.00

8.3.5.2　数据元类型

数据元的类型表明了数据的存储方式和使用特点。按照 WS361/1-2011 卫生信息数据元目录第一部分总则的标准,数据元类型如表 8-4 所示。

表 8-4　数据元类型

数据类型	含义	备注
S1	字符串	不可枚举
S2	字符串	可枚举
S3	字符串	代码
N	数值	
D	日期	
T	时间	
DT	日期时间	
L	逻辑	0、1
BY	二进制	如图像、音频、视频等

数据元的数据类型对应相应的数据格式和长度,统一按照国家卫健委的数据格式标准表示,见 WS 361/1—2011 卫生信息数据元目录第一部分总则,如表 8-5 所示。

表 8-5　数据元类型

对应数据类型	表示格式	含义
S1、S2、S3	A	字母字符
S1、S2、S3	AN	字母数字混合字符
S1、S2、S3、N	N	数字字符
N		
D	D8	YYYYMMDD
T	T6	Hhmmss
DT	DT15	YYYYMMDDThhmmss
L	T/F	

数据元的长度表示包括固定长度、可变长度和小数位数等方式,示例如表 8-6 所示。

表 8-6　数据元类型

示例	含义
N2	2 位固定长度
AN..18	可变长度
N8,2	长度和小数位数
AN..40X3	有若干字符串行表示的长度

8.3.5.3　代码、编码和字典

按照数据标准体系分类的要求,某些数据元(如通用数据和术语等)的值域应符合常用的国际标准、国家标准、行业标准和产品标准。为此,数据元的表示依赖于根据相关标准设立的标准代码和编码对应的字典集,主要参照如表 8-7 所示的标准规范。

表 8-7　数据元类型

字典	参见标准
身份证件类型	WS 364.3—2011　CV02.01.101
疾病诊断类别	CV55.02.20
性别	GB/T 2261.1—2003
出生地	GB/T 2260—2007
国籍	GB/T 2659—2000

（续表）

字典	参见标准
婚姻状况	GB/T 2261.2—2003
民族	GB/T 3304—1991
职业	GB/T 2261.4—2003
区县	GB/T 2260—2007
联系人关系	GB/T 4761—2008
西医诊断	ICD—10
中医诊断	GB/T 15657—1995
中医症候	GB/T 15657—1995
手术及操作	ICD-9-CM-3
职务	GB/T 12407—2008
职称	GB/T 8561—2001
医保类型	CV02.01.204
地址类别	CV02.01.205
ABO血型	WS 364.9—2011 CV04.50.005
Rh血型	CV04.50.020
患者类型	CV09.00.404
疾病转归	CV5501.02
用药频次	CV06.00.228
检验类别	CV5199.01
麻醉方法	WS 364.12—2011 CV06.00.103
护理等级	CV06.00.220
饮食情况	CV06.00.224
手术切口类别	CV05.10.022
手术切口愈合等级	CV05.10.023
治则治法	GB/T 16751.3—1997
治疗结果	CV5501.11
入院病情	CV5501.12
入院途径	CV09.00.403
手术级别	CV05.10.024
离院方式	CV06.00.226

其中，每一个字典参照对应的标准规范，列举值、含义和说明。例如，治疗结果字典参照CV5501.11，其编码示例如表8-8所示。

表 8-8 数据元类型

值	值含义	说明
1	治愈	经治疗后达到治愈标准或症状消失、功能恢复、创口愈合
2	好转	经治疗后达到好转标准或症状减轻、功能部分恢复、体征改善
3	无效	经治疗后无明显变化或恶化
4	未治	因特殊情况未进行治疗
5	死亡	虽经治疗但患者死亡
9	其他	通常指非伤病而又需医学处置的情况

8.3.5.4 数据集示例

肺癌早筛及防治数据集应在规范化的数据元表示基础上描述。例如，患者基本信息子集的数据元标识、类型、参照的代码和编码等示例如表 8-9 所示。

表 8-9 患者基本信息表示例

内部标识	数据元标识	名称	英文字段名	定义	格式	编码标准	是否必填	填写规则
HDSD00.01.001	DE02.01.039.00	患者姓名	HZXM	略	A..50		必填	
HDSD00.01.002	DE02.01.030.00	患者身份证件号码	ZJHM	略	AN..18		必填	复合主键
HDSD00.01.010	DE02.01.060.00	患者类型	HZLX	略	N1		必填	
HDSD00.01.011	DE02.01.005.01	出生日期	CSRQ	略	D8		必填	
HDSD00.01.012	DE02.01.040.00	性别代码	XB	略	N1	GB/T 2261.1	必填	
HDSD00.01.018	DE04.5O.O01.00	ABO血型代码	XX	略	N1	WS 364.9—2011 表5 CV04.50.005ABO血型代码表	必填	
HDSD00.01.019	DE04.50.010.00	Rh血型代码	RH	略	N1	CV04.50.020	必填	
HDSD00.01.020	DE02.10.026.00	疾病史（含外伤）	JCS(HWS)	略	AN..1000		选填	
HDSD00.01.031	DEO2.01.041.00	文化程度代码	WHCDDM	略	N20	VA0004.07	选填	
HDSD00.01.034	DEO2.01.056.00	工作职位	GZZW	略	AN..200	VA0004.593	选填	
HDSD00.01.051	DE01.00.009.00	城乡居民健康档案编号	CXJMJKDABH	略	N17		必填	
HDSD00.01.032	DE02.01.010.00	患者电话号码	SJHM	略	AN..20		必填	
HDSD00.01.053	DE08.10.052.00	签约医疗机构代码	QYYLJGDM	略	N22	医保的医院11位代码	必填	复合主键

（续表）

内部标识	数据元标识	名称	英文字段名	定义	格式	编码标准	是否必填	填写规则
HDSD00.01.063		签约医生编码	QYYSBM	略	N20	DC0008.RYGH	选填	
HDSD00.01.001	DE02.01.039.00	签约医生姓名	QYYDXM	略	AN..20	DC0008.RYXM	选填	
HDSD00.01.070		EMPI	EMPI	略	N32		选填	
...	...	...	...	...	...	...	...	...

8.4　信息集成与交互架构设计

肺癌早筛平台为协同平台、专科医院子系统和社区医院子系统提供资源共享和信息交互。为避免形成信息孤岛，实现高质量集成，系统需要在可靠性、可扩展性、可用性、可移植性和互操作性等性能的基础上进行综合评估，在此基础上确定集成架构，通过协同平台支持专科医院核心系统（如 HIS、RIS、CIS 和 PACS 等）与社区医院信息系统之间的信息共享。

8.4.1　设计原则

医联体业务需要协同平台、专科医院和社区医院实现信息的互联互通。为提高系统的效能，医联体系统的信息共享与交互设计应遵循以下原则：

（1）高内聚和低耦合原则。内聚反映一个功能部件内部构成的紧密程度。一个功能单元应专注于完成一个主要的功能目标，不宜设立过多的功能目标。耦合反映各功能单元之间相互联系的密切程度。功能单元之间应减少不必要的复杂接口、数据交互和相互依赖。通常各功能单元的内聚程度越高，单元相互之间的耦合程度就越低。高内聚和低耦合有助于提高各功能单元封装的规范性、可靠性和可重用性。

（2）标准化原则。系统除了负责医联体内部各成员之间的信息交互与共享之外，还需要与外部系统或上级医疗卫生机构进行信息交互。因此，系统的设计应严格执行卫生信息交互标准（health level 7，HL7）、医学数字成像和通信标准（digital imaging and communications in medicine，DICOM）和《医院信息系统基本功能规范》等国际国内卫生信息相关标准。同时，还应遵循国际和国内的计算机信息系统设计相关标准的要求。

（3）可扩展性原则。新技术、新方法和新理念持续对医院信息系统加以改进，如自助设备提高工作效率、互联网医院提供便民服务、大数据和人工智能助力医疗水平提升和物联网扩展数据采集渠道等。因此，制定策略时要进行全局衡量和综合考虑，提高其可扩展性，在满足一般与特殊以及共性与个性需求之间寻求平衡。

8.4.2　数据源

通过业务需求分析，可以发现肺癌早筛平台的数据来源有以下几个方面。

（1）区域卫生平台：主要包括居民健康档案，包括基本信息、健康摘要信息和医保账户信息等信息。

（2）社区医院：主要包括问卷调查、门诊转诊、住院转诊、转检转验和随访等信息。

（3）专科医院：专科医院经过多年信息化建设，医院内部一般已经建设成了覆盖患者就诊管理与服务、医院临床业务和医院管理与保障服务的内部系统，提供 LDCT 检查资源、专病门诊资源、住院资源、检查检验结果数据、门诊诊疗数据和住院诊疗数据等，是医联体中早筛对象病历的主要来源，如图 8-8 所示。

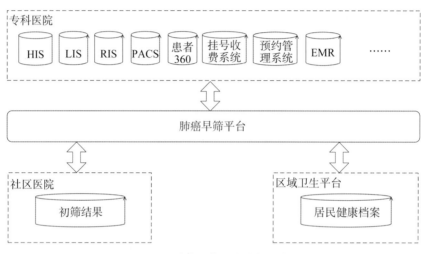

图 8-8 肺癌早筛平台的数据来源

各专科医院内部系统的名称和功能覆盖范围虽然存在差异，但主要可分为以下几类。

（1）HIS：提供早筛对象的基本信息和病史等。

（2）预约中心管理系统：LDCT 检查/转检/预约数据、专病门诊转诊/预约信息、住院和手术等资源池数据。

（3）挂号收费系统：患者挂号、收费和退费信息。

（4）LIS：检查、检验、病理检查、病理标本和病理报告等信息。

（5）RIS 和 PACS：放射医师做影像检查，结合患者的个人基本信息和患病历史信息，对其做出 LDCT 检查结果诊断。PACS 系统根据已缴费的 LDCT 预约信息，将检查结果和影像等传输给肺癌早筛平台。

（6）门诊医生工作站：专病门诊医生对患者病情进行综合研判和诊断，将门诊诊断结果输入门诊医生工作站。门诊医生工作站将数据传输至肺癌早筛平台。

（7）住院医生工作站：将住院医嘱信息和病历信息等数据传输至肺癌早筛平台。

（8）护理系统：护理记录、观察记录、护理文书和用药记录等信息。

以上医院各个业务系统记录着患者从入院到出院过程中产生的相关数据，涵盖患者特征数据、病种数据、治疗方案和治疗状态数据等。除医疗服务过程中产生的与临床和管理相关的数据，包括电子病历数据、医学影像数据和用药记录等，也存储了数据治理过程中所生成的特征信息。

在信息集成时，针对这些内部系统的多源异构特点，一方面要在统一的数据模型下实现数据资源重用,避免不必要的信息冗余,另一方面要适度对数据进行同步和转换,降低对现有内部系统的影响,保障数据使用的安全性和便捷性。

8.4.3　典型架构

在医疗领域各信息应用系统之间进行信息集成的典型架构主要包括以下几个方面。

(1) 点对点的集成架构。点对点集成是指两个应用系统之间彼此约定特定的接口方式,将数据通过点对点直接连接的方式来实现集成。点对点集成的特点是其实现在双方之间快速简单,但当集成的系统增加或扩展时,需要实现两两集成的点对点直接连接数和系统的耦合程度呈几何级数形式上升,无法满足集成架构的灵活性和扩展性需求。因此,点对点的集成架构通常作为一种临时或过渡性的方案,不适于在医疗领域这类复杂应用场景中进行推广。

(2) 基于消息的集成架构。每个应用系统通过接口与消息代理进行消息交互,从而实现应用间的数据集成。为提高消息的处理能力,也可采用消息引擎,用以处理消息队列、消息路由和必要的格式转换。在此基础上,除了消息交互之外,还可通过文档交互的方式实现集成。医疗行业中典型的消息交互标准包括 HL7 的 V2 和 V3 消息,典型的文档交互标准包括 HL7 临床文档结构(clinical document architecture, CDA)、C－CDA 等。基于消息的集成降低了系统之间的耦合程度,但作为底层基础技术,需解决消息与各应用系统的适配问题。

(3) 基于 SOA 的集成架构。面向服务的架构 SOA 将系统按照功能单元拆分成一系列定义明确、封装完整和可独立运行的 Web 服务,并依照通用网络协议对外提供访问接口。服务接口独立于实现服务的硬件平台、操作系统和编程语言,这使得服务提供者与访问者可以用统一和通用的方式进行交互,并且服务可以提供给任意的异构应用。在传统的 SOA 中,分别使用简单对象访问协议(simple object access protocol, SOAP)作为 Web 服务通信的协议,使用 Web 服务描述语言(Web services description language, WSDL)说明和描述 Web 服务,使用通用描述、发现与集成服务(universal description discovery and integration, UDDI)发布和查找 Web 服务,实现方式较为复杂。在面向服务架构的具体实现方面,还可分为基于企业服务总线(enterprise service bus, ESB)和基于微服务等类型的集成架构。

(4) 基于 ESB 的集成架构。在基于 SOA 的集成架构中,ESB 通过集中式的组件,封装、注册、协同调用和监控服务,可根据客户的请求和事件提供路由和数据转换,并将这些集成和转换作为服务接口。ESB 本身并不提供任何业务上的功能。在进行数据集成时,系统内的应用可以直接调用 ESB 内的服务接口,减少了接入服务的复杂度和工作量,大幅降低了实施难度和实施成本。ESB 多数用于企业内部的应用集成,其优点是有利于集成化的信息资源共享,减少不必要的重复接入。图 8－9 是一个 ESB 的应用示例,将医院信息系统中的信息进行集成,通过 ESB 提供 Web 服务接口,以便在 HIS、LIS 和 PACS 等各子系统间根据需要进行交互。

ESB 通过中心化的方式实现了 SOA 架构下的各类服务通过服务总线进行集成,降低了相关服务匹配的复杂度。但是,基于 ESB 的 SOA 架构模式在具体实现上仍然复杂,通常被认为是粗粒度和重量级较大的宏服务,常常作为一个整体进行部署与变更。每个接入 ESB 的系统必须采用相同的规范进行接口改造。这种"较重"的解决方案越来越难以满足医院对新应用敏捷和快速部署的要求。此外,ESB 在应用中还存在缺乏对医疗标准的支持、实施代价大和维护成本较高等问题。

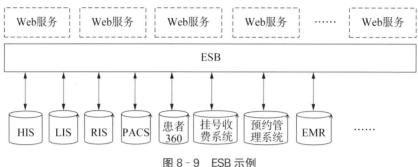

图 8-9 ESB 示例

（5）基于微服务的架构。在面向服务思想的基础上，如果将服务的粒度进一步细化，即将单个业务和功能从宏服务中剥离出来，作为一个粒度更小的单元进行单独部署，则每个单元功能就能以更加单一和自主独立的方式进行部署和运行。这些功能单元可以是完全异构的，但能够对外提供轻量级的访问 API，这些独立的单元被称为微服务。由众多微服务组成的分布式面向服务架构被称为微服务架构。

表 8-10 比较了微服务架构与传统 SOA 架构的异同点。随着云计算在医院的应用和私有云的部署，微服务架构获得了越来越多的应用。微服务架构可以摆脱 ESB 的限制，实现"轻量级"的服务调用。

表 8-10 传统 SOA 架构与微服务架构比较

项目	传统 SOA 架构	微服务架构
相同点	对应用系统的功能进行分解，以接口服务方式发布和调用	
不同点	服务粒度比较粗，提供高抽象级别的业务处理逻辑，对业务一致性和完整性支持比较好	业务的服务粒度比较细，保持服务功能的单一性、独立性和自主性，目的是分解复杂服务，实现解耦
	支持多种协议通过 ESB 转换进行访问	提倡用轻量级协议，基于 HTTP 的 RESTful API 或一些更高效的远程调用程序如远程过程调用（remote procedure call，RPC）方法
	项目驱动，适合大型团队开发维护	小团队进行快速迭代开发
	整体部署与整体扩展，通过 ESB 实现与其他应用的集成	独立部署，支持持续集成，按需对服务进行扩展

在"胸科-徐汇"肺癌早筛医联体信息化过程中，为了支持跨机构的协同诊疗业务，同时保证医联体协同平台的建设不会对各成员内部的原有信息处理流程造成干扰，在具体实现时一般应选择面向服务的集成架构，如选择基于 ESB 的集成架构或基于微服务的集成架构，将业务功能拆分成独立封装的医疗 Web 服务或微服务，以此为医联体成员提供访问接口，满足协同平台、专科医院和社区医院等各成员间资源整合、数据共享和业务协同的要求，实现系统之间的互操作。

8.4.4 微服务架构示例

采用微服务架构的肺癌早筛平台,通过微服务在协同平台、专科医院和社区医院之间进行互操作,实现信息集成与交互。结合"胸科-徐汇"肺癌早筛医联体基本数据集,可设计医联体微服务架构,如图 8-10 所示。

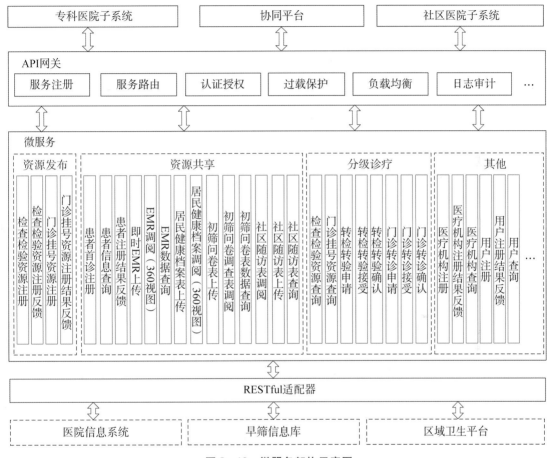

图 8-10 微服务架构示意图

医联体的微服务示例如表 8-11 所示[70]。微服务由 API 网关负责注册和管理,各成员对微服务的请求可通过 HTTP 协议调用,接口出入参数可为 JSON(JavaScript Object Notation)格式字符串。

表 8-11 肺癌早筛微服务示例

类别	微服务名称	作用
资源发布服务	检查检验资源注册	专科医院上传检查、检验资源信息
	检查检验资源注册反馈	协同平台发送给专科医院检查、检验资源注册结果反馈信息

（续表）

类别	微服务名称	作用
	门诊挂号资源注册	专科医院上传挂号资源信息
	门诊挂号资源注册结果反馈	协同平台发送给医疗机构挂号资源注册结果反馈信息
信息共享服务	患者首诊注册	首诊患者在专科医院注册
	患者信息查询	胸科医院、社区卫生服务中心向协同平台查询患者相关信息
	患者注册结果反馈	专科医院发送给协同平台患者注册结果反馈信息
	即时 EMR 上传	医疗机构医生上传 EMR 数据给协同平台
	EMR 调阅（360 视图）	协同平台调阅胸科医院相关 EMR 数据
	EMR 数据查询	胸科医院、社区卫生服务中心向协同平台查询相关 EMR 数据
	居民健康档案表上传	社区卫生服务中心向协同平台上传居民健康档案
	居民健康档案调阅（360 视图）	协同平台向区域卫生平台调阅相关居民健康档案数据
	居民健康档案数据查询	胸科医院、社区卫生服务中心向协同平台查询相关居民健康档案数据
	初筛问卷表上传	社区卫生服务中心向协同平台上传居民肺癌早筛初筛问卷调查表
	初筛问卷调查表调阅	协同平台向区域卫生平台调阅居民肺癌早筛、初筛问卷调查表
	初筛问卷表数据查询	胸科医院、社区卫生服务中心向协同平台查询居民肺癌早筛、初筛问卷调查表
	社区随访表调阅	社区卫生服务中心向协同平台调阅社区随访表
	社区随访表上传	社区卫生服务中心向肺癌早筛及防治平台上传社区随访表
	社区随访表查询	胸科医院、社区卫生服务中心向协同平台调阅相关社区随访表数据
资源预约服务	检查检验资源查询	查询检查、检验资源信息
	门诊挂号资源查询	查询门诊挂号资源信息
	转检转验申请	社区卫生服务中心发生转检、转验业务时,进行转检、转验申请
	转检转验接受	胸科医院发生转检、转验业务时,进行转检、转验接收
	转检转验确认	当胸科医院、社区卫生服务中心发生转检、转验业务时,进行转检、转验确认
	门诊转诊申请	社区卫生服务中心发生门诊转诊业务时,进行门诊转诊申请
	门诊转诊接受	当肺癌早筛流程中胸科医院发生转诊业务时,进行门诊转诊接收
	门诊转诊确认	当胸科医院、社区卫生服务中心发生转诊业务时,进行门诊转诊确认

（续表）

类别	微服务名称	作用
系统管理服务	医疗机构注册	医疗机构信息维护信息
	医疗机构注册结果反馈	平台发送医疗机构注册结果反馈信息
	医疗机构查询	查询医疗机构注册信息
	科室注册	科室信息维护
	科室注册结果反馈	平台发送相关科室注册结果反馈信息
	科室查询	查询科室注册信息
	医务人员注册	医务人员信息维护
	医务人员注册结果反馈	平台发送相关医务人员注册结果反馈信息
	医务人员查询	查询医务人员注册信息
	用户注册	用户信息维护
	用户注册结果反馈	平台发送相关用户注册结果反馈信息
	用户查询	查询用户注册信息
…	…	…

以检查检验资源查询微服务为例，其主要功能是提供服务接口，根据输入参数进行查询处理，并通过输出参数返回预约排班的详细信息（排班的日期、时间段和可预约数等）。

检查检验资源查询微服务的输入参数示例如下：

```
{
    "Method":"",
    "PatType":"",
    "ReportID":"",
    "BookPlace":"",
    "BookDesc":"",
    "ExecDept":""
}
```

其中，输入参数说明如表 8-12 所示。

表 8-12　输入参数说明

字段	标识	必输	备注
Method	方法名称信息	Y	TBC1.3
PatType	患者类别	Y	默认传 0
ReportID	报告类别 ID	Y	
BookPlace	预约地点	Y	
BookDesc	预约描述	Y	
ExecDept	检查科室代码	N	

查询预约排班微服务的输出参数示例如下：

```
{
    "Success":"true",
    "Message":"",
    "data":[
        {
            "ReportID":"",
            "BookPlace":"",
            "BookDesc":"",
            "BookDate":"2021 - 10 - 20",
            "BeginTime":"09:00",
            "EndTime":"10:00",
            "BookTime":"09:00 - 10:00",
            "BookTimeDesc":"09:00 - 10:00",
            "AvailableNum":"10",
            "ExecDept":"1",
            "ExecDeptName":"放射科"
        },
        {
            "ReportID":"",
            "BookPlace":"",
            "BookDesc":"",
            "BookDate":"",
            "BeginTime":"",
            "EndTime":"",
            "BookTime":"",
            "BookTimeDesc":"",
            "AvailableNum":"",
            "ExecDept":"",
            "ExecDeptName":""
        }
    ]
}
```

其中，输出参数说明如表 8 - 13 所示。

表 8-13 输出参数说明

字段	标识	备注
Success	确认结果	true、false
Message	说明信息	结果为 false 时,为错误信息
ReportID	报告类别 ID	
BookPlace	预约地点	
BookDesc	预约描述	
BookDate	预约日期	yyyy-MM-dd
BeginTime	预约开始时间	HH:mm(24 小时制)
EndTime	预约结束时间	HH:mm(24 小时制)
BookTime	预约时间段	HH:mm—HH:mm(24 小时制)
BookTimeDesc	预约时间段描述	HH:mm—HH:mm(24 小时制)
AvailableNum	可预约数	
ExecDept	检查科室代码	
ExecDeptName	检查科室名称	

采用以上的微服务架构,既便于协同平台与各成员单位的原有信息系统进行交互,也便于协同平台实现新的业务功能,从而在遵从统一基础架构的前提下实现应用的一体化集成。此外,采用微服务架构还具有以下优势:①对业务进行解耦,便于从 ESB 架构甚至传统的数据集中式业务架构中切换到分布式架构。②具体实施过程中,可以采用逐步替换的渐近方式实施。③通过微服务的编排,能够聚合为新公共服务能力,便于迅速开展新业务。④在面对就诊高峰等大量访问时,便于有效扩展从而防止发生系统性能问题。

8.5 信息安全设计

系统涉及患者的数据隐私信息,根据 2019 年发布的《信息安全技术网络安全等级保护基本要求》,需要满足三级安全要求,在安全物理环境、安全通信环境、安全区域边界、安全计算环境和安全管理中心方面需要进行建设。安全保障体系要支撑和保障平台的信息系统和业务的安全稳定运行,防止信息网络瘫痪、应用系统破坏、业务数据丢失、卫生信息泄密、终端病毒感染、有害信息传播和恶意渗透攻击,以确保信息系统安全稳定运行,确保业务数据安全。

(1)身份认证。身份认证是信息安全防护的第一关,医院信息系统的访问策略能够可靠、有效地执行保证系统和数据的安全以及授权访问者的合法权益。协同平台的用户都是医联体成员的用户,因此在身份认证上采用原单位审核制。当用户所在单位在平台注册审核通过后,该用户就可以进行注册,然后由该单位的审核员进行身份审核和授权管理。登录系统时可采用用户名/密码方式,也可根据登录隶属单位系统时的身份认证方式进行登录(如 IC 卡认证和生物特征认证等),并建立用户口令管理标准,强制要求用户口令的长度不得低于8位并包含符号,符号组合原则与口令探测次数最多为5次。

(2)权限管理。为保证用户能且只能访问自己被授权的资源。具体的设计包括人员管理、用户模块(功能)权限管理和用户数据权限管理。用户模块权限管理采用基于角色的访问控制,由医联体管理员为协同平台定义角色并给用户分配角色。授权医护人员只能接触到相应患者的信息和数据,从而保障患者信息及数据安全。

(3)通信安全。由于居民健康档案和电子病历等医疗数据包含大量患者隐私,因此平台在医疗数据的传输过程中应采用安全套接字协议(secure sockets layer,SSL)协议对传输通道进行加密,使用SSL虚拟专用网络(virtual private network,VPN)硬件设备来保证传输的保密性。

(4)日志管理。对平台的每个用户的重要操作(登录、退出、增加、修改和删除关键数据等)进行记录,并对记录中的数据进行统计、查询、分析和生成审计报告。

(5)灾难恢复:为使肺癌早筛协同平台从故障或瘫痪状态恢复到可运行状态,主要采用以下两种方式。①存储快照保护方式。满足存储设备发生故障或文件损坏时依然可以快速地恢复数据,并把系统宕机到恢复业务的时间控制在分钟级。②基于负载均衡设备的切换。部署一台负载均衡设备,并配置相应的策略,将用户的请求在服务器集群中进行分发。

(6)数据防泄露。在数据防泄露方面除了权限管理和医护人员网络行为检测和设备控制外,在数据库级别进行防控,把患者的个人身份证、姓名、家庭地址、邮箱、高危问卷、检查结果、诊断结论和住院患者首页等敏感数据进行文档加密存储,防止个人隐私信息集中泄露。

8.6 本章小结

在"胸科-徐汇"肺癌早筛医联体业务需求分析结果的基础上,本章讨论了肺癌早筛平台设计过程中的技术架构设计、功能框架设计、数据模型设计、信息交互设计和信息安全设计等关键问题。

(1)技术架构设计。针对医联体信息化问题,提出通用的分层设计架构,以便于各层相对独立地进行设计、开发和维护。整体架构在标准规范体系与信息安全体系的支撑下,主要包括数据资源层、数据接口层、服务层和应用层共4层,分别解决数据来源与存储、数据接口与适配、面向服务架构的信息集成和子系统应用等方面的系统需求。

(2)功能框架设计。本章归纳了协同平台、专科医院子系统和社区医院子系统应具备的主要功能,提出了一个分别面向医联体医务人员、专科医院医务人员和社区医院医务人员的通用功能框架。

(3)数据模型设计。本章针对"胸科-徐汇"肺癌早筛医联体所需的数据模型设计问题,提出了对标原则、需求导向原则和可扩展性等设计原则,列举了我国卫生管理相关机构及国家标准化委员会等部门颁发的一系列数据规范管理和信息交互标准和规范。在此基础上,结合《电子病历基本数据集》等标准,可确定肺癌早筛平台所需的基本数据集,该数据集是"胸科-徐汇"肺癌早筛医联体信息化过程中数据标准和规范化建设的重要组成部分,是构建协同平台的基础,规范了肺癌早筛及防治的基本记录内容。同时,进一步展示了"胸科-徐汇"肺癌早筛医联体的概念模型和数据元的表示方式。

（4）信息集成与交互架构设计。本章提出医联体系统信息共享与交互应遵循高内聚-低耦合原则、标准化原则和可扩展性原则。针对医联体主要成员的专科医院，分析了记录着患者从检查到就诊医疗服务全过程中产生的各个相关业务系统数据的多源异构特性。本章列举了以面向服务为主的信息集成与交互典型架构，通过将功能单元拆分成一系列定义明确、封装完整和可独立运行的医疗 Web 服务或微服务，为医联体成员提供访问接口。最后展示了在协同平台、专科医院和社区医院之间，通过微服务获取所需的信息，实现系统之间互操作的示例。

通过本章中对肺癌早筛平台设计的讨论，为"胸科-徐汇"肺癌早筛医联体信息化过程中的分层技术架构设计方案和各子系统应实现的主要功能提供了参考，展示了数据模型与信息交互架构的设计，有助于推进肺癌早筛平台的具体实施。

9

肺癌早筛平台实施

根据上海市徐汇区肺癌专病医疗资源的特点,由徐汇区卫生健康委员会主导,结合胸科医院在肺癌诊疗上的学科优势和地处徐汇区的地缘优势,胸科医院与徐汇区13家社区卫生服务中心结成"徐汇-胸科"肺癌早筛医联体,并建立了以协同平台为中心的医联体信息系统。在肺癌早筛平台需求分析和设计的基础上,本章展示了肺癌早筛平台的具体实施过程。首先,对"徐汇-胸科"肺癌早筛医联体的构成、专业优势、地缘优势和实施基础进行了概述。其次,对照需求分析中的业务用例描述,对协同平台、专科医院子系统和社区医院子系统的主要功能进行了直观展示。

9.1 实施概述

胸科医院创建于1957年,为我国最早建立的集医疗、教学和科研为一体的,以诊治心、肺、食管、气管和纵隔疾病为主的三级甲等专科医院,被卫生部指定为全国心胸外科医师进修基地,2004年成为上海市红十字胸科医院。医院先后获得"全国卫生系统先进集体""全国无烟单位""上海市职业道德建设十佳单位"和"上海市文明单位"八连冠等殊荣。

胸科医院设有10个临床科室、13个临床亚专科和10个医技科室。核定床位580张,开放床位964张,病区22个,另设重症监护室和冠心病重症监护室。附设上海市胸部肿瘤研究所、中心实验室、心血管研究室、生物样本库和国家药物临床试验机构,并建有高新技术转化园区。

胸科医院具有良好的医院信息化基础。自2001年建成HIS系统起,经历了信息技术应用从简单到复杂,从系统间彼此独立和机构内部使用到尝试"双向转诊""服务协同"的小范围信息系统互联,再到以电子健康档案共享为基础的区域信息系统互联互通。在这个过程中,胸科医院信息中心对全院的信息化建设的规划、设计和实施保障了胸科医院信息化建设的实用性、先进性和前瞻性。胸科医院信息中心作为医院信息化建设部门,参与了上海市卫健委"上海市电子病历应用功能规范实施细则"等多项信息管理规范的制定与编写工作。2018年7月,胸科医院成为"上海市大数据联合创新实验室"医疗领域的共建单位之一。2020年,胸科医院的医院信息化系统通过国家卫健委的"国家医疗健康信息互联互通五级乙等测评"。2021年,胸科医院成为国家卫健委"电子病历五级"的高级别医疗机构。

在肺癌早期筛查领域,胸科医院多年前就承接了上海市的肺癌社区筛查研究项目,目前已在徐汇区完成了6 000多例的入组研究。该项目的研究人员发现,在入组的高危人群中(年龄在45~75岁、有肿瘤家族史和吸烟或有烟草接触史,比如被迫吸"二手烟"),第一次做低剂量CT,25％的人被筛出有小结节,经过进一步排查,真正怀疑的有69例,23例经过胸科医院多学科专家讨论,其中22例经手术切除后病理显示为早期肺癌。相比之下,对照组即常规因病就诊人群中,发现了10例肺癌,其中5例已为晚期,错失了手术治疗的机会。该项研究充分验证了低剂量螺旋CT在发现早期肺癌方面的作用。

由此,胸科医院项目组提出了一套符合我国人群特点的肺癌筛查"高危参数",总结出了一套规范的肺癌早期筛查方法以及孤立性肺部小结节治疗的临床路径。借助社区肺癌早期筛查的推广,25％的肺癌患者在癌前病变或原位癌阶段得到确诊。

胸科医院希望借助信息化的手段,充分利用现有的HIS、CIS和RIS等临床信息系统,开放医院的低剂量螺旋CT检查预约号源和专病就诊号源给区域平台,使社区医生在进行肺癌早期筛查发现疑似患者时能够直接预约胸科医院的检查并安排后续治疗。同时胸科医院将根据患者就诊情况,实时回传患者的诊疗信息,帮助社区医生进行患者随访等后续治疗工作。建立起双向转诊、上下联动、互通互联和资源共享的专病分级诊疗新格局。

作为合作方的上海市徐汇区所辖的各社区卫生服务中心,信息基础设施覆盖广,医护人员的计算机使用水平相对较高,已经部署的与患者服务相关的系统有门诊收费系统、挂号登记及预约系统、门诊自助服务系统、分诊叫号系统等;与医疗保障相关的系统有门诊药房管理系统、居民健康档案管理系统、药库管理系统和绩效考核管理系统等;与临床相关的系统有门诊医生工作站系统、随访登记系统等。这些基础设施为肺癌早筛提供了必要的电子数据共享条件,也为双向转诊和远程诊疗的实现提供了必要的支持。与此同时,由于服务定位不同,社区卫生服务中心的医生在对肺癌诊治的专业性方面与专科医院的专病专家团队有较大的差距,前者更为擅长用药咨询、健康咨询和随访等稳定型业务。

胸科医院与徐汇区各社区卫生服务中心结成的"胸科-徐汇"肺癌早筛医联体如图9-1所示。

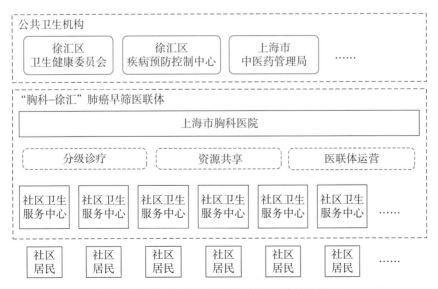

图9-1 "胸科-徐汇"肺癌早筛医联体协作框架

作为关键配套措施,"胸科-徐汇"肺癌早筛医联体建立了以肺癌早筛平台为中心的医联体信息系统,如图9-2所示。系统由协同平台、胸科医院子系统和社区医院(社区卫生服务中心)子系统构成,采用统一的数据集标准和信息交互接口技术规范,助力肺癌早筛及防治业务的开展。肺癌早筛平台的具体业务流程、业务需求和系统设计依照前两章所述进行。医联体信息系统面向徐汇区公共卫生管理机构、胸科医院和徐汇区各社区卫生服务中心,以服务患者为中心,结合分级诊疗要求、肺癌早筛技术要求和专科医院及社区卫生服务中心的医疗服务特点和需求,遵循相关的卫生信息化标准,搭建了流程闭环的医联体信息系统架构,形成肺癌早筛临床、手术、化疗和随访一体化的多核闭环服务协同体系,为患者提供全过程、高效和连续的诊疗服务。

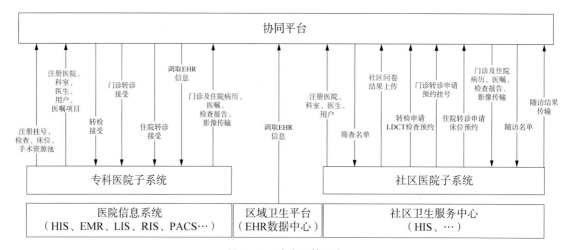

图9-2 肺癌早筛平台

通过肺癌早筛平台,徐汇区公共卫生管理机构包括徐汇区卫生健康委员会、徐汇区疾控中心、上海市中医药管理局和上海医保局等可检测和考核"胸科-徐汇"肺癌早筛医联体综合运行情况,在提高区内肺癌发现和诊疗的整体水平的同时降低了社会总成本;徐汇区内各个社区卫生服务中心发挥属地优势,共享社区居民的社区调查结果和胸科医院提供的医疗资源、检查及诊断结果,为所属社区的居民提供筛查、转检、转诊和随访等指导和服务;胸科医院通过分级诊疗信息共享,集中发挥CT检查资源、专家团队、专病门诊和危急或疑难病症诊疗等高水平医疗服务优势,有利于提升肺癌诊疗水平;社区居民则减少盲目和重复就医所浪费的时间、精力和费用,获得优质、连续和及时的肺癌早期筛查、诊断和诊疗服务。

9.2 协同平台的主要功能

协同平台主要包括大数据筛查、早筛对象信息共享、医疗资源发布、医疗资源预约、运营管理和系统管理等功能。其中,早筛对象信息共享、医疗资源发布和医疗资源预约这三类功能为协同平台内部的服务资源,其功能通过服务调用的方式在专科医院子系统和社区医院子系统中体现,因此不在本小节中单独展示。

9.2.1 大数据筛查

协同平台根据专科医院提供的早筛规则,对社区居民健康档案进行高危因素判断,从中获得含高危因素的居民信息,然后将其推送给各个社区医院,如图9-3所示。

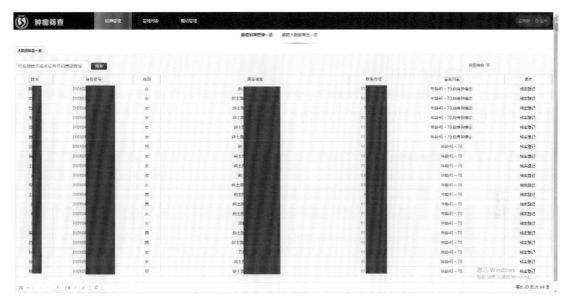

图9-3 大数据筛查

9.2.2 运营管理

协同平台可监控和管理"胸科-徐汇"肺癌早筛医联体的运营情况,包括患者就诊情况动态监测,包括各社区和胸科医院的高危对象筛查、预约与到诊情况、预约首检、首诊到诊和专病预约等情况,如图9-4所示。

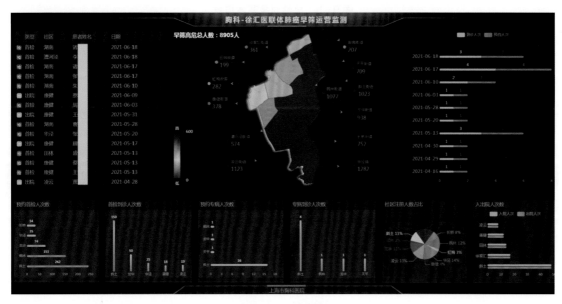

图9-4 运营管理

9.3 专科医院子系统的主要功能

专科医院子系统包括早筛对象信息管理、早筛医疗资源发布、早筛对象病历发布、早筛对象挂号收费管理和系统管理等功能。

9.3.1 早筛对象信息管理

9.3.1.1 早筛对象基本信息

医生可查询早筛对象的患者 ID、姓名、性别、出生年月、联系方式、首诊时间、区域名称和社区名称等基本信息,以列表形式展示,如图 9-5 所示。

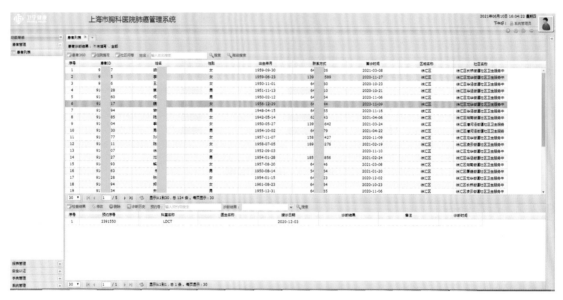

图 9-5 早筛对象基本信息

对选中的早筛对象,可进一步查看其社区问卷填写情况、患者 360、检查结果和住院情况等。

9.3.1.2 社区问卷结果

医生可直接查询社区采集的肺癌风险评估问卷,内容包括患者基本信息和危险度评估信息,如图 9-6 所示。

9.3.1.3 检查结果

医生可查看早筛对象的 LDCT 检查结果,包括检查医生、检查日期、检查所见和检查结论等内容,如图 9-7 所示。

9.3.1.4 诊疗结果

医生可调用胸科医院患者 360 接口,详细查看该患者在胸科医院的就诊概要和详细记录,如门诊、住院、检查、检验、诊断、医嘱、治疗、手术麻醉、放疗和文书等内容,如图 9-8 所示。

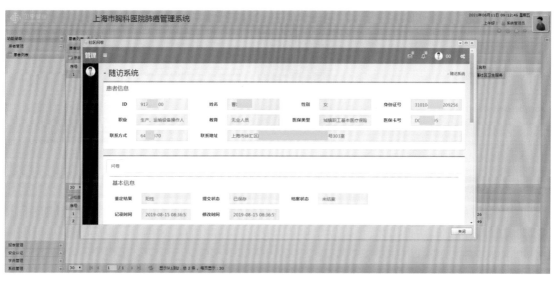

图 9-6　社区问卷结果

图 9-7　检查结果

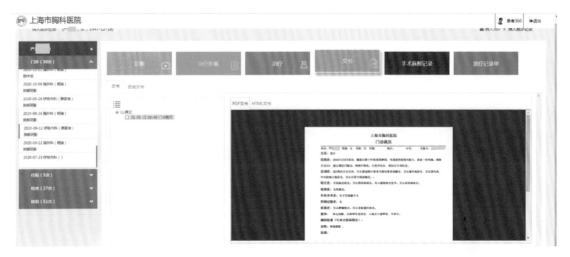

图 9-8 诊疗结果

9.3.1.5 住院结果

医生可按病理描述完成对象查询,显示查询对象的入院日期、病区、床位、出院日期、手术日期、病理报告日期、病理描述、是否放疗和是否化疗等住院信息,如图 9-9 所示。

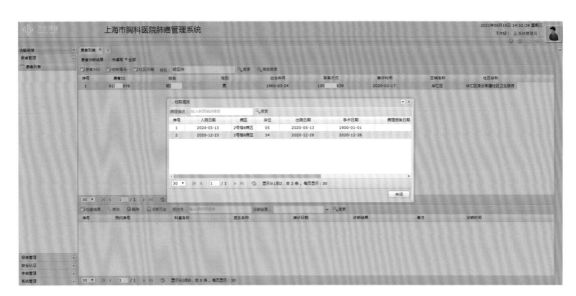

图 9-9 住院结果

9.3.2 早筛医疗资源发布

9.3.2.1 肺癌筛查预约排班

医生通过医院信息系统的检查预约中心,预留专用的肺癌筛查号源数量和排班,数据同步至协同平台,供社区早筛对象转检预约使用,如图 9-10 所示。

9.3.2.2 专病门诊排班

医生通过医院信息系统的检查预约中心,预留专用的专病门诊号源数量和排班,数据同步至协同平台,供社区早筛对象转诊预约使用,如图 9-11 所示。

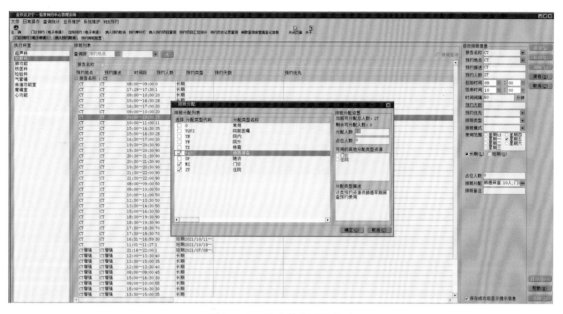

图 9-10 肺癌筛查预约排班

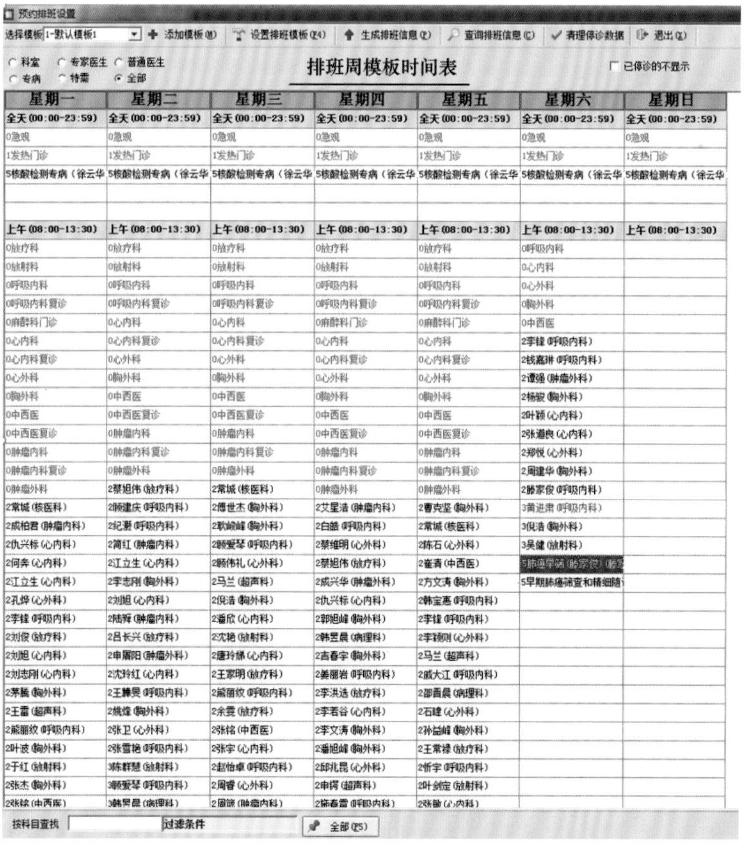

图 9-11 专病门诊排班

9.3.2.3 预约申请管理

医院信息系统中检查预约中心管理预约情况,并可进行取消预约和更改预约时间等操作,如图9-12所示。

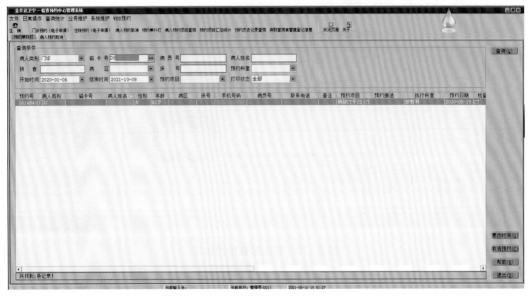

图9-12 预约申请管理

9.3.3 早筛对象病历发布

9.3.3.1 检查信息

医生通过医院信息系统的放射报告系统,统一生成社区患者的LDCT检查报告,数据同步至协同平台,如图9-13所示。

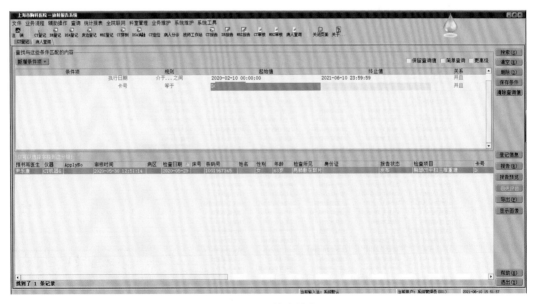

图9-13 检查信息

9.3.3.2　诊疗信息

医生通过医院信息系统的门诊医生站系统,统一书写病历和诊断,开具处方、检查、检验、住院单和诊断信息,数据同步至协同平台,如图9-14所示。

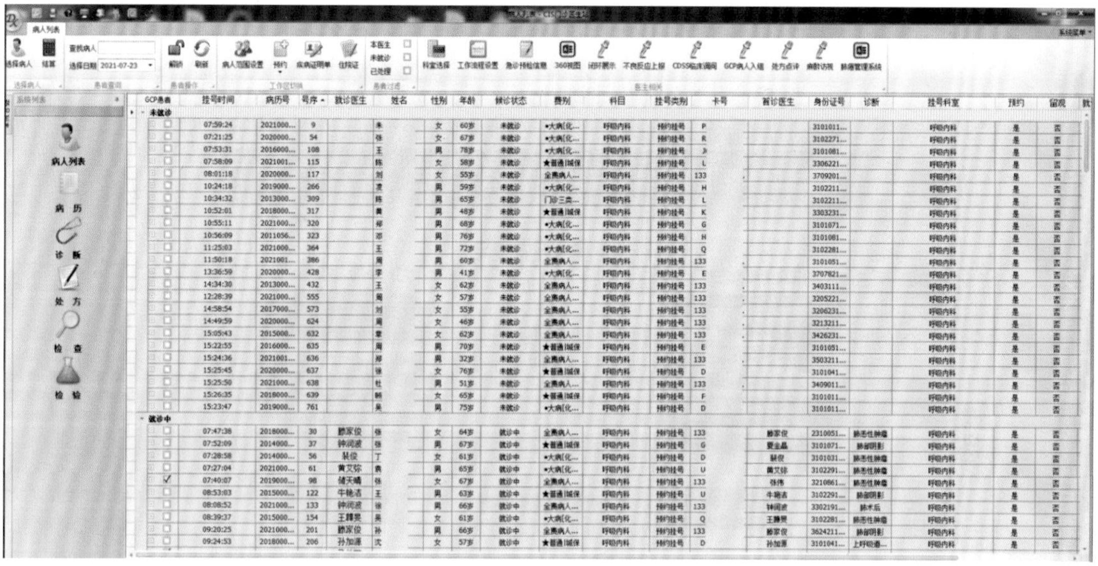

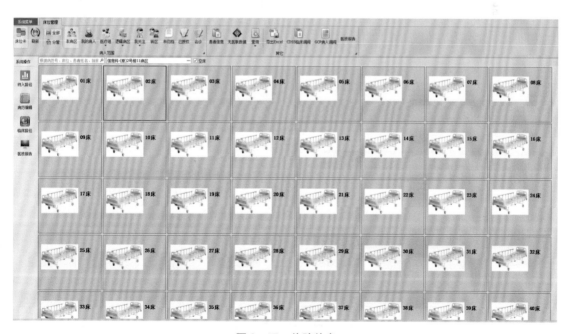

图9-14　诊疗信息

9.3.3.3　住院信息

医生通过医院信息系统的住院医生站系统,统一书写患者病历报告、住院首页和出院小结等住院信息,数据同步至协同平台,如图9-15所示。

图9-15　住院信息

9.3.4 早筛对象挂号收费管理

胸科医院子系统提供与医院信息系统的挂号收费功能接口，为转检和转诊的社区早筛对象设立一站式自助机。患者刷卡后可完成 LDCT 检查付费和专病门诊的挂号付费功能，如图 9-16 所示。

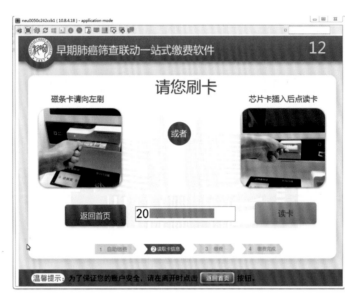

图 9-16　早筛对象挂号收费

9.3.4.1 挂号

通过自助机，读取早筛对象 LDCT 检查预约信息或专病门诊预约信息，确认预约项目、项目数量和项目金额信息，如图 9-17 所示。

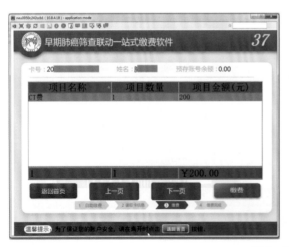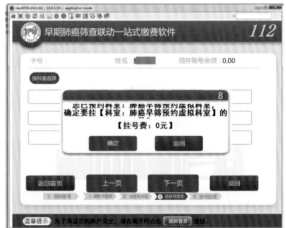

图 9-17　挂号

9.3.4.2 收费

提供支付宝、微信、云闪付和银行卡等多途径支付的方式，HIS 系统记录缴费信息和支付路径，并将缴费完成情况告知 PACS 系统，如图 9-18 所示。

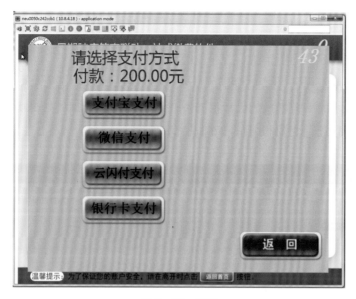

图 9-18 收费

9.3.4.3 退费

对已缴费但未进行服务的预约项目，可为患者按照 HIS 系统记录的支付路径退费，同时变更 PACS 系统中的缴费记录，如图 9-19 所示。

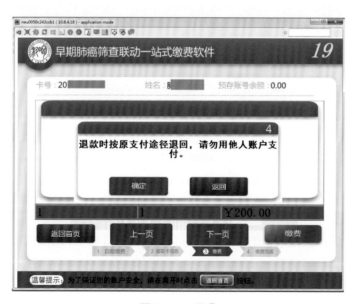

图 9-19 退费

9.4 社区医院子系统的主要功能

社区医院子系统包括初筛对象信息管理、早筛对象信息管理、早筛医疗资源预约、早筛对象随访管理和系统管理等功能。

9.4.1 初筛对象信息管理

9.4.1.1 初筛对象信息

社区医生查看协同平台推送的大数据筛查任务,包括居民基本信息和居民高危因素,也可对初筛对象登记信息进行查询和编辑,如图 9-20 所示。

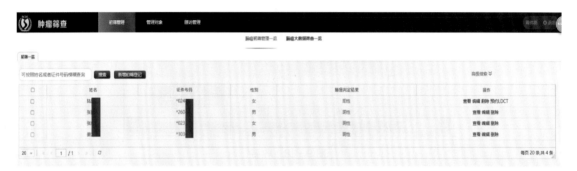

图 9-20 初筛对象信息

社区医生可以调用和完善筛查对象的居民健康档案信息,如图 9-21 所示。

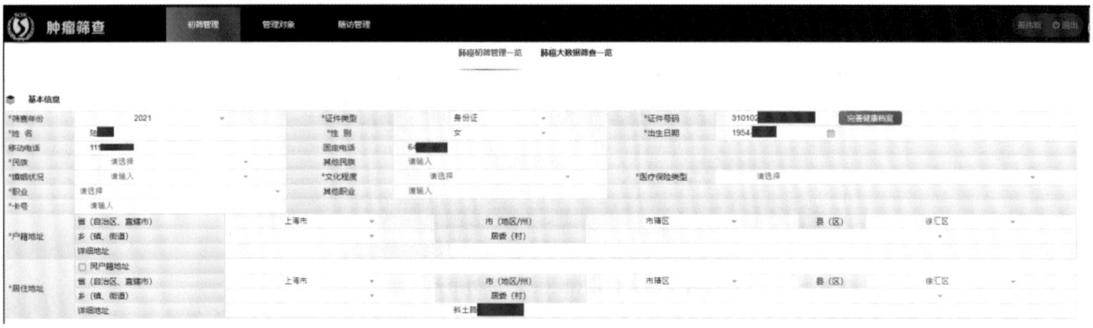

图 9-21 初筛对象登记信息编辑

9.4.1.2 核实登记

社区医生对大数据推送对象的基本信息、高危因素进行核实,反馈推送信息的准确性,如图 9-22 所示。

9.4.1.3 高危问卷

社区医生通过面对面和电话问答等形式完成社区问卷调查,包括基本信息和危险度评估内容,根据问卷情况进行危险度结果评估和初筛结果判定,如图 9-23 所示。

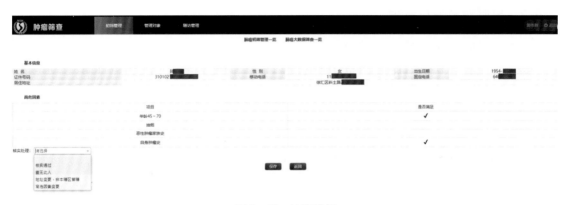

图 9-22　核实登记

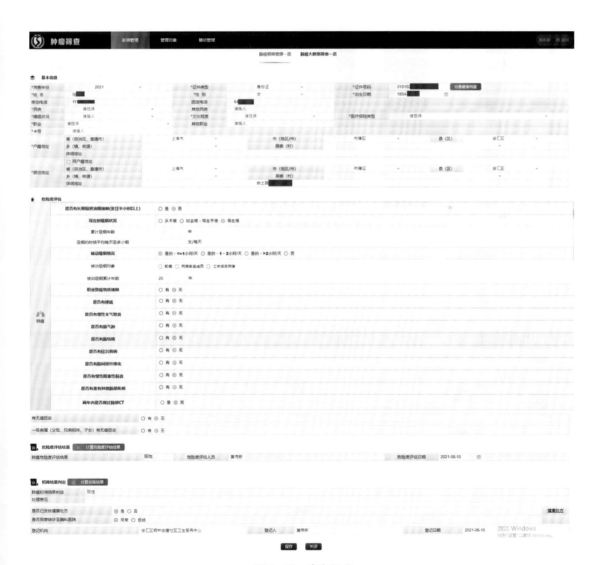

图 9-23　高危问卷

9.4.2　早筛对象信息管理

9.4.2.1　早筛对象基本信息

医生可查看早筛对象的筛查年份、证件类型、证件号码、姓名、性别、出生日期、移动电话、固定电话、民族、婚姻状况、文化程度、职业、医保卡号、户籍地址、居住地址和是否死亡等基本信息，以列表形式展示，如图9-24所示。

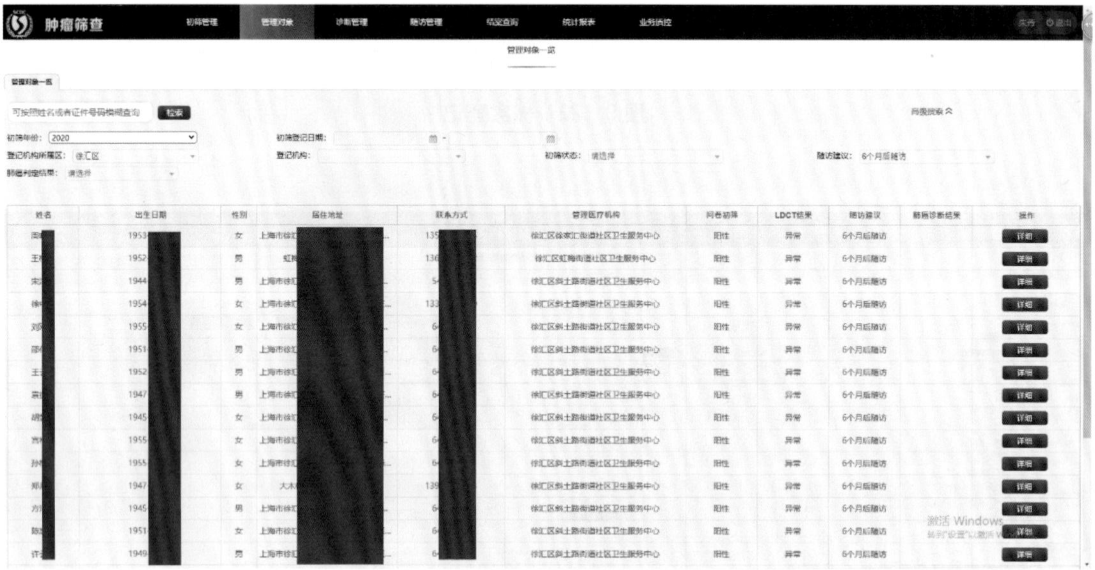

图9-24　早筛对象基本信息

对选中的早筛对象，可进一步查看其社区问卷初筛结果、患者360、检查结果、住院情况和随访建议等，如图9-25所示。

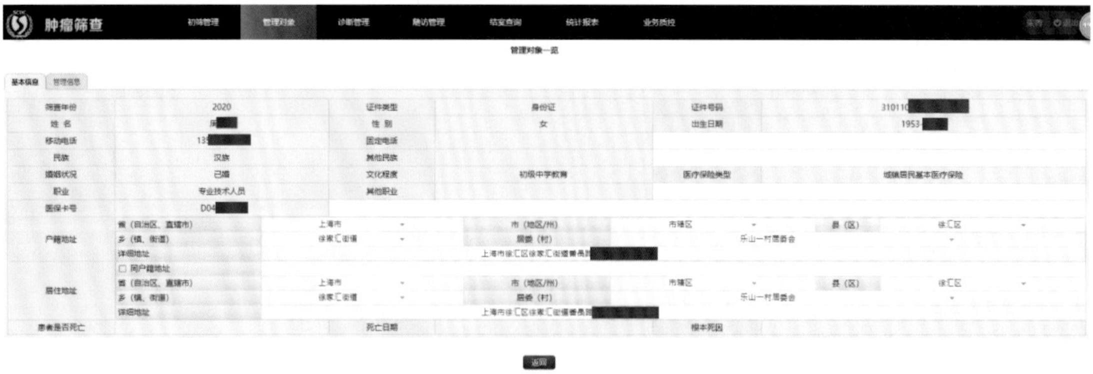

图9-25　早筛对象共享信息

9.4.2.2 检查结果

医生可查看早筛对象的 LDCT 检查结果,包括检查时间、检查医生、检查医疗机构、检查结果、随访建议、检查信息描述和检查结论等内容,并提供 CT 影像 360 查询入口,如图 9 - 26 所示。

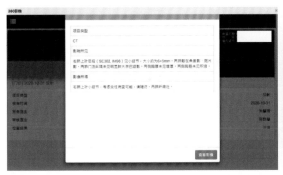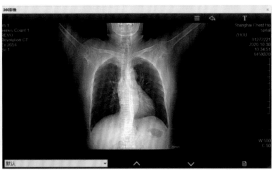

图 9 - 26 LDCT 检查结果

9.4.2.3 诊疗结果

医生可查询社区平台推送的早筛对象转诊的专病门诊预约和诊疗信息,如图 9 - 27 所示。

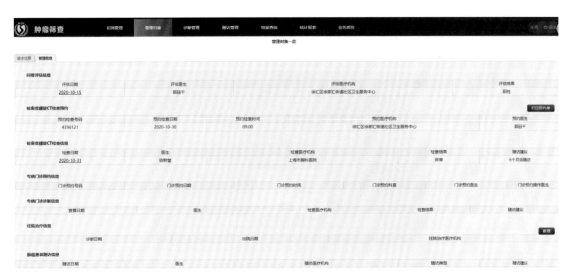

图 9 - 27 诊疗结果

9.4.2.4 住院结果

医生可查询社区平台推送的早筛对象转诊的住院信息,如图 9 - 28 所示。

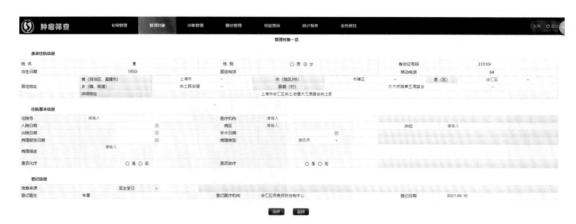

图 9-28 住院信息

9.4.3 早筛医疗资源预约

9.4.3.1 转检排班信息

社区医生根据早筛对象具体情况，与早筛对象协商为其选择 LDCT 检查医院和科室，查看 LDCT 检查预约排班信息，如图 9-29 所示。

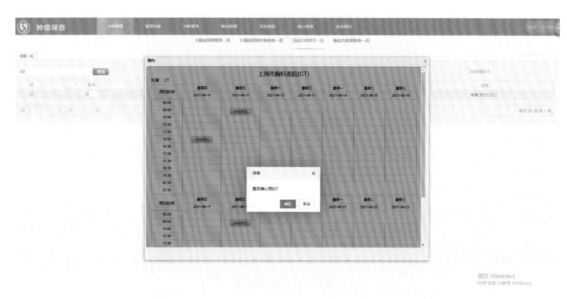

图 9-29 转检排班信息

9.4.3.2 转检预约申请

社区医生为早筛对象向协同平台提出 LDCT 检查预约申请，如图 9-30 所示。

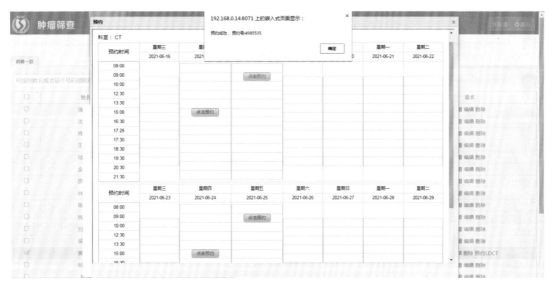

图9-30   转检预约申请

9.4.3.3   转检预约结果

如果预约成功,协同平台将预约信息反馈给社区医院和专科医院。社区医生可为早筛对象打印 CT 预约单,包括 LDCT 预约检查时间、地点、注意事项和报告领取指导等信息,如图 9-31 所示。如预约变更可取消并重新预约。

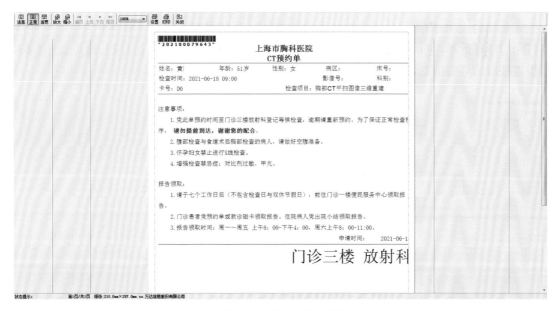

图9-31   转检预约结果

9.4.3.4   转诊排班信息

社区医生根据早筛对象具体情况与早筛对象协商,为其选择转诊医院和专病门诊,查看预约排班信息,如图 9-32 所示。

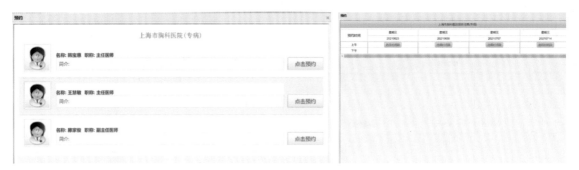

图 9-32　转诊排班信息

9.4.3.5　转诊预约申请

社区医生为早筛对象选择合适的就诊时段,向协同平台提出 LDCT 检查预约申请,如图 9-33 所示。

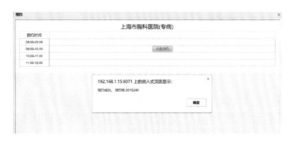

图 9-33　转诊预约申请

9.4.3.6　转诊预约结果

如果预约成功,协同平台将预约信息反馈给社区医院和专科医院。社区医生可为早筛对象打印门诊预约单,包括含预约患者的基本信息和专病门诊预约的检查时间、地点、注意事项和报告领取指导等信息,如图 9-34 所示。

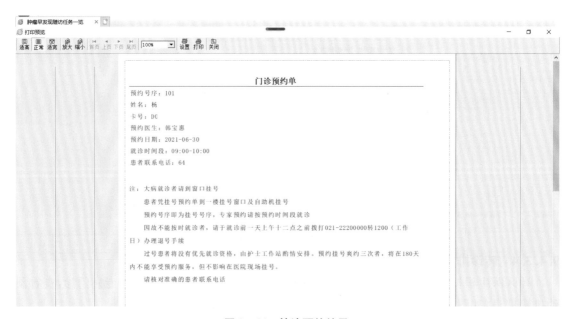

图 9-34　转诊预约结果

9.4.4　早筛对象随访管理

社区医生根据随访计划和随访任务,对早筛对象开展随访,做好随访记录,如图9-35所示。

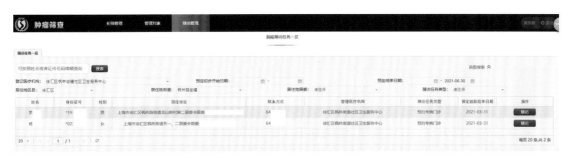

图9-35　早筛对象随访管理

9.5　本章小结

在肺癌早筛平台需求分析和设计的基础上,本章展示了肺癌早筛平台的具体实施。

(1)实施概述。本章对"胸科-徐汇"肺癌早筛医联体的构成、专业优势、地缘优势和实施基础进行了概述。通过"胸科-徐汇"肺癌早筛医联体,希望借助信息化的手段助力肺癌早筛及防治业务的开展。作为关键配套措施,"胸科-徐汇"肺癌早筛医联体建立了以肺癌早筛平台为中心的医联体信息系统。系统的具体业务流程、业务需求和系统设计依照前两章所述进行。系统由协同平台、胸科医院子系统和社区医院子系统构成,以服务患者为中心,结合分级诊疗要求、肺癌早筛技术要求和专科医院及社区医院的医疗服务特点和需求,遵循相关的卫生信息化标准,形成肺癌早筛临床、手术、化疗和随访一体化的多核闭环服务协同体系,为患者提供全过程、高效和连续的诊疗服务。

(2)功能示例。对照需求分析中的业务用例描述,对肺癌早筛平台中的协同平台、专科医院子系统和社区医院子系统的主要功能进行了直观展示,其中协同平台提供资源共享和信息交互功能,包括大数据筛查、早筛对象信息共享、医疗资源发布、医疗资源预约、运营管理和系统管理等;专科医院子系统提供转诊和转检资源共享及诊疗结果共享功能,包括早筛对象信息管理、早筛医疗资源发布、早筛对象病历发布、早筛对象挂号收费管理和系统管理等;社区医院子系统提供初筛结果共享、专科诊疗结果共享、转诊和转检申请和随访管理功能,包括初筛对象信息管理、早筛对象信息管理、早筛医疗资源预约、早筛对象随访管理和系统管理等。

本章通过对肺癌早筛平台实施的描述,可以为"胸科-徐汇"肺癌早筛医联体需求分析中的业务用例和功能框架设计中各子系统的主要功能提供直观的对照和参考,对肺癌早筛平台的具体实施具有借鉴作用。

10

肺癌早筛医联体运营评价

本章首先根据 RE‐AIM 模型，围绕肺癌早筛医联体服务的"四个环节""两个水平"，从"五个维度"系统性地构建肺癌早筛医联体运营评价指标体系，然后基于 2019 年 8 月至 2022 年 8 月之间的医联体实际运营数据，全面详细地分析了"胸科-徐汇"肺癌早筛医联体的运营评价情况。

10.1 基本情况

10.1.1 项目背景

据 2022 年全国癌症报告显示，肺癌是我国发病人数排名第一的高发癌种。通过对目标高危人群进行早期筛查，可提前发现肺癌并通过手术治愈早期肺癌。胸科医院呼吸内科依托课题研究，自 2013 年起在上海徐汇区所属的 6 个社区开展基于 LDCT 的肺癌早筛工作。截至 2018 年底，发现疑似早期肺癌 75 例，经手术且病理确诊为肺癌的有 55 例[71]。由于前期工作成效斐然，胸科医院于 2019 年 3 月与徐汇区卫健委携手组建了"胸科-徐汇"肺癌早筛医联体。双方共同成立了肺癌早筛医联体项目工作组，为了将工作转入常态化机制，一方面设计并完善肺癌早筛服务流程，另一方面开发并实施肺癌早筛信息平台。肺癌早筛信息平台于 2019 年 8 月上线，将肺癌早筛监测等公共卫生服务、诊断治疗等临床服务和社区健康管理无缝连接成一个协同的整体，实现了胸科医院与徐汇区 13 家社区卫生服务中心的肺癌早筛联动服务。

本章结合 RE‐AIM 理论和肺癌早筛医联体实施的服务流程，综合设计"胸科-徐汇"肺癌早筛医联体运营评价的指标体系，对"胸科-徐汇"肺癌早筛医联体自 2019 实施至 2022 年 8 月的运营状况进行了评估，为进一步完善"胸科-徐汇"肺癌早筛医联体的运营提供了循证参考。

10.1.2 运营评价指标体系

RE‐AIM 模型由美国学者 Glasgow 等于 1999 年提出，全称为"覆盖—效果—采纳—实施—维持"模型（reach, effectiveness, adoption, implementation, maintenance, RE‐AIM)[72]。该模型是一个综合性的项目评估体系，可涵盖项目实施的过程评价、效果评价和结果评价，通过多视角方式全面衡量项目在实践中的实施、推广情况。

本章根据 RE‐AIM 模型的"五个维度"，围绕肺癌早筛医联体服务的"四个环节""两个水平"构造"胸科-徐汇"肺癌早期筛查医联体的运营评价指标体系,详见表 10 - 1。其中五个维度包括覆盖、效果、采纳、实施及维持;肺癌早筛服务四大环节包括社区高危筛查、LDCT 检查(包括社区预约、居民实际检查、筛查建议)、专病服务(包括专病预约、专病诊疗)和住院治疗;两个水平主要指个体水平(社区居民、家庭医生)和组织水平(社区卫生服务中心、胸科医院各科室)。

表 10 - 1　"胸科-徐汇"肺癌早筛医联体运营评价指标体系框架

维度	含义	肺癌早筛服务环节	测量水平
覆盖	测量肺癌早筛医联体项目的可及性。	√ 社区肺癌高危评估 √ LDCT 预约 √ 到院参加 LDCT 检查 √ 住院治疗	社区居民
效果	衡量肺癌早筛医联体项目实施的有效性。	√ 社区肺癌高危评估结果 √ 风险因素 √ 随访建议 √ 住院诊断	√ 社区居民 √ 社区卫生服务中心 √ 胸科医院
采纳	衡量参与肺癌早筛医联体项目的专业人员及机构的广泛性。	√ 社区筛查 √ LDCT 预约 √ LDCT 检查 √ 住院治疗	√ 家庭医生 √ 社区卫生服务中心 √ 胸科医院各科室
实施	测量肺癌早筛医联体项目各服务环节的实施情况及保真度。	√ 社区肺癌高危评估实施情况(人次等) √ LDCT 预约及检查的实施情况(人次及转化率) √ 高危评估目标人群的选择保真度 √ 社区居民被接入平台的情况	√ 家庭医生 √ 社区卫生服务中心
持续	衡量肺癌早筛医联体项目实施的持续时间以及服务的扩展性。	肺癌早筛服务的时间分布: √ 高危评估(人次) √ LDCT 检查(人次) √ 住院治疗(人次)	√ 社区居民 √ 社区卫生服务中心 √ 胸科医院各科室
		肺癌早筛服务的拓展性: √ LDCT 检查(人数,人次) √ 专病诊疗(人数,人次)	√ 社区居民

首先,覆盖维度主要从个体水平测量肺癌早筛医联体项目的可及性,具体测量社区居民参与肺癌筛查各项活动的情况。

(1)参加社区肺癌高危评估的社区居民数量及代表性。

(2)在社区预约胸科医院 LDCT 检查的社区居民数量及代表性。

(3)实际到达胸科医院进行 LDCT 检查的社区居民数量及代表性。

(4)通过肺癌早筛信息平台导入至胸科医院住院治疗的社区居民数量及代表性。

第二,效果维度主要从个体和组织两个水平衡量肺癌早筛医联体项目实施的有效性,具体测量社区居民在肺癌筛查过程中被评估、诊断及住院治疗的情况。

（1）社区居民/社区卫生服务中心在社区肺癌筛查评估结果的高危人次及占比（高危人次/总评估人次）。

（2）社区居民在社区肺癌筛查高危评估中所涉及的风险因素。

（3）LDCT 检查后的随访建议种类。

（4）社区居民住院治疗后的出院诊断种类。

第三，采纳维度主要从个体及组织两个水平衡量参与肺癌早筛医联体项目的医务人员、相关机构及部门，具体测量家庭医生、社区卫生服务中心、胸科医院各科室参与肺癌早筛医联体服务的情况。

（1）家庭医生参与社区肺癌筛查高危评估情况。

（2）家庭医生参与 LDCT 预约情况。

（3）社区卫生服务中心参与社区肺癌筛查高危情况。

（4）社区卫生服务中心参与 LDCT 预约情况。

（5）胸科医院各科室参与筛查居民住院诊疗情况。

第四，实施维度主要从个体及组织两个水平测量肺癌早筛医联体项目各服务环节的实施情况及保真度。

实施情况具体测量内容包括社区肺癌高危评估实施情况（人次和再次问卷评估的情况）和 LDCT 预约及检查的实施情况（人次及转化率）。保真度具体测量内容包括家庭医生在开展社区肺癌筛查高危评估时目标人群选择情况，以及社区居民接入平台的情况。

第五，持续维度主要从组织和个体两个水平衡量肺癌早筛医联体项目实施的持续时间以及服务的扩展性，主要涉及两个方面：一方面是个体及组织通过肺癌早筛信息平台参与或实施肺癌早筛医联体项目的持续时间；另一方面是参与过医联体项目的社区居民不经过肺癌早筛信息平台，但在项目实施的持续时间内到胸科医院获得的 LDCT 检查以及专病诊疗服务的情况。具体测量内容如下。

（1）肺癌筛查高危评估的时间分布。

（2）居民/社区卫生服务中心通过肺癌早筛信息平台预约 LDCT 检查的时间分布。

（3）居民/社区卫生服务中心通过肺癌早筛信息平台预约实际到胸科医院进行 LDCT 检查的时间分布。

（4）居民/社区卫生服务中心通过肺癌早筛信息平台导入至胸科医院住院诊疗的时间分布。

（5）居民自行到胸科医院进行 LDCT 检查的情况。

（6）居民自行到胸科医院进行专病服务的情况。

10.2 肺癌早筛医联体服务覆盖情况

10.2.1 参与社区肺癌筛查高危评估的社区居民情况

10.2.1.1 社区居民参与数量

自 2019 年 8 月至 2022 年 8 月，共有 143 448 位社区居民参加了社区肺癌筛查高危评估。

10.2.1.2　社区居民的性别分布

共有 77 837 位（54.26%）女性社区居民参加了社区肺癌筛查高危评估，65 611 位（45.74%）男性社区居民参加了社区肺癌筛查高危评估（详见表 10-2）。

表 10-2　不同性别的社区居民参与高危评估的人数

所属街道	男性		女性		男女比例
	数量/人	占比/%	数量/人	占比/%	
长桥街道	8 035	12.25	9 841	12.64	0.82
枫林街道	7 142	10.89	8 216	10.56	0.87
虹梅街道	2 542	3.87	2 909	3.74	0.87
湖南街道	1 932	2.94	2 242	2.88	0.86
华泾镇	5 044	7.69	5 740	7.37	0.88
康健街道	4 471	6.81	5 329	6.85	0.84
凌云街道	6 022	9.18	7 511	9.65	0.80
龙华街道	5 048	7.69	5 999	7.71	0.84
天平街道	3 463	5.28	4 173	5.36	0.83
田林街道	5 619	8.56	6 657	8.55	0.84
斜土路街道	4 092	6.24	4 815	6.19	0.85
徐家汇街道	6 078	9.26	6 970	8.95	0.87
漕河泾街道	6 123	9.33	7 435	9.55	0.82
小计	65 611	100.00	77 837	100.00	0.84

13 个街道中参与高危评估的社区居民男女比例排序如图 10-1 所示，其中有 7 个街道（华泾镇、虹梅街道、徐家汇街道、枫林街道、湖南街道、斜土路街道、田林街道）的男女比例高于徐汇区总体的男女比例，最高为华泾镇（0.88），其次为虹梅街道（0.87）；有 6 个街道（康健街道、龙华街道、天平街道、漕河泾街道、长桥街道、凌云街道）的男女比例低于徐汇区总体的男女比例，最低为凌云街道（0.80）。

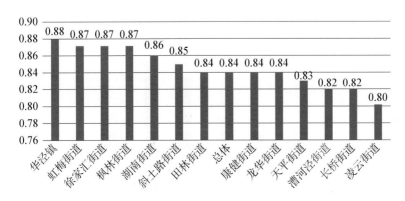

图 10-1　参与高危评估社区居民男女性别比例

10.2.1.3 社区居民的年龄分布

参与肺癌筛查高危评估社区居民的最低年龄为 17 岁,最高年龄为 97 岁,平均年龄为 63 岁。参与肺癌筛查高危评估的社区居民评估年龄在[45,70]的占 92.17%,但也有低于 45 岁及高于 70 岁的签约居民参加了肺癌筛查项目,其中低于 45 岁参与高危评估的社区居民共有 164 位(0.11%),而高于 70 岁参与高危评估的社区居民共有 10 756 位(7.50%)。参与社区肺癌高危评估的社区居民年龄分布如表 10 - 3 所示。

表 10 - 3　参与高危评估社区居民的不同年龄分布(人数)

所属街道	<45 岁		[45,70]		>70 岁	
	数量/人	占比/%	数量/人	占比/%	数量/人	占比/%
长桥街道	0	0.00	16 540	12.48	1 336	12.42
枫林街道	0	0.00	14 352	10.83	1 006	9.35
虹梅街道	156	95.12	4 782	3.61	513	4.77
湖南街道	0	0.00	3 836	2.89	338	3.14
华泾镇	7	4.27	10 013	7.56	764	7.10
康健街道	0	0.00	8 752	6.60	1 048	9.74
凌云街道	0	0.00	12 742	9.61	791	7.35
龙华街道	1	0.61	10 282	7.76	764	7.10
天平街道	0	0.00	7 127	5.38	509	4.73
田林街道	0	0.00	11 284	8.51	992	9.22
斜土路街道	0	0.00	8 274	6.24	633	5.89
徐家汇街道	0	0.00	12 066	9.10	982	9.13
漕河泾街道	0	0.00	12 478	9.42	1 080	10.04
小计	164	100.00	132 528	100.00	10 756	100.00

更具体的年龄分布如图 10 - 2 所示。其中,社区居民参与高危评估最多的是 65～70 岁(40.41%),其次是 60～64 岁(28.19%),40～44 岁最少,只有 65 位社区居民,仅占总人数的 0.05%。

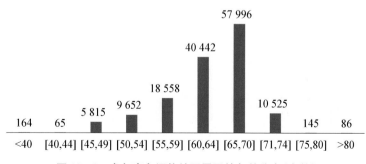

图 10 - 2　参与高危评估社区居民的年龄分布(人数)

10.2.1.4　社区居民的社区分布

徐汇区共有 13 个街道的社区居民参与肺癌早筛项目。不同街道参加肺癌筛查高危评估的社区居民人数从高到低的排序如下：长桥街道（17 876 人，12.46％），枫林街道（15 358 人，10.71％），漕河泾街道（13 558 人，9.45％），凌云街道（13 533 人，9.43％），徐家汇街道（13 048 人，9.10％），田林街道（12 276 人，8.56％），龙华街道（11 047 人，7.70％），华泾镇（10 784 人，7.52％），康健街道（9 800 人，6.83％），斜土路街道（8 907 人，6.21％），天平街道（7 636 人，5.32％），虹梅街道（5 451 人，3.80％），湖南街道（4 174 人，2.91％）。

其中，长桥街道和枫林街道参加高危评估的社区居民人数均超过了总量的 10％，最多的是长桥街道，共有 17 876 位社区居民，占总量的 12.46％；有 2 个街道（虹梅街道和湖南街道）参与高危评估的社区居民人数低于总量的 5％，最少的是湖南街道，仅有 4 174 位社区居民参加，占徐汇区总量的 2.91％。

10.2.2　预约及实际抵达胸科医院 LDCT 检查的社区居民

共有 655 位社区居民通过肺癌早筛信息平台预约了胸科医院的 LDCT 检查，其中 359 位社区居民实际抵达胸科医院进行了 LDCT 检查。参与 LDCT 检查的社区居民人口统计学特征如表 10 - 4 所示。

表 10 - 4　预约 LDCT 的社区居民人口学特征

居民特征	预约情况		实际到院情况	
	人数/人	占比/％	人数/人	占比/％
性别				
男	286	43.66	151	42.06
女	369	56.34	208	57.94
年龄				
[45,70]	528	80.61	271	75.49
>70	127	19.39	88	24.51
所属街道				
长桥街道	55	8.40	15	4.18
枫林街道	150	22.90	14	3.90
虹梅街道	21	3.21	11	3.06
湖南街道	15	2.29	11	3.06
华泾镇	35	5.34	25	6.96
康健街道	37	5.65	25	6.96
凌云街道	23	3.51	19	5.29
龙华街道	69	10.53	52	14.48
天平街道	7	1.07	5	1.39

(续表)

居民特征	预约情况		实际到院情况	
	人数/人	占比/%	人数/人	占比/%
田林街道	9	1.37	8	2.23
斜土路街道	199	30.38	156	43.45
徐家汇街道	22	3.36	9	2.51
漕河泾街道	13	1.98	9	2.51
合计	655	100.00	359	100.00

预约及实际到胸科医院进行 LDCT 检查的社区居民具体年龄分布如图 10-3 所示,其中 65~70 岁的最多,其次是 60~64 岁;45~49 岁的社区居民预约 LDCT 的人数最少,50~54 岁的社区居民实际到院的最少。总之,60~74 岁间的社区居民参与预约或实际到院进行 LDCT 检查最多,累计占比均超过 82%。

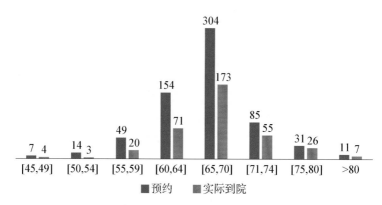

图 10-3　参与预约 LDCT 检查的社区居民年龄分布

10.2.3　接受胸科医院住院治疗服务的社区居民

共有 90 位社区居民通过肺癌早筛信息平台导入胸科医院进行住院治疗,其人口统计学特征如表 10-5 所示。

表 10-5　住院治疗的社区居民人口学特征

居民特征	数量/人次	占比/%
性别		
男	49	54.44
女	41	45.56

（续表）

居民特征	数量/人次	占比/%
年龄		
[45,70]	80	88.89
>70	10	11.11
所属街道		
长桥街道	4	4.44
枫林街道	3	3.33
虹梅街道	4	4.44
湖南街道	5	5.56
华泾镇	5	5.56
康健街道	8	8.89
凌云街道	3	3.33
龙华街道	9	10.00
天平街道	4	4.44
田林街道	7	7.78
斜土路街道	16	17.78
徐家汇街道	13	14.44
漕河泾街道	9	10.00
合计	90	100.00

　　通过肺癌早筛信息平台导入胸科医院进行住院治疗的社区居民具体年龄分布如图 10-4 所示,其中 65～70 岁的居民最多(46 人,51.11%),其次是 60～64 岁的社区居民(25 人, 27.78%);45～49 岁及 75～80 岁的社区居民最少(2 人,2.22%)。总之,60～70 岁间的社区居民住院治疗最多,累计占比为 78.89%。

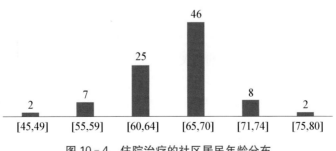

图 10-4　住院治疗的社区居民年龄分布

通过肺癌早筛信息平台导入胸科医院进行住院治疗的社区居民所属街道分布如图 10-5 所示,其中,斜土路街道的社区居民人数最多,共有 16 位(17.78%),枫林街道和凌云街道的社区居民人数最少,仅有 3 位(3.33%)。

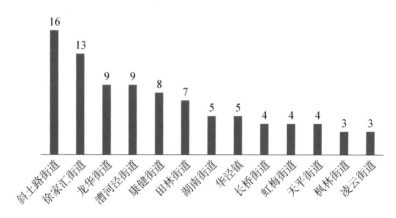

图 10-5　住院治疗社区居民的街道分布情况

10.3　肺癌早筛医联体服务效果情况

10.3.1　社区肺癌筛查高危评估结果

10.3.1.1　总体情况

2019 年 8 月至 2022 年 8 月共开展肺癌筛查高危评估 145 151 次,其中评估结果为高危的共计 11 463 人次,占总评估人次的 7.90%,涉及 11 364 位居民,其余居民的评估结果为非高危。评估结果为高危的居民中,初次参与问卷调查的为 11 364 人次,占总人次的 7.92%,再次(第二次及以上)参与问卷调查的为 99 人次,占再次问卷调查总人次的 5.81%。

10.3.1.2　性别分布情况

评估结果为高危的人员中,男性为 4 617 人次,占高危总人次的 40.28%;女性为 6 846 人次,占高危总人次的 59.72%。男性高危人次占男性总评估人次(高危占比)的 6.96%,低于徐汇区总体水平(7.89%);但女性高危人次占女性总评估人次(高危占比)的 8.69%,高于徐汇区总体水平。同时,女性的高危占比高于男性的高危占比,结果具有统计学意义(卡方:146.55,$P<0.001$)。

10.3.1.3　年龄分布情况

问卷筛查评估结果在不同年龄的分布如表 10-6 所示。45 岁以下人群评估结果均为非高危。45 岁以上人群评估结果为高危的如图 10-6 所示,从中可见高危人次主要集中在 55~74 岁,其中 65~70 岁年龄段的人次最多。然而,从高危占比来看,如图 10-7 所示,60 岁以及以上的人群高危占比较高,年龄越高则高危占比越高,最高的是 74 岁以上的人群(27.22%)。其主要原因是:国内外肺癌筛查指南中都将年龄作为肺癌的关键危险因素,甚至 ATS/ACCP 指南和 USPSTF 指南仅用年龄和主动吸烟史作为 LDCT 肺癌筛查适宜人群的选择标准。

表 10‑6　高危评估结果（高危或非高危）在不同年龄中的分布

年龄	高危		非高危		合计/人次
	人次	占比/%	人次	占比/%	
[45，50)	216	3.68	5 650	96.32	5 866
[50，55)	483	4.94	9 285	95.06	9 768
[55，60)	1 242	6.64	17 454	93.36	18 696
[60，65)	3 243	7.96	37 495	92.04	40 738
[65，70]	5 133	8.75	53 522	91.25	58 655
(70，74]	1 083	9.92	9 832	90.08	10 915
(74，80]	43	27.22	115	72.78	158
>80	20	19.61	82	80.39	102

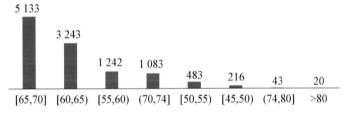

图 10‑6　45 岁及以上居民评估结果为高危的人次数

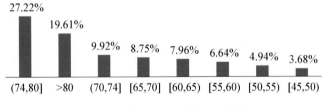

图 10‑7　45 岁及以上居民评估结果的高危占比

10.3.1.4　年度分布情况

不同年度的社区问卷高危评估结果分布情况如表 10‑7 及图 10‑8 所示。

表 10‑7　社区高危评估结果在不同年度中的分布

年度	高危		非高危		合计/人次
	数量/人次	占比/%	数量/人次	占比/%	
2019	200	10.34	1 735	89.66	1 935
2020	7 904	7.95	91 521	92.05	99 425
2021	3 356	7.87	39 289	92.13	42 645
2022	3	0.26	1 143	99.74	1 146
合计	11 463	7.90	133 688	92.10	145 151

本医联体项目自2019年下半年开始初步实施,在2020年至2021年获大力推进并进入普及阶段。因此,2020年评估结果为高危的人次最多(7 904人次),其次为2021年(3 356人次)。由于大规模普查已于2021年基本完成,并且2022年数据截至2022年8月,故2022年的评估人次数大幅下降。

从评估结果的高危占比来看,2019年至2021年逐年缓慢下降。2022年,因评估总人次下降,导致评估结果为高危的人次也相对较少。此外,2022年的高危评估对象均是再次参加问卷评估者(共1 146人次),反映出初次问卷结果的高危占比高于再次问卷结果的高危占比。

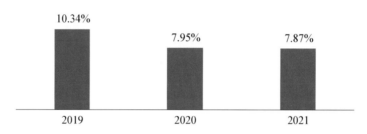

图10-8　肺癌筛查评估结果为高危在不同年度中的占比情况

10.3.1.5　社区分布情况

13个卫生服务中心开展的社区居民肺癌筛查高危评估分布情况如表10-8、图10-9及图10-10所示。问卷评估结果中,有5个街道(镇)的高危人次超过1 000人次(华泾镇、长桥街道、凌云街道、枫林街道和龙华街道),其中最高的是华泾镇,高达1 607人次;有3个街道的高危人次低于500人次,为康健街道(486人次)、虹梅街道(447人次)和湖南街道(306人次)。

从评估结果中可见,高危占比较高的前5个街道(镇)是华泾镇、斜土路街道、天平路街道、龙华街道和凌云街道,高危占比均大于徐汇区总体水平(7.85%),其中华泾镇不仅高危人次最多,并且高危占比(14.83%)也最高,比第二位斜土路街道高出近4%。斜土路街道和天平路街道虽然高危人次均没有超过1 000人次,仅在徐汇区13个卫生服务中心中排名第六和第九,但这两个社区的高危占比均较高,在徐汇区分别排名第二和第三。高危占比较低的三个社区是:徐家汇街道(5.61%)、田林街道(4.99%)和康健街道(4.95%)。从图10-9及图10-10中均可以看出,康健街道社区居民的高危人次以及高危占比相对都比较低。

表10-8　13个社区卫生服务中心的高危评估结果情况

社区卫生服务中心	高危		非高危		合计/人次
	人次	占比/%	人次	占比/%	
长桥街道社区卫生服务中心	1 222	6.83	16 663	93.17	17 885
枫林街道社区卫生服务中心	1 103	7.18	14 258	92.82	15 361
虹梅街道社区卫生服务中心	448	7.70	5 367	92.30	5 815
湖南街道社区卫生服务中心	308	7.25	3 940	92.75	4 248
华泾镇社区卫生服务中心	1 607	14.83	9 228	85.17	10 835

（续表）

社区卫生服务中心	高危		非高危		合计/人次
	人次	占比/%	人次	占比/%	
康健街道社区卫生服务中心	497	5.07	9 312	94.93	9 809
凌云街道社区卫生服务中心	1 118	8.26	12 416	91.74	13 534
龙华街道社区卫生服务中心	1 059	9.52	10 060	90.48	11 119
天平街道社区卫生服务中心	750	9.82	6 887	90.18	7 637
田林街道社区卫生服务中心	646	4.99	12 298	95.01	12 944
斜土路街道社区卫生服务中心	974	10.92	7 945	89.08	8 919
徐家汇街道社区卫生服务中心	794	5.90	12 675	94.10	13 469
漕河泾街道社区卫生服务中心	937	6.90	12 639	93.10	13 576
徐汇区总体	11 463	7.90	133 688	92.10	145 151

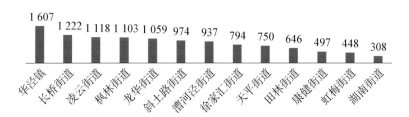

图 10 - 9　13 个社区卫生服务中心评估结果为高危的人次情况

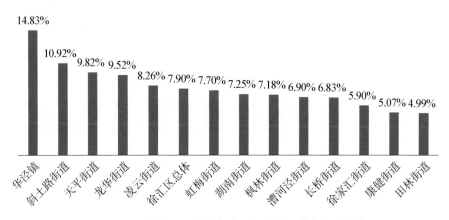

图 10 - 10　13 个社区卫生服务中心评估结果的高危占比情况

10.3.2 社区筛查涉及的危险因素情况

10.3.2.1 总体情况

高危评估所涉及的危险因素统计情况如表 10-9 所示,表中的占比是因特定危险因素而满足高危条件的人次数在高危人次总数中所占的比例。评估结果为高危的居民中,具有主动吸烟史的有 1 392 人次(占高危总人次数的 12.15%)、长期厨房油烟接触史的有 2 340 人次(20.42%)、长期二手烟接触史的有 121 人次(1.06%)、致癌物质职业暴露史的有 32 人次(0.28%)、恶性肿瘤家族史(直系)的有 190 人次(1.66%)、自身肿瘤史的有 7 014 人次(61.21%)。

表 10-9 评估结果为高危的危险因素情况

危险因素	人次	占比/%
主动吸烟史	1 392	12.14
长期厨房油烟接触史	2 340	20.41
长期二手烟接触史	121	1.06
致癌物质职业暴露史	32	0.28
恶性肿瘤家族史(直系)	190	1.66
自身肿瘤史	7 014	61.19

10.3.2.2 主动吸烟情况

高危评估中,根据肺癌早筛适宜人群选择标准,基于"主动吸烟史"而被判定评估结果为高危的有两种情形。

情形一:现在还吸烟,吸烟量≥20(包·年);

情形二:过去曾吸烟,吸烟量≥20(包·年),戒烟年限<15 年。

表 10-10 显示了基于主动吸烟史被判定评估结果为高危的社区居民情况,从中可以观察到第二种情形占较大比例(79.53%)。

表 10-10 高危居民主动吸烟情况

主动吸烟史	高危/人次	占比/%
情形一	285	20.47
情形二	1 107	79.53
合计	1 392	100.00

10.3.2.3 居民油烟接触情况

高危评估中,每天有油烟接触的居民共有 3 457 人次,占高危评估总人次的 2.38%,但此类人群的评估结果中高危与非高危之比是 2.48,远远大于总体评估中的高危与非高危之比(0.09)。

表 10-11 居民油烟接触情况

油烟接触频率	高危/人次	非高危/人次	合计/人次	高危/非高危比
每天	2 464	993	3 457	2.48
每周 1 次	66	847	913	0.08
每周 1~3 次	596	6 494	7 090	0.09
每周>3 次	683	7 052	7 735	0.10
其他	7 654	118 302	125 956	0.06
合计	11 463	133 688	145 151	0.09

10.3.2.4 被动吸烟情况

高危评估中,每天被动吸烟大于 2 小时的居民共有 216 人次,评估结果全为高危;每天被动吸烟 1~2 小时的共有 436 人次,此类人群的高危与非高危之比为 1.52,高于总体(0.09);每天被动吸烟小于 1 小时的共有 1 130 人次,此类人群的高危与非高危之比为 2.14,同样高于总体(0.09)(详见表 10-12)。

表 10-12 被动吸烟情况

被动吸烟情况	高危/人次	非高危/人次	合计/人次
否	10 214	133 155	143 369
是(每天小于 1 小时)	770	360	1 130
是(1~2 小时内)	263	173	436
是(大于 2 小时)	216	0	216
合计	11 463	133 688	145 151

被动吸烟对象主要涉及了工作场合同事、配偶、同居家庭成员及其他。对于不同的被动吸烟对象,社区居民的高危评估结果如表 10-13 所示,高危与非高危之比如图 10-11 所示。

表 10-13 被动吸烟对象分布情况

被动吸烟对象	高危/人次	非高危/人次	合计/人次
工作场合同事	562	178	740
配偶	426	147	573
同居家庭成员	104	22	126
其他	157	186	343

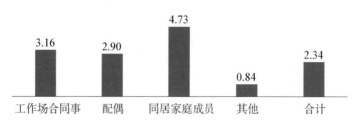

图 10-11 不同被动吸烟对象的高危/非高危比

10.3.2.5 致癌物质接触情况

高危评估中,共有 34 位社区居民涉及致癌物质接触,其中累计年数最短的是 3 年,最长的是 35 年。其中,有 32 位居民累计年数≥5 年,有 8 位社区居民累计年数达 20 年。

10.3.3 LDCT 筛查随访建议

根据 LDCT 检查情况,胸科医院共向社区卫生服务中心反馈了 194 位肺癌早筛医联体中的社区居民相应的 LDCT 筛查随访建议(详见表 10-14)。其中,建议频数最高的是一年后LDCT 随访(124 人次,63.92%),其次是立即专病就诊(35 人次,18.04%)。这些随访建议共涉及 13 个社区卫生服务中心和 47 位家庭医生。

表 10-14 各类随访建议分布情况

随访建议类型	人次	占比/%
3 个月后随访(LDCT)	5	2.58
半年后随访(LDCT)	30	15.46
立即就诊(专病)	35	18.04
一年后随访(LDCT)	124	63.92
合计	194	100.00

10.3.4 住院治疗出院诊断

胸科医院对社区早筛对象开展 417 人次住院治疗,出具出院诊断共 28 种。其中,诊断结果最多的是肺恶性肿瘤,共 299 人次(71.7%);其次是肺部阴影,共 45 人次(10.8%)。这两种诊断结果占总住院人次的 82.5%。

10.4 肺癌早筛医联体服务采纳情况

10.4.1 参与社区肺癌早筛高危评估的家庭医生及社区卫生服务中心

肺癌早筛高危评估共涉及 13 个社区卫生服务中心的 258 位家庭医生,其中有 3 个家庭医生曾在 2 个社区卫生中心之间发生调动。258 位家庭医生中,进行过社区肺癌筛查高危评估的最少为 1 人次,最高为 1 383 人次,中位数为 605 人次。258 位家庭医生开展的社区高危评估人次数存在较大差异,标准偏差为 348。

13 个社区卫生服务中心参与高危评估的家庭医生数量从大到小的排序如图 10-12 所示。枫林街道社区卫生服务中心参与肺癌筛查高危评估的家庭医生数量最多(30 位),虹梅街道社区卫生服务中心参与的医生数量最少(11 位)。

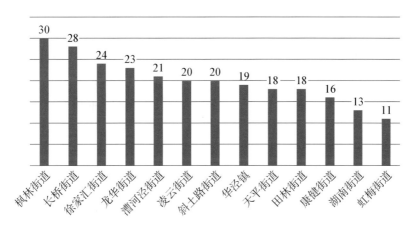

图 10-12　参与高危评估的家庭医生在不同社区卫生服务中心的分布情况

10.4.2　参与 LDCT 预约的家庭医生及社区卫生服务中心

13 个社区卫生服务中心的 97 位家庭医生为社区居民预约了胸科医院的 LDCT 检查,其中为社区居民进行 LDCT 预约的最少为 1 人次,最高为 73 人次,中位数为 3 人次。97 位家庭医生为社区居民进行 LDCT 预约的人次数存在较大差异,标准偏差为 10.18。

13 个社区卫生服务中心中参与社区 LDCT 预约的家庭医生数量从大到小的排序如图 10-13 所示,其中斜土路街道社区卫生服务中心参与社区 LDCT 预约的家庭医生数量最多(16 位),天平街道和虹梅街道社区卫生服务中心参与的医生数量最少(2 位)。

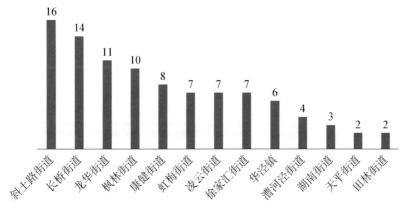

图 10-13　参与社区 LDCT 预约的家庭医生数量分布情况

10.4.3　住院治疗所涉及的胸科医院科室情况

共有 90 位社区居民通过医联体肺癌早筛信息平台导入胸科医院进行了住院治疗,提供住院治疗服务 417 人次,共计 8 个胸科医院的科室参与,详情见表 10 - 15。其中,参与最多的是呼吸内科,共 253 人次(60.7%),最少的是心外科,共 2 人次(0.5%)。

表 10 - 15　胸科医院各科室参与情况

科室名称	数量/人次	百分比/%
放疗科	21	5.0
呼吸内科	253	60.7
心内科	10	2.4
心外科	2	.5
胸外科	28	6.7
中西医	19	4.6
肿瘤内科	72	17.3
肿瘤外科	12	2.9
总计	417	100.0

10.5　肺癌早筛医联体服务实施情况

10.5.1　肺癌筛查高危评估的实施情况

10.5.1.1　社区卫生服务中心视角的高危评估实施情况

2019 年来,徐汇区 13 个社区服务中心共为社区居民开展肺癌筛查高危评估 145 151 次(详见表 10 - 16),其中 1703 次是社区居民再次(第二次及以上)参与肺癌筛查问卷高危评估(1696 人参与问卷评估 2 次,2 人参与问卷评估 3 次,1 人参与问卷评估 4 次)。

表 10 - 16　社区卫生服务中心高危评估实施情况

社区卫生服务中心	初次问卷		再次问卷		问卷评估总量	
	人次	占比/%	人次	占比/%	人次	占比/%
长桥街道社区服务中心	17 876	12.46	9	0.53	17 885	12.32
枫林街道社区服务中心	15 358	10.71	3	0.18	15 361	10.58
虹梅街道社区服务中心	5 451	3.80	364	21.37	5 815	4.01
湖南街道社区服务中心	4 174	2.91	74	4.35	4 248	2.93

（续表）

社区卫生服务中心	初次问卷		再次问卷		问卷评估总量	
	人次	占比/%	人次	占比/%	人次	占比/%
华泾镇社区服务中心	10 784	7.52	51	2.99	10 835	7.46
康健街道社区服务中心	9 800	6.83	9	0.53	9 809	6.76
凌云街道社区服务中心	13 533	9.43	1	0.06	13 534	9.32
龙华街道社区服务中心	11 047	7.70	72	4.23	11 119	7.66
天平街道社区服务中心	7 636	5.32	1	0.06	7 637	5.26
田林街道社区服务中心	12 276	8.56	668	39.22	12 944	8.92
斜土路街道社区服务中心	8 907	6.21	12	0.70	8 919	6.14
徐家汇街道社区服务中心	13 048	9.10	421	24.72	13 469	9.28
漕河泾街道社区服务中心	13 558	9.45	18	1.06	13 576	9.35
合计	143 448	100.00	1 703	100.00	145 151	100.00

从表 10－16 可知，长桥街道社区卫生服务中心和枫林街道社区服务中心对社区居民开展肺癌筛查高危评估的人次数占徐汇区高危评估总人次数的比例均超过 10%，最多的长桥街道社区服务中心，达到了 17 885 人次，占徐汇区高危评估总人次数的 12.32%；虹梅街道社区服务中心和湖南街道社区服务中心开展的社区居民高危评估人次数占徐汇区高危评估总人次数的比例均低于 5%，最少的是湖南街道社区服务中心，仅开展了 4 248 人次，占徐汇区高危评估总人次的 2.93%。

13 个卫生服务中心开展的再次问卷评估人次数从高到低的排序如图 10－14 所示。田林街道社区服务中心、徐家汇街道社区服务中心和虹梅街道社区服务中心对开展的再次问卷评估人次数占徐汇区再次问卷评估总人次数的比例均超过 20%，分别为 39.22%、24.72% 和 21.37%，最多的是田林街道社区服务中心，共对 668 位社区居民进行了再次问卷评估；凌云街道社区服务中心和天平街道社区服务中心开展的再次问卷评估人次数占徐汇区再次问卷评估总人次数的比例低于 0.1%，均只有 1 位居民参与了再次问卷评估。

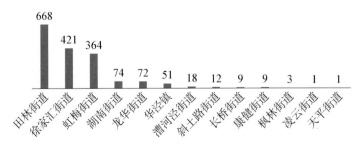

图 10－14 13 个卫生服务中心开展再次问卷评估的情况

10.5.1.2 不同社区对社区居民开展再次/初次问卷评估比的情况

13 个社区卫生服务中心对社区居民开展高危评估时的再次问卷评估/初次问卷评估比如图 10 - 15 所示。再次问卷评估/初次问卷评估比最高的是虹梅街道卫生服务中心,其对已参与初次问卷评估的 5 451 位社区居民中的 364 位后期再次进行了问卷评估,再次问卷评估/初次问卷评估比达 6.68%;其次分别是田林街道和徐家汇街道,再次问卷评估/初次问卷评估比分别为 5.44% 和 3.23%。再次问卷评估/初次问卷评估比最低的是天平街道和凌云街道卫生服务中心,均仅为 0.01%。

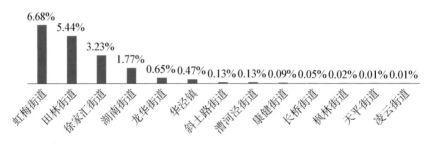

图 10 - 15 高危评估中的再次问卷评估/初次问卷评估比的分布情况

13 个社区卫生服务中心开展高危评估时的初次问卷评估人次占比排序与再次问卷评估人次占比排序情况如表 10 - 17 所示。图 10 - 16 对比了再次问卷评估占比与初次问卷评估占比的情况,可直观地看出目前再次问卷评估主要集中于田林街道、徐家汇街道和虹梅街道。

表 10 - 17 13 个社区卫生服务中心初次问卷评估占比与再次问卷评估占比排序差异

社区卫生服务中心	初次问卷评估占比排序	再次问卷评估占比排序
长桥街道社区服务中心	1	9
枫林街道社区服务中心	2	11
虹梅街道社区服务中心	12	3
湖南街道社区服务中心	13	4
华泾镇社区服务中心	8	6
康健街道社区服务中心	9	10
凌云街道社区服务中心	4	12
龙华街道社区服务中心	7	5
天平街道社区服务中心	11	13
田林街道社区服务中心	6	1
斜土路街道社区服务中心	10	8
徐家汇街道社区服务中心	5	2
漕河泾街道社区服务中心	3	7

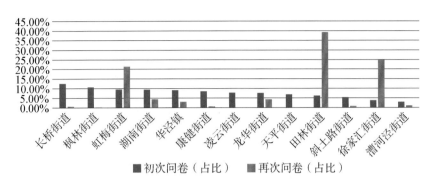

图 10‑16　13 个社区初次问卷评估与再次问卷评估的占比差异情况

10.5.1.3　家庭医生视角的高危评估实施情况

13 个社区卫生服务中心家庭医生完成的肺癌筛查高危评估人次数如表 10‑18 所示。

表 10‑18　家庭医生完成肺癌筛查高危评估情况

街道名称	家庭医生数/人	家庭医生完成的高危评估人次					
		最小值	最大值	平均值	1/4 位数	中位数	3/4 位数
长桥街道	28	2	1 196	638.75	126.75	858.00	1 045.75
枫林街道	30	4	1 027	512.03	122.25	620.00	816.50
虹梅街道	11	1	940	528.64	175.00	578.00	807.00
湖南街道	13	2	815	326.77	126.00	280.00	511.00
华泾镇	19	2	1 282	570.26	254.00	436.00	965.00
康健街道	16	3	1 383	613.06	91.25	635.50	950.00
凌云街道	20	27	1 049	676.70	434.25	755.00	952.75
龙华街道	23	1	1 191	483.43	304.00	452.00	653.00
天平街道	18	31	724	424.28	313.00	404.00	581.50
田林街道	18	5	1 140	719.11	679.50	754.00	866.25
斜土路街道	20	2	770	445.95	347.00	513.00	626.50
徐家汇街道	24	15	1 221	561.21	315.00	608.00	763.75
漕河泾街道	21	50	1 217	646.48	106.50	830.00	965.00

其中,田林街道家庭医生人均完成的高危评估最高(719 人次),湖南街道最低(327 人次)。家庭医生最多的枫林街道人均完成的高危评估为 512 人次,排名第 9 位。13 个社区的家庭医生所完成肺癌筛查高危评估平均人次从高到低排序如图 10‑17 所示。

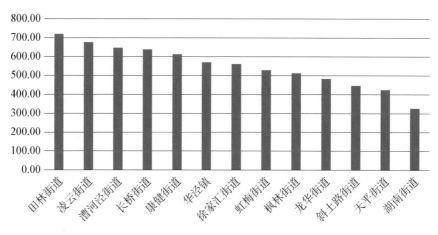

图 10 - 17　家庭医生完成的肺癌筛查高危评估平均情况

10.5.2　社区卫生服务中心对高危评估目标人群的选择

本医联体项目主要是针对 45～70 岁的社区居民开展肺癌早筛、早诊及早治。因此,参与肺癌筛查高危评估社区居民的年龄主要在[45,70]岁,共进行了 133 803 人次的高危评估,占总评估人次的 92.18%。由于许多社区居民自我健康意识较强,因此医联体也允许低于 45 岁及高于 70 岁的签约居民根据本人要求参加肺癌筛查项目。其中,低于 45 岁的社区居民参与高危评估共 257 人次(0.18%),而高于 70 岁的社区居民参与高危评估共 11 177 人次(7.70%)。

小于 45 岁、45～70 岁以及大于 70 岁这 3 个年龄段在参与初次问卷评估和评估总人次数上的占比非常接近,但在再次问卷评估中的占比存在较大差异(如表 10 - 19 所示)。这种差异主要体现于 45～70 岁的社区居民参与再次问卷评估的占比达到了再次问卷评估总人次的74.87%,显著低于 45～70 岁的社区居民在评估总人次数及初次问卷评估人次数中的占比(分别占 92.18% 和 92.39%);大于 70 岁的社区居民参与再次问卷评估占比虽然仅为 24.60%,但显著高于大于 70 岁的社区居民在评估总人次数及参与初次问卷评估人次数中的占比(分别占7.7% 和 7.5%)。

表 10 - 19　3 个年龄段社区居民参与高危评估情况

年龄/岁	初次问卷评估		再次问卷评估		总人次	
	数量/人次	占比/%	数量/人次	占比/%	数量/人次	占比/%
<45	164	0.11	9	0.53	173	0.12
[45, 70]	132 528	92.39	1 275	74.87	133 803	92.18
>70	10 756	7.50	419	24.60	11 175	7.70
合计	143 448	100.00	1 703	100.00	145 151	100.00

根据国内外不同肺癌筛查实践指南的适宜人群纳入标准(详见第1章),本章进一步将参与肺癌筛查高危评估的社区居民年龄段划分10个区间,不同年龄段参与评估人数的分布情况如表10-20及图10-19所示。从中可知,参与初次问卷评估人次占比超过20%的有两个年龄段,65～70岁和60～64岁,分别占40.43%和28.19%;参与再次问卷评估人次数占比超过20%的也有两个年龄段,65～70岁和71～74岁,分别占38.70%和22.90%。

表10-20   10个年龄段社区居民参与高危评估的情况

年龄	初次问卷评估		再次问卷评估		总人次	
	人次	占比/%	人次	占比/%	数量/人次	占比/%
<40	164	0.11	9	0.53	173	0.12
[40,45)	65	0.05	15	0.88	80	0.06
[45,50)	5 815	4.05	51	2.99	5 866	4.04
[50,55)	9 652	6.73	116	6.81	9 768	6.73
[55,60)	18 558	12.94	138	8.10	18 696	12.88
[60,65)	40 442	28.19	296	17.38	40 738	28.07
[65,70]	57 996	40.43	659	38.70	58 655	40.41
(70,74]	10 525	7.34	390	22.90	10 915	7.52
(74,80]	145	0.10	13	0.76	158	0.11
>80	86	0.06	16	0.94	102	0.07
合计	143 448	100.00	1 703	100.00	145 151	100.00

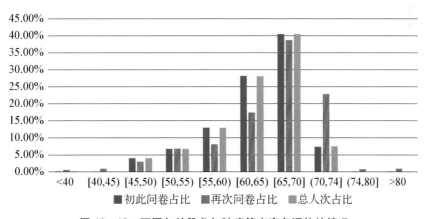

图10-18   不同年龄段参与肺癌筛查高危评估的情况

高危评估中,不同年龄段的再次问卷评估/初次问卷评估比最大的是[40,44],最小的是[60,64]。如图10-19所示,有4个年龄段的再次问卷评估/初次问卷评估比低于总体人群的再次问卷评估/初次问卷评估比,有6个年龄段的再次问卷评估/初次问卷评估比高于总体人群的再次问卷评估/初次问卷评估比。

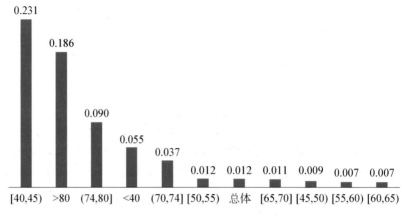

图 10-19 不同年龄段高危评估中再次/初次问卷评估比的情况

表 10-21 展示了不同社区卫生服务中心各年龄段居民在高危评估中的实际纳入情况。有 5 个街道(镇)(虹梅街道、湖南街道、华泾镇、龙华街道和徐家汇街道)针对 45 岁以下的社区居民开展了肺癌筛查高危评估工作,最多的是虹梅街道;湖南街道和徐家汇街道没有针对 40 岁以下的社区居民开展肺癌筛查工作;有 4 个街道(长桥街道、康健街道、凌云街道、徐家汇街道)没有对大于 80 岁的居民开展肺癌筛查工作,有 2 个社区卫生服务中心(天平路街道和田林街道)没有对大于 74 岁的居民开展肺癌筛查工作;对于大于 74 岁开展肺癌筛查工作的主要是虹梅街道社区卫生服务中心。

表 10-21 社区卫生服务中心对不同年龄段社区居民开展的高危评估(人次)

年龄段	长桥街道	枫林街道	虹梅街道	湖南街道	华泾镇	康健街道	凌云街道	龙华街道	天平街道	田林街道	斜土街道	徐家汇街道	漕河泾
<40			165		7			1					
[40, 45)			72	1	2			1				4	
[45, 50)	562	570	375	102	458	374	567	366	295	758	330	570	541
[50, 55)	1 085	1 005	548	234	798	655	764	559	463	1 204	493	1 004	956
[55, 60)	2 358	2 021	875	451	1 621	1 164	1 770	1 243	875	1 717	1 113	1 868	1 620
[60, 65)	5 223	4 501	1 360	1 095	3 206	2 479	4 048	3 233	2 246	3 185	2 721	3 792	3 649
[65, 70]	7 318	6 258	1 843	2 003	3 970	4 088	5 596	4 949	3 249	4 912	3 627	5 118	5 724
(70, 74]	1 338	1 002	422	355	742	1 046	789	751	509	1 168	616	1 108	1 069
(74, 80]	1	3	76	3	29	3	2	10			12	5	14
>80		1	79	4	2			6			7		3

13 个社区卫生服务中心针对 45～74 岁居民开展的高危评估人次如图 10-20 所示。

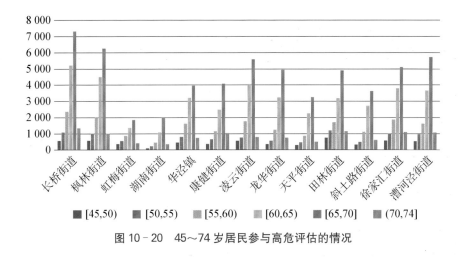

图 10-20　45～74 岁居民参与高危评估的情况

10.5.3　LDCT 预约及检查的实施情况

13 个社区卫生服务中心共进行了 671 人次的 LDCT 检查预约,其中,男性 286 人次 (43.66%),女性 369 人次(56.34%);45～70 岁的社区居民 528 人次(80.61%),大于 70 岁的社区居民 127 人次(19.39%)。

对于来自肺癌早筛平台的社区居民,胸科医院实际开展 LDCT 检查 359 人次,其中女性 208 人次(57.94%),男性 151 人次(42.06%);45～70 岁的 271 人次(75.49%),大于 70 岁的 88 人次(24.51%)。

通过肺癌早筛平台预约 LDCT 检查且实际抵达胸科医院进行 LDCT 检查的社区居民中,来自斜土路街道的最多,共有 156 人次,占来院 LDCT 检查总人次数的 42.74%;来自龙华街道占第二位,共有 52 人次,占来院进行 LDCT 检查总人次数的 14.25%;人次数最少的是天平路街道,仅有 5 人次,占来院检查总人次数的 1.37%。有 10 个街道(镇)通过肺癌早筛信息平台从预约 LDCT 至实际到院进行检查的转化率高于徐汇区的总体转化率水平,其中,田林街道最高,为 90.91%;仅有 3 个街道的转化率低于徐汇区的总体水平,其中,枫林街道最低,为 27.27%。详情如表 10-22 和图 10-21 所示。

表 10-22　街道视角的 LDCT 预约到实际到院检查的转化率

所属街道	预约人次	实际到院人次	转化率/%
长桥街道	56	16	28.57
枫林街道	153	15	9.80
虹梅街道	21	11	52.38
湖南街道	15	11	73.33
华泾镇	36	25	69.44
康健街道	37	25	67.57

（续表）

所属街道	预约人次	实际到院人次	转化率/%
凌云街道	23	19	82.61
龙华街道	70	52	74.29
天平街道	7	5	71.43
田林街道	11	10	90.91
斜土路街道	205	156	76.10
徐家汇街道	22	9	40.91
漕河泾街道	15	11	73.33
总体	671	365	54.40

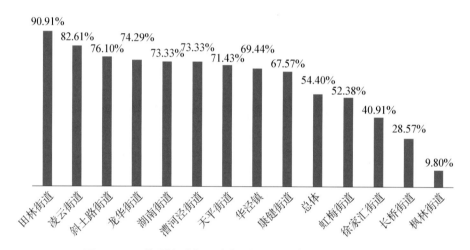

图 10-21 从预约到实际到院进行 LDCT 检查人次的转化率

10.5.4 胸科医院为医联体社区居民提供住院治疗服务的情况

胸科医院共为肺癌早筛医联体的 90 位社区居民提供了 417 次住院治疗服务，平均再次（第二次及以上）住院约 4 次（详见表 10-23、表 10-24 及表 10-25）。从表 10-23 可知，男性再次住院比例高于女性。

表 10-23 不同性别社区居民住院治疗情况

性别	初次住院		再次住院		住院总人次		初次住院与再次住院比例
	人次	占比/%	人次	占比/%	人次	占比/%	
男	49	54.44	225	68.81	274	65.71	4.6
女	41	45.56	102	31.19	143	34.29	2.5
合计	90	100.00	327	100.00	417	100.00	3.6

从表 10-24 可知,65~70 岁居民的住院人次数最高,共 176 人次,占总人次的 42.21%;其次是 60~64 岁,共 153 人次,占总人次的 36.69%;60~74 岁的社区居民累计住院人次占总人次的 78.9%;75~80 岁的社区居民再次住院比例较高,平均 6 次,65~74 岁的社区居民再次住院比例最低,再次住院平均低于 3 次;60~64 岁的社区居民无论是住院总人次还是再次住院的比例均较高,排在所有年龄段的第二位。

表 10-24　不同年龄段社区居民住院治疗情况

年龄	初次住院		再次住院		住院总人次		初次住院与再次住院比例
	人次	占比/%	人次	占比/%	人次	占比/%	
[45,49]	2	2.22	8	2.45	10	2.40	4.0
[55,59]	7	7.78	27	8.26	34	8.15	3.9
[60,64]	25	27.78	128	39.14	153	36.69	5.1
[65,70]	46	51.11	130	39.76	176	42.21	2.8
[71,74]	8	8.89	22	6.73	30	7.19	2.8
[75,80]	2	2.22	12	3.67	14	3.36	6.0
合计	90	100.00	327	100.00	417	100.00	3.6

从表 10-25 可知:有 3 个街道的社区居民住院治疗人次数较高,分别为斜土路街道(100 人次,23.98%)、徐家汇街道(61 人次,14.63%)和田林街道(44 人次,10.55%)。长桥街道、天平街道、田林街道及斜土路街道的社区居民再次住院比例较高,均超过了徐汇区的总体水平(3.6);湖南街道、龙华街道和漕河泾街道的社区居民平均再次住院率较低,均低于 2 次,其中湖南街道的社区居民最低,仅为 0.8%。

表 10-25　不同街道社区居民住院治疗情况

社区卫生服务中心	初次住院		再次住院		住院总人次		初次住院与再次住院比例
	人次	占比/%	人次	占比/%	人次	占比/%	
长桥街道社区服务中心	4	4.44	28	8.56	32	7.67	7.0
枫林街道社区服务中心	3	3.33	10	3.06	13	3.12	3.3
虹梅街道社区服务中心	4	4.44	15	4.59	19	4.56	3.8
湖南街道社区服务中心	5	5.56	4	1.22	9	2.16	0.8
华泾镇社区服务中心	5	5.56	14	4.28	19	4.56	2.8
康健街道社区服务中心	8	8.89	25	7.65	33	7.91	3.1
凌云街道社区服务中心	3	3.33	11	3.36	14	3.36	3.7
龙华街道社区服务中心	9	10.00	13	3.98	22	5.28	1.4

（续表）

社区卫生服务中心	初次住院		再次住院		住院总人次		初次住院与再次住院比例
	人次	占比/%	人次	占比/%	人次	占比/%	
天平街道社区服务中心	4	4.44	23	7.03	27	6.47	5.8
田林街道社区服务中心	7	7.78	37	11.31	44	10.55	5.3
斜土路街道社区服务中心	16	17.78	84	25.69	100	23.98	5.3
徐家汇街道社区服务中心	13	14.44	48	14.68	61	14.63	3.7
漕河泾街道社区服务中心	9	10.00	15	4.59	24	5.76	1.7
合计	90	100.00	327	100.00	417	100.00	3.6

10.5.5　社区卫生服务中心接入平台的情况

13 个社区卫生服务中心共将 11 573 次社区高危评估结果上推到"胸科-徐汇"肺癌早筛医联体信息平台。其中，上推评估结果为高危的有 11 396 人次，上推评估结果为非高危的有 177人次。

13 个社区卫生服务中心的评估结果为高危的共 11 463 人次，除上推到"胸科-徐汇"肺癌早筛医联体信息平台的 11 396 人次（占高危总人次的 99.4%）之外，另有 67 人次未予上推到平台，占高危总人次的 0.6%。

评估结果为高危但未予上推，以及评估结果为非高危但上推到医联体信息平台的社区居民年龄分布情况如图 10-22 所示。

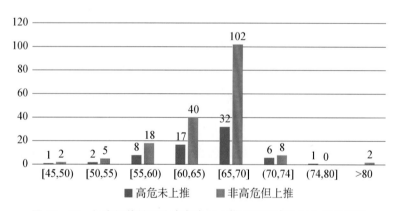

图 10-22　问卷评估结果为高危未予上推以及非高危但上推的情况

不同社区卫生服务中心对于问卷评估结果为高危但未予上推或非高危但上推到医联体信息平台的具体情况如表 10-26 及图 10-23 所示。其中，斜土路街道无论是高危未予上推到医联体信息平台还是非高危但上推到医联体信息平台的人次数都相对较多；天平路街道、漕河泾街道高危未予上推到医联体信息平台的人次数较多，非高危但上推到医联体信息平台的人次数较少；康健街道和龙华街道中非高危但上推到医联体信息平台的人次数较多，但高危未予上推到医联体信息平台的人次数较少。

表 10－26　问卷评估结果高危没上推以及非高危且上推在不同社区的情况

社区卫生服务中心	高危但未予上推		非高危但上推	
	人次	占比/%	人次	占比/%
长桥街道	4	5.97	8	4.52
枫林街道	3	4.48	2	1.13
虹梅街道	10	14.93	16	9.04
湖南街道	0	0.00	4	2.26
华泾镇	2	2.99	15	8.47
康健街道	4	5.97	29	16.38
凌云街道	1	1.49	2	1.13
龙华街道	0	0.00	27	15.25
天平街道	12	17.91	1	0.56
田林街道	1	1.49	4	2.26
斜土路街道	14	20.90	64	36.16
徐家汇街道	1	1.49	0	0.00
漕河泾街道	15	22.39	5	2.82
合计	67	100.00	177	100.00

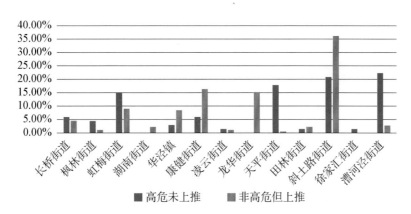

图 10－23　13 个社区卫生中心将问卷评估高危未上推及非高危但上推的情况

10.6　肺癌早筛医联体服务持续情况

10.6.1　时间分布

10.6.1.1　社区高危评估的年度分布

如表 10－27 所示，"胸科-徐汇"肺癌早筛医联体项目对社区适宜人群开展初次问卷评估人数最多的年度是 2020 年，全年开展 99 271 人次；其次是 2021 年，全年开展 42 242 人次。因此，徐汇区主要用了 2 年的时间来完成对目标社区居民的初次高危评估工作。再次问卷评估工作则从 2020 年开始逐步开展,人次数逐年增加,至 2022 年达到最高(1 146 人次)。

表 10-27　社区肺癌高危评估年度分布情况

年度	高危评估初次问卷		高危评估再次问卷		总人次	
	数量/人次	比率/%	数量/人次	比率/%	数量/人次	占比/%
2019(8 月起,主要在 12 月)	1 935	1.35	0	0.00	1 935	1.33
2020	99 271	69.20	154	9.04	99 425	68.50
2021	42 242	29.45	403	23.66	42 645	29.38
2022(至 8 月,主要是 8 月)	0	0.00	1 146	67.29	1 146	0.79
总计	143 448	100.00	1 703	100.00	145 151	100.00

　　13 个社区高危评估人次数的年度分布如表 10-28 所示。2019 年是医联体项目实施第一年,13 个社区卫生服务中心在该年度的实施情况可以分为 4 类:第一类是天平街道、漕河泾街道、湖南街道、田林街道和华泾镇共 5 个社区卫生服务中心,均已开展了上百例的肺癌筛查高危评估,特别是天平街道和漕河泾街道卫生服务中心已对 500 多位社区居民开展了高危评估;第二类是斜土路街道、龙华街道共 2 个社区卫生服务中心,已开展了几十例的肺癌筛查高位评估;第三类是长桥街道、枫林街道、虹梅街道、凌云街道共 4 个社区卫生服务中心,已初步尝试了几例高危评估;第四类是康健街道社区卫生服务中心,还未开展高危评估。

表 10-28　13 个社区卫生服务中心开展高危评估人次数的年度分布

社区卫生服务中心	2019 年	2020 年	2021 年	2022 年	总计
长桥街道	3	9 977	7 905		17 885
枫林街道	1	13 843	1 517		15 361
虹梅街道	0	3 654	2 161		5 815
湖南街道	261	2 369	1 557	61	4 248
华泾镇	151	6 145	4 539		10 835
康健街道		3 523	6 286		9 809
凌云街道	1	13 528	5		13 534
龙华街道	72	8 367	2 679	1	11 119
天平街道	561	6 652	423	1	7 637
田林街道	261	7 948	4 071	664	12 944
斜土路街道	82	8 776	61		8 919
徐家汇街道		7 755	5 295	419	13 469
漕河泾街道	542	6 888	6 146		13 576
合计	1 935	99 425	42 645	1 146	145 151

2020 年与 2021 年是本医联体项目全面开展社区肺癌筛查高危评估阶段(图 10 - 24)。在这两个年度中,徐汇区的总体情况是 2021 年比 2020 年高危评估总人次数下降了 57.11%。13 个社区卫生服务中心可分为 3 类(图 10 - 25)。第一类是平滑下降型,其特点是 2021 年度高危评估总人次数低于 2020 年度总人次数,但差异不是非常大,低于徐汇区总的年度下降率(57.11%)。这类涉及 7 个社区卫生服务中心:长桥街道、虹梅街道、湖南街道、华泾镇、田林街道、徐家汇街道、漕河泾街道。第二类是陡峭下降型,其特点是高危评估主要在 2020 年,2021 年高危评估的总人次数却陡峭下降,超过了徐汇区总体下降率。这类涉及 5 个社区卫生服务中心:枫林街道、凌云街道、龙华街道、天平街道、斜土路街道。第三类是陡峭上升型,其特点是 2021 年的高危评估总人次数远远大于 2020 年度的总人次。这种类型主要是康健街道社区卫生服务中心,其 2021 年开展的高危评估总人次数比 2020 年度上升了 78.46%。

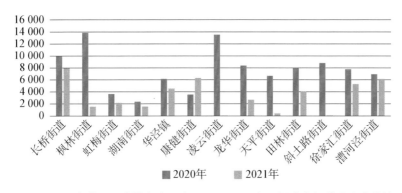

图 10 - 24　13 个社区卫生服务中心在 2020—2021 年开展高危评估总人次数情况

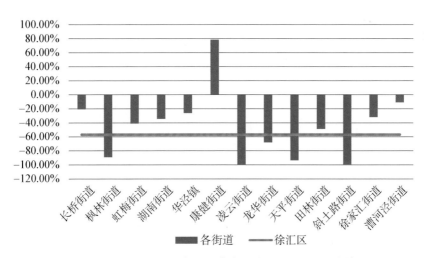

图 10 - 25　2020—2021 年开展高危评估总人次数下降率情况

考虑到 2019 年是本医联体项目的初始运营年,因此以下主要对本医联体运营相对比较稳定的 2020 年和 2021 年进行分析。对照 2020 年度和 2021 年度不同月份肺癌筛查高危评估的情况(详见表 10 - 29 和图 10 - 26),可发现 2~6 月是开展高危评估人次数相对较少的月份,而 7~9 月高危评估人次数逐渐增加,10~12 月的高危评估人次数在 2020 年与 2021 年间有较大的差异,在 2020 年波浪式上升,但在 2021 年却逐渐下降。

表 10-29 13个卫生服务中心开展高危评估的工作时间分布(2020—2021年)

社区卫生服务中心		1月	2月	3月	4月	5月	6月	7月	8月	9月	10月	11月	12月	合计
长桥街道	2020年	900	235	330			2		152	50	907	5 928	1 473	9 977
	2021年	296	276	383	577	476	402	1 011	1 183	1 405	1 822	74		7 905
枫林街道	2020年	1 494			103	168	271	241	187	1 820	389	1 838	7 332	13 843
	2021年			3			1			2	35	10	1 466	1 517
虹梅街道	2020年	7			1	340	1 033	629	1 047	466	66	65		3 654
	2021年	3	19								24	821	1 294	2 161
湖南街道	2020年	321					1	172	78	787	232	642	136	2 369
	2021年			34	152	168	24	28	17	320	52	621	141	1 557
华泾镇	2020年	115			4		6	4	1 175	912	1 629	2 300		6 145
	2021年	65	81	15		2	39	1 764	2 407	166				4 539
康健街道	2020年					1 501	6		278	10		322	1 406	3 523
	2021年	405	635	501	851	1 055	1 478	1 312	5	41		3		6 286
凌云街道	2020年	180	47	5	6	2	29	200	2 956	2 910	3 600	3 456	2 798	13 528
	2021年		4	1										5
龙华街道	2020年	723	4		5			1	3	1	118	6 379	1 133	8 367
	2021年	432	196	631	63	33	86	154		172	912			2 679
天平街道	2020年	242	39	90		42	92	1 010	1 111	1 177	1 635	559	655	6 652
	2021年									121	36	138	128	423
田林街道	2020年	644	0						662	2 419	157	829	3 237	7 948
	2021年			1	2			1	1		2	2 866	1 199	4 072
斜土路街道	2020年	437	243	432	931	557	315	1 788	1 998	711	327	268	769	8 776
	2021年	13	47	1										61
徐家汇街道	2020年	1 760	764	89	14			100	460	589	21	3 390	568	7 755
	2021年	1		2					1	2 437	2 774	80		5 295
漕河泾街道	2020年	990	535	1		200	320	411	342	508	574	1 598	1 409	6 888
	2021年	3	12	77	390	627	235	256	1 229	1 901	890	523	3	6 146

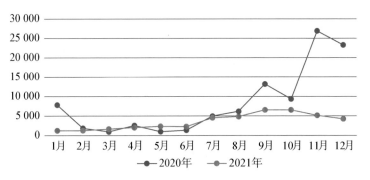

图 10-26 2020—2021年徐汇区开展社区居民肺癌筛查高危评估情况(人次)

10.6.1.2   LDCT 预约的年度分布

社区卫生服务中心向胸科医院预约的 LDCT 主要集中于 2020 年和 2021 年。2020 年共预约了 556 次,其中初检预约为 549 次,复检预约为 7 次。相比于 2020 年,2021 年预约人次数大幅下降,全年共预约 104 人次。2022 年上半年预约 LDCT 检查仅为 3 人次(表 10 - 30)。

表 10 - 30   社区 LDCT 预约年度分布情况

年度	LDCT 初检预约		LDCT 复检预约		总人次	
	人次	占比/%	人次	占比/%	人次	占比/%
2019	8	1.22	0	0.00	8	1.19
2020	549	83.82	7	43.75	556	82.86
2021	97	14.81	7	43.75	104	15.50
2022	1	0.15	2	12.50	3	0.45
总计	655	100.00	16	100.00	671	100.00

13 个社区预约 LDCT 人次数的年度分布如表 10 - 31 所示。2019 年仅有 2 个社区卫生服务中心(天平路街道和斜土路街道)通过医联体信息平台预约胸科医院的 LDCT 检查。与 2020 年相比,2021 年社区服务中心向胸科医院预约 LDCT 检查总人次数下降了 81.3%。同时,如 10.6.2 小节中所示,2021 年有许多社区居民自行到胸科医院进行 LDCT 检查。

表 10 - 31   13 个社区卫生服务中心预约 LDCT 检查人次的年度分布

社区卫生服务中心	2019 年	2020 年	2021 年	2022 年	总计
长桥街道		28	28		56
枫林街道		148	5		153
虹梅街道		20	1		21
湖南街道		3	12		15
华泾镇		33	3		36
康健街道		21	16		37
凌云街道		21	2		23
龙华街道		62	7	1	70
天平街道	3	4			7
田林街道		4	5	2	11
斜土路街道	5	196	4		205
徐家汇街道		11	11		22
漕河泾街道		5	10		15
合计	8	556	104	3	671

10.6.1.3 住院治疗的年度分布

胸科医院为来自医联体内的社区居民提供住院治疗服务主要集中在 2021 年和 2022 年，并且在这两年中社区居民再度住院的人次数占当年度总住院人次数的比率均超过了 75%。与 2021 年相比，2022 年胸科医院为社区居民提供的住院治疗服务总人次数下降了 16.16%，但是初次住院的人次数上升了 17.14%，详见表 10－32。

表 10－32 社区 LDCT 预约年度分布情况

年度	初次住院		再度住院		总人次	
	人次	比率/%	人次	比率/%	数量	占比/%
2020	14	15.56	39	11.93	53	12.71
2021	35	38.89	163	49.85	198	47.48
2022	41	45.56	125	38.23	166	39.81
总计	90	100.00	327	100.00	417	100.00

10.6.2 服务拓展

在"胸科-徐汇"医联体项目实施过程中，医联体内各类机构针对社区居民开展了肺癌防治相关知识的科普讲座以及肺癌早期筛查及防治的培训，大力推广肺癌早期筛查项目，促进了社区居民对肺癌早筛医联体的认知度。因此，"胸科-徐汇"医联体除了实施医联体内正常的双向转诊服务外，还带来了围绕肺癌早筛、早诊及早治的服务溢出效应。这种服务溢出效应主要体现在：医联体内有许多签约社区居民随着其防癌抗癌健康意识的提高，即使未通过肺癌筛查医联体的信息平台，也主动自行抵达胸科医院进行 LDCT 检查和专病诊疗服务。

10.6.2.1 自行 LDCT 检查的情况

共有 1178 位社区居民参加肺癌早筛医联体项目后，没有通过医联体信息平台而是自行到胸科医院进行 LDCT 检查，共计 3 487 人次，其中 748 位（63.50%）女性社区居民自行到胸科医院进行 LDCT 检查 1 417 次，430 位（36.50%）男性社区居民自行到胸科医院进行 LDCT 检查 1 312 次。13 个街道社区居民自行到胸科医院进行 LDCT 检查人次数的性别分布情况如表 10－33 所示。其中，徐家汇街道和斜土路街道的男性和女性自行到胸科医院进行 LDCT 检查的次数分别排列在第一和第二位；湖南路街道的男性和女性自行到胸科医院进行 LDCT 检查的次数均较低。

表 10－33 不同性别的社区居民自行 LDCT 检查的情况

所属街道	男性			女性			男女比例
	人次	占比/%	排序	人次	占比/%	排序	
长桥街道	127	9.61	3	161	7.44	7	0.82
枫林街道	56	4.24	12	69	3.19	13	0.87
虹梅街道	69	5.22	11	71	3.28	12	0.87

（续表）

所属街道	男性			女性			男女比例
	人次	占比/%	排序	人次	占比/%	排序	
湖南街道	17	1.29	13	79	3.65	11	0.86
华泾镇	72	5.45	10	138	6.37	10	0.88
康健街道	80	6.05	8	154	7.11	9	0.84
凌云街道	78	5.90	9	218	10.07	3	0.8
龙华街道	124	9.38	4	181	8.36	5	0.84
天平街道	103	7.79	6	158	7.30	8	0.83
田林街道	109	8.25	5	163	7.53	6	0.84
斜土路街道	186	14.07	2	234	10.81	2	0.85
徐家汇街道	200	15.13	1	322	14.87	1	0.87
漕河泾街道	101	7.64	7	217	10.02	4	0.82
小计	1 322	100.00		2 165	100.00		0.84

从图 10 - 27 可知，13 个社区可以分类两类：第一类共有 8 个社区（长桥街道、枫林街道、虹梅街道、龙华街道、天平街道、田林街道、斜土路街道和徐家汇街道），男性社区居民 LDCT 检查人次数高于女性居民；第二类共有 5 个社区（湖南街道、华泾镇、康健街道、凌云街道和漕河泾街道），女性社区居民 LDCT 检查人次数高于男性居民。

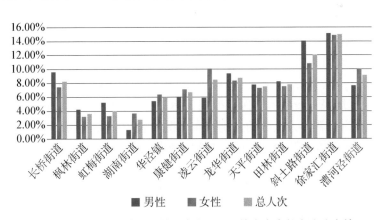

图 10 - 27　不同性别的社区居民自行 LDCT 检查人次数占比分布情况

如图 10 - 28 所示，自行到胸科医院进行 LDCT 检查的社区居民最低年龄为 47 岁，最高年龄为 90 岁，平均年龄为 67 岁。65～70 岁的社区居民自行到胸科医院进行 LDCT 检查的人次数最多，达 1 646 人次（47.20%），其次是 60～65 岁，达 1 000 人次（28.68%）。60～70 岁的社区居民自行参加 LDCT 检查的人次数累计占比达 75.88%。

如图 10 - 29 所示，2020 年自行到胸科医院进行 LDCT 检查的社区居民最多，共 1 313 人次（37.65%）；其次为 2021 年，共 1 093 人次（31.34%）。

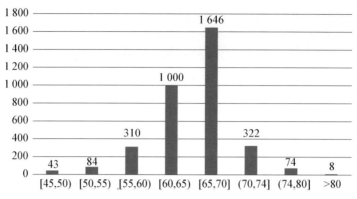

图 10-28　自行参与 LDCT 检查社区居民的年龄分布(人次)

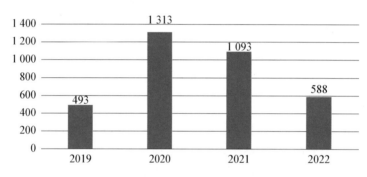

图 10-29　自行 LDCT 检查的时间分布

10.6.2.2　自行抵达胸科医院专病门诊就诊的情况

共有 1 354 位社区居民参加肺癌早筛医联体项目后,没有通过医联体信息平台而是自行到胸科医院专病门诊就诊,共计 10 521 人次。

835 位(61.67%)女性社区居民自行到胸科医院专病门诊就诊,共计 6 128 次;519 位(38.33%)男性社区居民自行到胸科医院专病门诊就诊,共计 4 393 次。13 个街道社区居民自行到胸科医院专病门诊就诊人次数的性别分布情况如表 10-34 所示。其中,徐家汇街道男性和女性自行到胸科医院专病门诊就诊的次数均位列第一;枫林路街道男性和女性自行到胸科医院专病门诊就诊的次数均较低。

表 10-34　不同性别的社区居民自行抵达胸科医院专病门诊就诊的情况

所属街道	男性			女性			男女比例
	人次	占比/%	排序	人次	占比/%	排序	
长桥街道	449	10.22	4	318	5.19	10	0.82
枫林街道	154	3.51	12	128	2.09	13	0.87
虹梅街道	326	7.42	7	174	2.84	12	0.87
湖南街道	29	0.66	13	186	3.04	11	0.86

（续表）

所属街道	男性			女性			男女比例
	人次	占比/%	排序	人次	占比/%	排序	
华泾镇	268	6.10	8	466	7.60	8	0.88
康健街道	196	4.46	10	500	8.16	6	0.84
凌云街道	187	4.26	11	568	9.27	3	0.8
龙华街道	359	8.17	5	455	7.42	9	0.84
天平街道	208	4.73	9	488	7.96	7	0.83
田林街道	476	10.84	3	572	9.33	2	0.84
斜土路街道	500	11.38	2	537	8.76	5	0.85
徐家汇街道	905	20.60	1	1 190	19.42	1	0.87
漕河泾街道	336	7.65	6	546	8.91	4	0.82
小计	4 393	100.00		6 128	100.00		0.84

从图 10-30 可知，13 个社区可以分类两类：第一类共有 7 个社区（长桥街道、枫林街道、虹梅街道、龙华街道、田林街道、斜土路街道和徐家汇街道），男性社区居民自行抵达胸科医院专病门诊就诊的人次数高于女性居民；第二类共有 6 个社区（湖南街道、华泾镇、康健街道、凌云街道、天平街道和漕河泾街道），女性社区居民至专病门诊就诊的人次数高于男性居民。

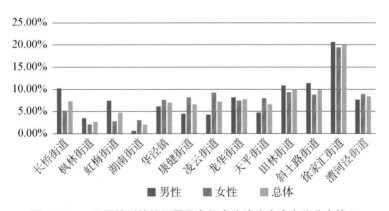

图 10-30 不同性别的社区居民自行专病诊疗人次占比分布情况

如图 10-31 所示，自行到胸科医院专病门诊就诊的社区居民最低年龄为 46 岁，最高年龄为 88 岁，平均年龄为 65 岁。65～70 岁社区居民自行到胸科医院专病门诊就诊的人次数最多，达 4 851 人次（46.11%），其次是 60～64 岁，达 3 139 人次（29.84%）。60～70 岁社区居民自行参加 LDCT 检查次数累计占比为 75.94%。

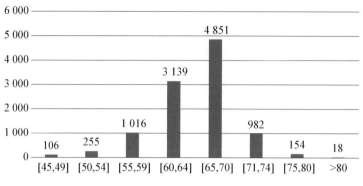

图 10-31 自行专病门诊就诊社区居民的年龄分布(人次)

如图 10-32 所示,2020 年社区居民自行到胸科医院专病门诊就诊的最多,共计 3 672 人次(34.90%);其次是 2021 年,共计 3 499 人次(33.26%)。

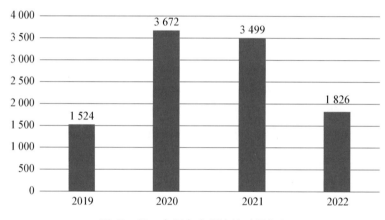

图 10-32 自行专病门诊的时间分布

10.7 本章小结

"胸科-徐汇"肺癌早筛医联体自 2019 年下半年正式运营以来,胸科医院和徐汇区 13 个社区卫生服务中心已为徐汇区签约社区居民开展了一系列肺癌早筛、早诊及早治服务。为了促进肺癌早筛医联体进一步完善及发展,本章结合 RE-AIM 理论和肺癌早筛医联体实施的服务流程,围绕肺癌早筛医联体服务的"四个环节"和"两个水平",从 5 个维度设计了"胸科-徐汇"肺癌早期筛查医联体的运营评价指标体系,并基于 2019 年 8 月至 2022 年 8 月的肺癌筛查医联体实际运营数据,综合评价了"胸科-徐汇"肺癌早筛医联体运营状况。

首先,从个体水平评价了肺癌早筛医联体覆盖程度。

医联体共为徐汇区 143 448 位社区居民实施了肺癌早筛高危评估。其中,女性居民 77 837 位,男性居民 65 611 位;45～70 岁居民共 132 528 位,小于 45 岁的有 163 位,大于 70 岁的有 10 756 位;长桥街道的社区居民数量最多,为 17 876 位(12.46%),湖南街道的社区居民数量最少,为 4 174(2.91%)。

共有 655 位社区居民通过肺癌早筛信息平台预约了胸科医院 LDCT 检查,其中 359 位实际抵达胸科医院进行 LDCT 检查。另有 90 位社区居民通过肺癌筛查医联体项目到胸科医院进行住院治疗。

第二,从个体和组织两个水平评价了肺癌早筛医联体项目的实施效果。

从社区居民视角来看,在 145 151 人次的社区肺癌筛查评估中,结果为高危的共计 11 463人次(7.90%)。其中,初次问卷评估结果为高危的共计 11 364 人次,再次问卷评估结果为高危的共计 99 人次;男性高危人次数为 4 617,女性高危人次数为 6 846,女性的高危占比(高危人次数/女性评估总人次数)显著高于男性的高危占比;评估结果中,高危人次主要集中在55～74 岁,最高的是 65～70 岁,共 5 133 人次,但 74～80 岁的社区居民高危占比最高。

从社区卫生服务中心视角来看,评估结果中,高危人次数超过 1 000 的有 5 个街道,最高为华泾镇社区卫生服务中心,高达 1 607 人次;高危人次数低于 500 的有 3 个街道,最低为湖南街道社区卫生服务中心,仅 308 人次;高危占比大于徐汇区总体水平(7.85%)的 5 个街道中,华泾镇不仅高危人次数最高,并且占比也最高(14.83%);康健街道的高危人次数以及占比相对都比较低。

参与社区肺癌筛查高危评估的社区居民中,有主动吸烟史的共 1 392 人次(占高危总人次数的 12.15%)、长期厨房油烟接触史的共 2 340 人次(20.42%)、长期二手烟接触的共 121 人次(1.06%)、致癌物质职业暴露史的共 32 人次(0.28%)、恶性肿瘤家族史(直系)的共 190 人次(1.66%)、自身肿瘤史的共 7 014 人次(61.21%)。

第三,从个体及组织两个水平评价了肺癌早筛医联体项目被家庭医生、社区卫生服务中心及胸科医院的采纳情况。

肺癌早筛高危评估共涉及 13 个社区卫生服务中心的 258 位家庭医生,医生中进行社区肺癌筛查高危评估的最少人次数为 1,最高为 1 383 人次,中位数为 605 人次;枫林街道社区卫生服务中心参与肺癌筛查高危评估的家庭医生数量最多(30 位),虹梅街道社区卫生服务中心参与的医生数量最少(11 位)。

13 个社区卫生服务中心的 97 位家庭医生为社区居民预约了胸科医院的 LDCT 检查,为社区居民预约 LDCT 的最少人次数为 1,最高人次数为 73,中位数为 3 人次;斜土路街道社区卫生服务中心参与社区 LDCT 预约的家庭医生数量最多(16 位),天平街道和虹梅街道社区卫生服务中心参与的医生数量最少(2 位)。

胸科医院共有 8 个科室参与了为医联体内社区居民提供住院治疗服务,最多的是呼吸内科,共 253 人次(60.7%);最少的是心外科,共 2 人次(0.5%)。

第四,从个体及组织两个水平评价了肺癌早筛医联体项目各服务环节的实施情况及保真度。

社区肺癌筛查高危评估的实施情况主要包括:13 个社区卫生服务中心共实施了社区居民的肺癌筛查评估 145 151 次,其中 1 703 次是再次问卷评估。长桥街道卫生服务中心实施次数最高,共 17 885 人次,占徐汇区总量的 12.32%;湖南街道社区服务中心最少,仅 4 248 人次,占徐汇区总量的 2.93%。共有 3 个社区卫生服务中心开展的再次问卷评估人次数超过徐汇区再次问卷评估总人次数的 20%,其中,最高为田林街道社区服务中心,共有 668 人次(39.22%);凌云街道社区服务中心和天平街道社区服务中心开展的再次问卷评估人次数低于徐汇区再次问卷评估总人次数的 0.1%。田林街道家庭医生人均完成的高危评估最高,达 719 人次,最低的是湖南街道,为 327 人次。家庭医生数最多的枫林街道人均完成高危评估 512 人次,排名第 9 位。

LDCT 预约及实际到院检查情况主要包括:13 个社区卫生服务中心共进行了 671 人次的 LDCT 检查预约,其中男性 286 人次(43.66%),女性 369 人次(56.34%);45~70 岁的社区居民 528 人次(80.61%),大于 70 岁的社区居民 127 人次(19.39%)。胸科医院对来自平台的社区居民实际开展 LDCT 检查共 359 人次,其中女性 208 人次(57.94%),男性 151 人次(42.06%);45~70 岁的 271 人次(75.49%),大于 70 岁的 88 人次(24.51%)。

住院治疗服务实施情况主要包括:胸科医院共为 13 个社区卫生服务中心上推的 90 位社区居民提供了 417 次住院治疗服务,平均重复住院约 4 次。

从项目实施保真度来看,本项目不仅对肺癌筛查纳入标准的目标人群(45~70 岁社区居民)开展了肺癌早筛服务,同时也允许低于 45 岁及高于 70 岁的签约居民根据本人需求参加肺癌筛查项目。其中低于 45 岁的社区居民参与高危评估共 257 人次(0.18%),而高于 70 岁的社区居民参与高危评估共 11 177 人次(7.70%)。13 个社区卫生服务中心共将 11 573 次社区高危评估结果上推至"胸科-徐汇"肺癌早筛医联体信息平台,其中,上推问卷评估结果为高危的 11 396 人次,上推问卷评估结果为非高危的 177 人次。另有问卷评估结果为高危的 67 人次未上推到医联体的信息平台,占高危总人次的 0.6%。

第五,从组织和个体两个水平评价了肺癌早筛医联体项目实施的持续性,主要涉及了持续时间及服务扩展性的评价。

肺癌早筛医联体对适宜人群开展肺癌筛查高危评估的初次问卷评估主要集中于 2020 年和 2021 年,分别为 99 271 人次和 42 242 人次。2022 年没有对社区居民进行初次问卷评估。再次问卷评估工作从 2020 年开始逐渐开展且人次数逐年增加,2022 年最高达到了 1 146 人次。社区卫生服务中心向胸科医院预约 LDCT 检查主要集中于 2020 年和 2021 年,其中 2020 年初检预约 549 次,复检预约 7 次;相比于 2020 年,2021 年预约人次大为下降,全年共预约 104 人次。胸科医院为来自医联体内的社区居民提供住院治疗服务主要集中在 2021 年和 2022 年,并且在这两年中社区居民再度住院的人次数占当年度住院总人次数的比率均超过了 75%。

"胸科-徐汇"医联体项目服务的溢出效应主要体现于:医联体内的签约社区居民随着其防癌抗癌健康意识的提高,即使未通过肺癌筛查医联体的信息平台,也主动自行抵达胸科医院进行 LDCT 检查和看专病门诊。共有 1 178 位社区居民参加肺癌早筛医联体项目后,没有通过医联体信息平台而是自行到胸科医院进行 LDCT 检查,共 3 487 人次,其中 2020 年 1 313 人次,2021 年 1 093 人次。共有 1 354 位社区居民没有通过医联体信息平台而是自行到胸科医院专病门诊就诊,共 10 521 人次,其中 2020 年 3 672 人次,2021 年 3 499 人次。

11

社区居民视角的肺癌早筛医联体服务评价

11.1 基本情况

11.1.1 调查目的

"胸科-徐汇"肺癌早筛医联体(简称"肺癌早筛医联体")是一种区域专科项目型医联体,针对徐汇区社区居民,围绕肺癌早筛、早防及早治,实现以人为本的整合医疗服务,实现肺癌早筛服务的一体化及连续性。肺癌早筛医联体的实施效果很大程度上体现在居民对医联体建设的认可和接受程度。

为了解社区居民对肺癌早筛医联体的评价和接受程度,以及专病闭环管理模式下分级诊疗的实现情况,本书以上海市"胸科-徐汇"肺癌早筛医联体内的社区居民为研究对象,进行问卷调查,并用 SPSS 22.0 进行数据分析。

11.1.2 调查内容

本次调查的重点在于了解社区居民对医联体的评价和需求满足情况,在问卷题项设计上,主要选取与社区居民对医联体各环节和各方面认知相关的指标[73]。问卷内容具体分为以下 3 个部分。

(1) 社区居民的基本信息,包括所在街道、性别、年龄、文化程度、工作状况、平均月收入、医保类型和总体健康状况等。

(2) 社区居民的就医情况,包括是否到社区卫生服务中心就诊、首选就医途径、对社区首诊的认可和是否知道"胸科-徐汇"肺癌早筛医联体等。

(3) 对肺癌早筛医联体提供服务的评价,包括总体评价以及 8 个分项评价,其中 8 个分项评价指标围绕肺癌早筛医联体运行及居民就诊流程中相关节点分别设计。评价指标覆盖了患者教育、初筛、转诊、诊治、随访全流程,涉及了社区服务、医联体实施中的双向转诊服务,具体包括:社区肺癌高危人群筛查服务、社区预约胸科医院 CT 检查服务、社区预约胸科医院专病门诊服务、胸科医院绿色通道优先就诊服务、胸科医院检查结果回传社区服务、胸科医院随访建议回传社区服务、开展社区肺癌术后随访指导服务、开展社区防癌科普与义诊咨询服务。

问卷评价指标均采用李克特(Likert scale)5 级量表编制,将患者对这些服务的满意程度分为：非常满意、比较满意、一般满意、不太满意和不满意，分别赋值5、4、3、2和1分。

11.1.3　调查对象

共有520名社区居民接受了调查，其样本特征如表11-1所示。

表11-1　调查对象（社区居民）的基本情况

指标	数量/人	百分比/%
性别		
男	198	38.08
女	322	61.92
年龄		
<45岁	169	32.50
45~55岁	108	20.77
56~65岁	100	19.23
≥65岁	143	27.50
文化程度		
初中及以下	103	19.81
高中	116	22.31
大专	127	24.42
本科及以上	174	33.46
工作状况		
在职	246	47.31
退休	243	46.73
自由职业	20	3.85
无业	11	2.12
个人月收入		
<3 000元	49	9.42
3 000~4 000元	102	19.62
4 001~5 000元	124	23.85
>5 000元	245	47.12
医保类型		
城镇职工	347	66.73
城镇居民	148	28.46
商业保险	6	1.15
自费	10	1.92
其他	9	1.73

（续表）

指标	数量/人	百分比/%
总体健康状况		
好	178	34.23
较好	163	31.35
一般	149	28.65
较差	26	5.00
差	4	0.77

11.1.4　对"胸科-徐汇"肺癌早筛医联体的认知与评价

知晓情况：针对肺癌早筛医联体的成立，520例调查对象中，有270人（占比51.92%）表示知道胸科医院联合徐汇区建立了肺癌早筛医联体，其余250人（占比48.08%）表示未曾听说过。

成效评价：肺癌早筛医联体运行后，社区居民认为从中获得较大的综合成效，主要表现在以下8个方面，能与家庭医生保持稳定联系（98.2%），在社区能预约大医院检查（97.8%），缩短去胸科医院的就医等候时间（97.3%），提高自我防癌抗癌水平（97.0%），提高肺癌治疗连续性（96.3%），减少往返医院次数（95.8%），提高社区医疗服务水平（94.8%），节省部分就医费用（90.4%）。

11.1.5　对肺癌早筛医联体服务的需求情况

社区居民希望增加的医联体服务主要有3类（详见表11-2）：第一类需求比较强烈，主要是"社区完成一键支付"和"三级医院专家下沉社区"2项，需求比例均大于60%，分别为66.7%和64.8%；第二类需求强度中等，主要是"复查享受绿色通道""实现药品共享"和"社区健康评估"，这3项需求的比例均大于40%；第三类需求强度相对较弱，主要是对"社区健康干预"（35.6%）和"政府给予优惠政策"（15.2%），社区居民对此也有一定期待。

表 11-2　社区居民对医联体服务的需求情况

需求项目	服务内容	数量/人	百分比/%
社区一键支付	家庭医生工作站完成预约、挂号、开单、付费	180	66.7
专家专病门诊	安排三级医院知名专家下社区坐诊	175	64.8
复查绿色通道	定期随访人群享受医联体内绿色转诊	130	48.2
药品共享	增加药品种类，实现基层与三级医院药品共享	130	48.2
健康评估	通过家庭医生随访，评估身体状况并提出建议	111	41.1
健康干预	社区护理人员对肺癌术后患者进行康复指导	96	35.6
优惠政策	医联体内筛查、就医享受费用减免	41	15.2

11.1.6 对肺癌早筛医联体的参与情况

社区动员:知悉"胸科-徐汇"肺癌早筛医联体的270位社区居民中,有212人(78.5%)参加过医联体在社区举办的肺癌防治知识讲座,58人(21.5%)表示没有参加过。其中,有160人(59.3%)表示接受过医联体在社区开展的肺癌高危人群筛查评估,而110人(40.7%)没有接受过。

双向转诊:知悉医联体的270位社区居民中,有95人(35.2%)接受过社区上转胸科医院的医疗服务,104人(38.5%)接受过胸科医院下转社区的医疗服务;有64.8%的有效调查对象没有上转至三级医院的经历,未转诊原因主要是社区初筛不符合肺癌高危指标(66.9%);询问"若病情需要,是否愿意家庭医生为其实施向上转诊"时,77.4%的居民表示愿意上转,另22.6%的居民因为路程远、流程复杂、预约时间长等不考虑转至指定医院。在有上转经历的社区居民中,61.5%没有再下转回社区卫生服务中心,主要原因在于复查后不需要随访(60.2%)以及居民认为有能力自我健康管理(35.5%)。

11.1.7 就医需求相关情况

对社区居民的就医需求调查显示,有78.46%的社区居民表示近1年有到社区卫生服务中心进行就诊的记录;患病后,首选去社区卫生服务中心就医的社区居民占比最高,达到53.27%,且被调查的社区居民对社区首诊的认可度达到83.46%("非常认可"和"比较认可"),无一人表示"不认可"。社区居民就医需求相关情况见表11-3。

表11-3 调查对象(社区居民)就医需求相关情况

指标	数量/人	百分比/%
社区卫生服务中心就诊记录		
有	408	78.46
没有	112	21.54
首选就医途径		
三级医院	198	38.08
二级医院	36	6.92
社区卫生服务中心	277	53.27
药店自行购药	9	1.73
社区首诊认可度		
非常认可	317	60.96
比较认可	117	22.50
一般	76	14.62
不太认可	10	1.92
不认可	0	0

11.2　对肺癌早筛医联体总体满意度情况

社区居民对"胸科-徐汇"肺癌早筛医联体各项服务及总体满意度的评价情况见表11-4所示。

表 11-4　社区居民视角的肺癌早筛医联体满意度总体情况[n(%)]

评价内容	满意	比较满意	一般	不太满意	不满意
总体评价(270)	140(51.85)	83(30.74)	42(15.55)	2(0.74)	3(1.11)
社区肺癌高危人群筛查(160)	83(51.87)	46(28.75)	29(18.12)	1(0.62)	1(0.62)
社区预约胸科医院CT检查(95)	67(70.52)	20(21.05)	6(6.31)	0(0.0)	2(2.1)
社区预约胸科医院专病门诊(95)	68(71.57)	19(20)	6(6.31)	0(0.0)	2(2.1)
胸科医院绿色通道优先就诊(95)	68(71.57)	20(21.05)	4(4.21)	1(1.05)	2(2.1)
胸科医院检查结果回传社区(104)	68(65.38)	26(25)	8(7.69)	2(1.92)	0(0.0)
胸科医院随访建议回传社区(104)	68(65.38)	25(24.03)	8(7.69)	1(0.96)	2(1.92)
社区肺癌术后随访指导(212)	118(55.66)	65(30.66)	24(11.32)	3(1.41)	2(0.94)
社区防癌科普与义诊咨询(212)	117(55.18)	67(31.6)	22(10.37)	4(1.88)	2(0.94)

11.2.1　肺癌早筛医联体服务总体满意度情况

大多数社区居民对肺癌早筛医联体服务具有较高满意度。对肺癌早筛医联体服务感觉满意的人群达到140人,占比为51.85%;比较满意的有83人,占比为30.74%;一般的有42人,占比为15.56%;仅有5人(<2%)感到不满意或不太满意。

11.2.2　社区肺癌高危人群筛查服务

大多数社区居民对社区肺癌高危人群筛查服务具有较高满意度。对社区肺癌高危人群筛查服务感觉满意的有83人,占比为51.87%;比较满意的有46人,占比为28.75%;一般的有29人,占比为18.12%;仅有2人(<1.5%)感到不满意或不太满意。

11.2.3　社区预约胸科医院CT检查服务

大多数社区居民对社区预约胸科医院CT检查服务具有较高满意度。对社区预约胸科医院CT检查服务感觉满意的人群有67人,占比为70.52%;比较满意的有20人,占比为21.05%;一般的有6人,占比为6.31%;仅有2人(≈2%)感到不满意或不太满意。

11.2.4　社区预约胸科医院专病门诊服务

大多数社区居民对社区预约胸科医院专病门诊服务具有较高满意度。对社区预约胸科医院专病门诊服务感觉满意的人群达到 68 人，占比为 71.57%；比较满意的有 19 人，占比为 20.00%；一般的有 6 人，占比为 6.31%；仅有 2 人（≈2%）感到不满意或不太满意。

11.2.5　胸科医院绿色通道优先就诊服务

大多数社区居民对开展胸科医院绿色通道优先就诊服务具有较高满意度。对胸科医院绿色通道优先就诊服务感觉满意的人群达到 68 人，占比为 71.57%；比较满意的有 20 人，占比为 21.05%；一般的有 4 人，占比为 4.21%；仅有 3 人（≈3%）感到不满意或不太满意。

11.2.6　胸科医院检查结果回传社区服务

大多数社区居民对胸科医院检查结果回传社区服务具有较高满意度。对胸科医院检查结果回传社区服务感觉满意的人群达到 68 人，占比为 65.38%；比较满意的有 26 人，占比为 25.00%；一般的有 8 人，占比为 7.69%；仅有 2 人（<2%）感到不满意或不太满意。

11.2.7　胸科医院随访建议回传社区服务

大多数社区居民对胸科医院随访建议回传社区服务具有较高满意度。对胸科医院随访建议回传社区服务感觉满意的人群达到 68 人，占比为 65.38%；比较满意的有 25 人，占比为 24.03%；一般的有 8 人，占比为 7.69%；仅有 3 人（<3%）感到不满意或不太满意。

11.2.8　社区肺癌术后随访指导服务

大多数社区居民对社区肺癌术后随访指导服务具有较高满意度。对社区肺癌术后随访指导服务感觉满意的人群达到 118 人，占比为 55.66%；比较满意的有 65 人，占比为 30.66%；一般的有 24 人，占比为 11.32%；仅有 5 人（≈2%）感到不满意或不太满意。

11.2.9　社区防癌科普与义诊咨询服务

大多数社区居民对开展社区防癌科普与义诊咨询服务具有较高满意度。对社区防癌科普与义诊咨询服务感觉满意的人群达到 117 人，占比为 55.18%；比较满意的有 67 人，占比为 31.60%；一般的有 22 人，占比为 10.37%；仅有 6 人（<3%）感到不满意或不太满意。

11.3　社区居民对肺癌早筛医联体服务满意度的差异分析

采用 Kruskal-Wallis 检验分析社区居民对肺癌早筛医联体服务的满意度在不同特征分组数据中的差异，结果如表 11-5 所示。视 $P < 0.1$ 为差异有统计学意义。

表 11-5　社区居民视角"胸科-徐汇"肺癌医联体服务满意度差异分析

		性别	年龄	文化程度	工作状况	个人月收入	医保类型	总体健康状况
总体满意	卡方	0.109	13.873	2.394	12.271	3.182	4.817	16.055
	P 值	0.742	**0.003**	0.495	**0.007**	0.364	0.307	**0.003**

（续表）

		性别	年龄	文化程度	工作状况	个人月收入	医保类型	总体健康状况
高危评估	卡方	0.717	13.022	6.037	13.054	1.006	5.416	17.601
	P 值	0.397	**0.005**	0.110	**0.005**	0.800	0.247	**0.001**
CT 预约	卡方	0.268	20.949	7.076	10.689	1.190	1.479	16.391
	P 值	0.593	**0.000**	**0.070**	**0.005**	0.755	0.687	**0.001**
专病门诊预约	卡方	0.000	24.460	8.948	16.974	1.641	1.569	18.700
	P 值	1.000	**0.000**	**0.030**	**0.000**	0.650	0.666	**0.000**
绿色通道	卡方	0.058	24.491	12.060	13.332	2.820	1.619	18.951
	P 值	0.810	**0.000**	**0.007**	**0.001**	0.420	0.655	**0.000**
检查结果回传	卡方	0.047	8.385	2.116	5.977	3.146	2.522	9.723
	P 值	0.828	**0.039**	0.549	**0.050**	0.370	0.471	**0.021**
随访建议回传	卡方	0.016	13.976	4.652	7.102	1.750	3.110	11.640
	P 值	0.898	**0.003**	0.199	**0.029**	0.626	0.375	**0.009**
术后随访指导	卡方	0.023	20.736	5.554	20.626	1.640	7.479	19.128
	P 值	0.879	**0.000**	0.135	**0.000**	0.650	0.113	**0.001**
科普及义诊	卡方	1.195	19.631	3.652	20.591	2.172	5.503	16.952
	P 值	0.659	**0.000**	0.302	**0.000**	0.537	0.239	**0.002**

（1）社区居民的性别、月均收入以及医保类型等对应的满意度分组数据之间的差异无统计学意义（$P>0.1$），即可认为社区居民的性别、文化程度、月均收入及医保类型不是社区居民对肺癌早筛医联体服务满意度的影响因素。

（2）社区居民的年龄、工作状况及身体健康状况等对应的满意度分组数据之间的差异存在统计学意义（$P<0.1$），即可认为社区居民的年龄、工作状况、身体健康状况是社区居民对肺癌早筛医联体服务满意度的影响因素。

（3）社区居民的文化程度在医联体服务的总体满意度、肺癌高危人群筛查服务、胸科医院检查结果回传社区服务、胸科医院随访建议回传社区服务、社区肺癌术后随访指导服务、社区防癌科普与义诊咨询服务等对应的满意度分组数据之间的差异无统计学意义（$P>0.1$），可认为社区居民的文化程度不是社区居民对肺癌早筛医联体服务总体满意度、肺癌早筛医联体中社区服务和肺癌早筛医联体的下转服务满意度的影响因素。但是社区预约胸科医院 CT 检查服务（$P<0.1$）、社区预约胸科医院专病门诊服务（$P<0.05$）及胸科医院绿色通道优先就诊服务满意度（$P<0.01$）在社区居民的不同文化程度分组数据之间的差异有统计学意义，即可认为社区居民的文化程度是社区居民对肺癌早筛医联体上转服务满意度的影响因素。

11.4 社区居民年龄对肺癌早筛医联体服务满意度的影响分析

表 11-6 显示了社区居民不同年龄组间肺癌早筛医联体服务满意度情况。小于 45 岁的被调查者对肺癌早筛医联体开展服务的总体满意度以及 5 项具体服务满意度（社区肺癌高危

人群筛查服务满意度、社区预约胸科医院专病门诊服务、胸科医院检查结果回传社区服务满意度、胸科医院随访建议回传社区服务、社区肺癌术后随访指导服务和社区防癌科普与义诊咨询服务)评价均最高，占比分别为67.44%、73.8%、84.61%、73.33%、73.33%和75.75%。45～55岁的被调查者对2项具体服务(社区预约胸科医院CT检查和胸科医院绿色通道优先就诊)的满意度评价最高，均为84.21%。大于65岁的被调查者无论对医联体的总体满意度还是对各项服务满意度均为最低，分别为总体满意度34.92%、社区肺癌高危人群筛查满意度26.82%、社区预约胸科医院CT检查满意度23.52%、社区预约胸科医院专病门诊满意度23.52%、胸科医院绿色通道优先就诊满意度23.52%、胸科医院检查结果回传社区满意度31.25%、胸科医院随访建议回传社区满意度25%、社区肺癌术后随访指导满意度31.37%、社区防癌科普与义诊满意度31.37%。

表11-6　不同年龄组中肺癌早筛医联体服务满意度情况[n(%)]

	满意	比较满意	一般	不太满意	不满意
总体评价(270)					
<45岁(86)	58(67.44)	17(19.76)	10(11.62)	1(1.16)	0(0)
45～55岁(62)	29(46.77)	22(35.48)	11(17.74)	0(0)	0(0)
56～65岁(59)	31(52.54)	17(28.81)	10(16.94)	1(1.69)	0(0)
≥65岁(63)	22(34.92)	27(42.85)	11(17.46)	0(0)	3(4.76)
社区肺癌高危人群筛查(160)					
<45岁(42)	31(73.8)	4(9.52)	7(16.66)	0(0)	0(0)
45～55岁(36)	20(55.55)	11(30.55)	5(13.88)	0(0)	0(0)
56～65岁(41)	21(51.21)	10(24.39)	9(21.95)	1(2.43)	0(0)
≥65岁(41)	11(26.82)	21(51.21)	8(19.51)	0(0)	1(2.43)
社区预约胸科医院CT检查(95)					
<45岁(39)	31(79.48)	5(12.82)	3(7.69)	0(0)	0(0)
45～55岁(19)	16(84.21)	3(15.78)	0(0)	0(0)	0(0)
56～65岁(20)	16(80)	2(10)	2(10)	0(0)	0(0)
≥65岁(17)	4(23.52)	10(58.82)	1(5.88)	0(0)	2(11.76)
社区预约胸科医院专病门诊(95)					
<45岁(39)	33(84.61)	5(12.82)	1(2.56)	0(0)	0(0)
45～55岁(19)	16(84.21)	3(15.78)	0(0)	0(0)	0(0)
56～65岁(20)	15(75)	2(10)	3(15)	0(0)	0(0)
≥65岁(17)	4(23.52)	9(52.94)	2(11.76)	0(0)	2(11.76)

（续表）

	满意	比较满意	一般	不太满意	不满意
胸科医院绿色通道优先就诊(95)					
<45 岁(39)	32(82.05)	6(15.38)	1(2.56)	0(0)	0(0)
45～55 岁(19)	16(84.21)	3(15.78)	0(0)	0(0)	0(0)
56～65 岁(20)	16(80)	2(10)	2(10)	0(0)	0(0)
≥65 岁(17)	4(23.52)	9(52.94)	1(5.88)	1(5.88)	2(11.76)
胸科医院检查结果回传社区(104)					
<45 岁(45)	33(73.33)	7(15.55)	5(11.11)	0(0)	0(0)
45～55 岁(21)	15(71.42)	5(23.8)	0(0)	1(4.76)	0(0)
56～65 岁(22)	15(68.18)	5(22.72)	2(9.09)	0(0)	0(0)
≥65 岁(16)	5(31.25)	9(56.25)	1(6.25)	1(6.25)	0(0)
胸科医院随访建议回传社区(104)					
<45 岁(45)	33(73.33)	9(20)	3(6.66)	0(0)	0(0)
45～55 岁(21)	15(71.42)	4(19.04)	1(4.76)	1(4.76)	0(0)
56～65 岁(22)	16(72.72)	4(18.18)	2(9.09)	0(0)	0(0)
≥65 岁(16)	4(25)	8(50)	2(12.5)	0(0)	2(12.5)
社区肺癌术后随访指导(212)					
<45 岁(66)	50(75.75)	11(16.66)	4(6.06)	1(1.51)	0(0)
45～55 岁(49)	27(55.1)	15(30.61)	6(12.24)	1(2.04)	0(0)
56～65 岁(46)	25(54.34)	14(30.43)	6(13.04)	1(2.17)	0(0)
≥65 岁(51)	16(31.37)	25(49.01)	8(15.68)	0(0)	2(3.92)
社区防癌科普与义诊咨询(212)					
<45 岁(66)	49(74.24)	12(18.18)	4(6.06)	1(1.51)	0(0)
45～55 岁(49)	27(55.1)	16(32.65)	5(10.2)	1(2.04)	0(0)
56～65 岁(46)	25(54.34)	14(30.43)	5(10.86)	2(4.34)	0(0)
≥65 岁(51)	16(31.37)	25(49.01)	8(15.68)	0(0)	2(3.92)

进一步采用 Mann-Whitney U 检验，视 $P < 0.1$ 为差异有统计学意义。

通过秩和检验对比不同年龄组中社区居民对肺癌早筛医联体服务满意度评价的差异，深入了解年龄对肺癌早筛医联体服务满意度的影响（表 11-7），从中可以观察到以下结果。

（1）大于 65 岁的被调查者与 56～65 岁的被调查者相比，除了在社区高危筛查评估服务满意度评价中的差异无统计学意义（$P > 0.1$），其他各项评价中的差异均有统计学意义（$P <$

0.1)。

（2）大于65岁的被调查者与45～55岁的被调查者相比，除了在医联体总体服务评级中的差异无统计学意义（$P>0.1$），而在8项具体服务评价中的差异均有统计学意义（$P<0.1$）。

（3）45～55岁的被调查者与56～65岁的被调查者相比，各项评价中的差异无统计学意义（$P>0.1$）。

（4）小于45岁的被调查者与45～55岁以及56～65岁的被调查者评价之间统计学意义上的差异主要体现于对医联体服务总体满意的评价以及对术后随访指导和社区开展科普及义诊服务的满意度评价。

表 11-7　不同年龄组间满意度两两对比差异分析（P 值）

(I)年龄	(J)年龄	总体满意	高危评估	CT预约	专家预约	绿色通道	检查结果回传	随访建议回传	术后随访指导	科普及义诊
<45 岁	45～55 岁	**0.022**	0.193	0.593	1.000	0.810	0.965	0.812	**0.023**	**0.039**
	56～65 岁	**0.080**	**0.053**	1.000	0.299	0.759	0.736	0.918	**0.020**	**0.028**
	>65 岁	**0.000**	**0.000**	**0.000**	**0.000**	**0.000**	**0.008**	**0.001**	**0.000**	**0.000**
45～55 岁	56～65 岁	0.682	0.468	0.643	0.380	0.643	0.786	0.902	0.921	0.835
	>65 岁	0.179	**0.020**	**0.000**	**0.000**	**0.000**	**0.020**	**0.008**	**0.032**	**0.023**
56～65 岁	>65 岁	**0.089**	0.148	**0.002**	**0.007**	**0.002**	**0.041**	**0.005**	**0.047**	**0.050**

11.5　社区居民工作状况对肺癌早筛医联体服务满意度的影响分析

表11-8显示了社区居民不同工作状况组间肺癌早筛医联体服务满意度的情况。由于无业人员人数比较少，主要观察了在职人员、退休人员以及自由职业人员间评价的差异。其中，自由职业被调查者对医联体服务的总体满意度以及6项具体服务（社区肺癌高危人群筛查、社区预约胸科医院CT检查、胸科医院检查结果回传社区、胸科医院随访建议回传社区、社区肺癌术后随访指导、社区防癌科普与义诊咨询）的满意度评价最高；在职的被调查者对2项具体服务（社区预约胸科医院专病门诊、胸科医院绿色通道优先就诊）的满意度评价最高；退休的被调查者无论对医联体的总体满意度还是各项服务满意度均为最低。

表 11-8　不同工作状况组中肺癌早筛医联体服务满意度情况[$n(\%)$]

	满意	比较满意	一般	不太满意	不满意
总体评价(270)					
在职(139)	81(58.27)	37(26.61)	20(14.38)	1(0.71)	0(0)
退休(116)	47(40.51)	44(37.93)	21(18.1)	1(0.86)	3(2.58)
自由职业(12)	10(83.33)	1(8.33)	1(8.33)	0(0)	0(0)
无业(3)	2(66.66)	1(33.33)	0(0)	0(0)	0(0)

（续表）

	满意	比较满意	一般	不太满意	不满意
社区肺癌高危人群筛查(160)					
在职(73)	47(64.38)	16(21.91)	10(13.69)	0(0)	0(0)
退休(77)	29(37.66)	30(38.96)	16(20.77)	1(1.29)	1(1.29)
自由职业(9)	7(77.77)	0(0)	2(22.22)	0(0)	0(0)
无业(1)	0(0)	0(0)	1(100)	0(0)	0(0)
社区预约胸科医院CT检查(95)					
在职(55)	45(81.81)	7(12.72)	3(5.45)	0(0)	0(0)
退休(34)	17(50)	12(35.29)	3(8.82)	0(0)	2(5.88)
自由职业(6)	5(83.33)	1(16.66)	0(0)	0(0)	0(0)
社区预约胸科医院专病门诊(95)					
在职(55)	47(85.45)	7(12.72)	1(1.81)	0(0)	0(0)
退休(34)	16(47.05)	11(32.35)	5(14.7)	0(0)	2(5.88)
自由职业(6)	5(83.33)	1(16.66)	0(0)	0(0)	0(0)
胸科医院绿色通道优先就诊(95)					
在职(55)	46(83.63)	8(14.54)	1(1.81)	0(0)	0(0)
退休(34)	17(50)	11(32.35)	3(8.82)	1(2.94)	2(5.88)
自由职业(6)	5(83.33)	1(16.66)	0(0)	0(0)	0(0)
胸科医院检查结果回传社区(104)					
在职(63)	46(73.01)	11(17.46)	5(7.93)	1(1.58)	0(0)
退休(35)	17(48.57)	14(40)	3(8.57)	1(2.85)	0(0)
自由职业(6)	5(83.33)	1(16.66)	0(0)	0(0)	0(0)
胸科医院随访建议回传社区(104)					
在职(63)	46(73.01)	12(19.04)	4(6.34)	1(1.58)	0(0)
退休(35)	17(48.57)	12(34.28)	4(11.42)	0(0)	2(5.71)
自由职业(6)	5(83.33)	1(16.66)	0(0)	0(0)	0(0)
社区肺癌术后随访指导(212)					
在职(63)	71(65.74)	25(23.14)	10(9.25)	2(1.85)	0(0)
退休(35)	37(39.78)	39(41.93)	14(15.05)	1(1.07)	2(2.15)
自由职业(10)	10(100)	0(0)	0(0)	0(0)	0(0)
社区防癌科普与义诊咨询(212)					
在职(108)	70(64.81)	27(25)	9(8.33)	2(1.85)	0(0)
退休(93)	37(39.78)	39(41.93)	13(13.97)	2(2.15)	2(2.15)
自由职业(10)	10(100)	0(0)	0(0)	0(0)	0(0)
无业(1)	0(0)	1(100.0)	0(0)	0(0)	0(0)

进一步采用 Mann-Whitney U 检验,通过秩和检验对比不同工作状况的社区居民对肺癌早筛医联体服务满意度评价的差异,深入了解年龄对肺癌早筛医联体服务满意度的影响(表11-9)。从中可以观察到以下结果。

(1)在职的被调查者与退休的被调查者在各项评价以及总体评价上的差异均有统计学意义($P<0.1$)。

(2)自由职业的被调查者与退休及在职的被调查者间统计学意义上的差异主要体现在对社区开展术后随访指导以及社区开展的科普及义诊服务的评价上。

表 11-9 不同工作状况组间满意度两两对比差异分析(P 值)

		总体满意	高危评估	CT 预约	专家预约	绿色通道	检查结果回传	随访建议回传	术后随访指导	科普及义诊
在职	退休	**0.006**	**0.002**	**0.002**	**0.000**	**0.000**	**0.028**	**0.015**	**0.001**	**0.001**
	自由职业	0.112	0.621	0.885	0.906	1.000	0.533	0.542	**0.029**	**0.026**
退休	自由职业	**0.011**	**0.094**	0.122	**0.092**	0.119	0.112	0.106	**0.001**	**0.001**

11.6 社区居民身体健康状况对肺癌早筛医联体服务满意度的影响分析

表 11-10 显示了不同身体健康状况的社区居民对肺癌早筛医联体服务满意度的评价情况。由于调查中自认为身体健康状况"差"的人数较少,主要观察自认为身体健康状况"好""较好""一般"和"较差"人员的评价。对医联体服务的总体满意度以及各项具体服务的评价中,自认为身体健康状况"好"的被调查者的满意度均高于对自认为身体健康状况"较好"的被调查者,后者的满意度又均高于自认为身体健康状况"一般"的被调查者。

表 11-10 不同健康状况组中肺癌早筛医联体服务满意度情况[$n(\%)$]

	满意	比较满意	一般	不太满意	不满意
总体评价(270)					
好(97)	67(69.07)	17(17.52)	12(12.37)	1(1.03)	0(0)
较好(92)	41(44.56)	32(34.78)	17(18.47)	1(1.08)	1(1.08)
一般(67)	24(35.82)	31(46.26)	10(14.92)	0(0)	2(2.98)
较差(10)	5(50)	3(30)	2(20)	0(0)	0(0)
差(4)	3(75)	0(0)	1(25)	0(0)	0(0)
社区肺癌高危人群筛查(160)					
好(59)	43(72.88)	8(13.55)	8(13.55)	0(0)	0(0)
较好(61)	28(45.9)	20(32.78)	12(19.67)	1(1.63)	0(0)
一般(35)	10(28.57)	16(45.71)	8(22.85)	0(0)	1(2.85)
较差(4)	2(50)	2(50)	0(0)	0(0)	0(0)
差(1)	0(0)	0(0)	1(100)	0(0)	0(0)

（续表）

	满意	比较满意	一般	不太满意	不满意
社区预约胸科医院 CT 检查（95）					
好（45）	39（86.66）	5（11.11）	1（2.22）	0（0）	0（0）
较好（29）	19（65.51）	8（27.58）	1（3.44）	0（0）	1（3.44）
一般（20）	8（40）	7（35）	4（20）	0（0）	1（5）
较差（1）	1（100）	0（0）	0（0）	0（0）	0（0）
社区预约胸科医院专病门诊（95）					
好（45）	40（88.88）	5（11.11）	0（0）	0（0）	0（0）
较好（29）	19（65.51）	7（24.13）	2（6.89）	0（0）	1（3.44）
一般（20）	8（40）	7（35）	4（20）	0（0）	1（5）
较差（1）	1（100）	0（0）	0（0）	0（0）	0（0）
胸科医院绿色通道优先就诊（95）					
好（45）	40（88.88）	5（11.11）	0（0）	0（0）	0（0）
较好（29）	19（65.51）	8（27.58）	1（3.44）	0（0）	1（3.44）
一般（20）	8（40）	7（35）	3（15）	1（5）	1（5）
较差（1）	1（100）	0（0）	0（0）	0（0）	0（0）
胸科医院检查结果回传社区（104）					
好（45）	39（86.66）	5（11.11）	1（2.22）	0（0）	0（0）
较好（29）	19（65.51）	8（27.58）	1（3.44）	0（0）	1（3.44）
一般（20）	8（40）	7（35）	4（20）	0（0）	1（5）
较差（1）	1（100）	0（0）	0（0）	0（0）	0（0）
胸科医院随访建议回传社区（104）					
好（45）	39（86.66）	5（11.11）	1（2.22）	0（0）	0（0）
较好（29）	19（65.51）	8（27.58）	1（3.44）	0（0）	1（3.44）
一般（20）	8（40）	7（35）	4（20）	0（0）	1（5）
较差（1）	1（100）	0（0）	0（0）	0（0）	0（0）
社区肺癌术后随访指导（212）					
好（82）	62（75.6）	9（10.97）	10（12.19）	1（1.21）	0（0）
较好（71）	34（47.88）	26（36.61）	8（11.26）	2（2.81）	1（1.4）
一般（51）	18（35.29）	27（52.94）	5（9.8）	0（0）	1（1.96）
较差（7）	4（57.14）	3（42.85）	0（0）	0（0）	0（0）
差（1）	0（0）	0（0）	1（100.0）	0（0）	0（0）

（续表）

	满意	比较满意	一般	不太满意	不满意
社区防癌科普与义诊咨询(212)					
好(82)	60(73.17)	13(15.85)	8(9.75)	1(1.21)	0(0)
较好(71)	34(47.88)	26(36.61)	8(11.26)	2(2.81)	1(1.4)
一般(51)	19(37.25)	26(50.98)	5(9.8)	0(0)	1(1.96)
较差(7)	4(57.14)	2(28.57)	0(0)	1(14.28)	0(0)
差(1)	0(0)	0(0)	1(100.0)	0(0)	0(0)

进一步采用 Mann-Whitney U 检验,通过秩和检验对比社区居民不同健康状况对肺癌早筛医联体服务满意度评价的差异,深入了解健康状况对肺癌早筛医联体服务满意度的影响(表 11-11)。从中可以观察到以下结果。

（1）自认为身体健康状况"好"与自认为身体健康"较好"及自认为人体健康"一般"的被调查者在医联体的各项服务评价以及服务总体评价上的差异有统计学意义($P<0.1$)。

（2）自认为身体健康"较好"与自认为人体健康"一般"的被调查者主要在对肺癌早筛医联体上转医疗服务的 3 项评价(CT 预约、专病门诊预约以及胸科医院提供的绿色通道服务)中的差异有统计学意义($P<0.1$)。

表 11-11　不同健康状况组间满意度两两对比差异分析(P 值)

		总体满意	高危评估	CT 预约	专家预约	绿色通道	检查结果回传	随访建议回传	术后随访指导	科普及义诊
好	较好	**0.002**	**0.006**	**0.031**	**0.011**	**0.013**	**0.034**	**0.067**	**0.002**	**0.003**
	一般	**0.000**	**0.000**	**0.000**	**0.000**	**0.000**	**0.003**	**0.001**	**0.000**	**0.000**
	较差	0.250	0.500	0.699	0.727	0.727	0.375	0.375	0.468	0.359
较好	一般	0.512	0.158	**0.052**	**0.070**	**0.051**	0.475	0.185	0.380	0.479
	较差	0.776	0.596	0.485	0.487	0.485	1.000	0.926	0.449	0.738
一般	较差	0.550	0.232	0.291	0.291	0.292	0.720	0.596	0.202	0.486

11.7　社区居民文化程度对肺癌早筛医联体服务满意度的影响分析

表 11-12 显示了不同文化程度组间社区居民对肺癌早筛医联体中上转医疗服务满意度的情况。具有本科及硕士学位以上的被调查者对社区预约胸科医院 CT 检查、社区预约胸科医院专病门诊及胸科医院绿色通道优先就诊服务的满意度均为最高,而初中及以下的调查者对这 3 项服务的满意度均为最低。

表 11-12　不同文化程度组中肺癌早筛医联体上转医疗服务满意度情况[n(%)]

	满意	比较满意	一般	不太满意	不满意
社区预约胸科医院 CT 检查(95)					
初中及以下(13)	5(38.46)	6(46.15)	1(7.69)	0(0)	1(7.69)
高中(16)	12(75)	3(18.75)	1(6.25)	0(0)	0(0)
大专(26)	19(73.07)	6(23.07)	1(3.84)	0(0)	0(0)
本科及以上(40)	31(77.5)	5(12.5)	3(7.5)	0(0)	1(2.5)
社区预约胸科医院专病门诊(95)					
初中及以下(13)	5(38.46)	6(46.15)	1(7.69)	0(0)	1(7.69)
高中(16)	11(68.75)	3(18.75)	2(12.5)	0(0)	0(0)
大专(26)	19(73.07)	5(19.23)	2(7.69)	0(0)	0(0)
本科及以上(40)	33(82.5)	5(12.5)	1(2.5)	0(0)	1(2.5)
胸科医院绿色通道优先就诊(95)					
初中及以下(13)	4(30.76)	7(53.84)	0(0)	1(7.69)	1(7.69)
高中(16)	12(75)	2(12.5)	2(12.5)	0(0)	0(0)
大专(26)	20(76.92)	5(19.23)	1(3.84)	0(0)	0(0)
本科及以上(40)	32(80)	6(15)	1(2.5)	0(0)	1(2.5)

　　进一步采用 Mann-Whitney U 检验,通过秩和检验对比不同文化程度的社区居民对肺癌早筛医联体上转医疗服务满意度评价的差异,深入了解社区居民文化程度对肺癌早筛医联体上转医疗服务满意度的影响(表 11-13)。从中可以观察到,初中及以下学历的被调查者与其他类型的调查者在肺癌早筛医联体 3 项上转医疗服务中的差异均有统计学意义($P < 0.1$,专家预约评价除外)。

表 11-13　不同年龄组间满意度两两对比差异显著性分析(P 值)

		CT 预约	专家预约	绿色通道
初中及以下	高中	**0.054**	0.149	**0.035**
	大专	**0.032**	**0.043**	**0.005**
	本科及以上	**0.016**	**0.003**	**0.001**
高中	大专	0.933	0.719	0.781
	本科及以上	0.922	0.254	0.630
大专	本科及以上	0.820	0.377	0.803

11.8 本章小结

为了了解社区居民对肺癌早筛医联体的评价和需求，以及专病闭环管理模式下分级诊疗的实现情况，本章对上海市"胸科-徐汇"肺癌早筛医联体内的社区居民进行问卷调查，进行数据分析后发现以下结果。

（1）社区居民对肺癌早筛医联体总体的满意度以及医联体所提供各项服务的满意度均较高，对医联体服务总体"满意"及"比较满意"的累计占比超过了 80%，具体各项服务"满意"及"比较满意"的累计占比超过了 90%。

（2）社区居民的性别、文化程度、月均收入及医保类型不是社区居民对肺癌早筛医联体服务总体及各项服务满意度的影响因素；社区居民的年龄、工作状况、身体健康状况是社区居民对肺癌早筛医联体服务总体及各项服务满意度的影响因素；社区居民的文化程度是社区居民对肺癌早筛医联体上转服务满意度的影响因素。

（3）从年龄层面来看，中青年的满意度偏高，大于 65 岁的老年人满意度偏低。大于 65 岁的老年人无论对医联体的总体满意度还是各项服务满意度均显著低于其他年龄组；小于 45 岁的被调查者对医联体服务总体满意的评价以及对社区开展的术后随访指导和科普及义诊服务的满意度评价显著高于 45～55 岁以及 56～65 岁的被调查者。

"胸科-徐汇"肺癌早筛医联体主要针对大于 45 岁的人群开展肺癌早筛与防治，因此小于 45 岁但参与肺癌早筛的人群应该对肺癌筛查具有更强的自觉意识，对肺癌早筛医联体各项服务具有更强的接受能力，相对于其他年龄组的社区居民，这种较强的自觉意识和接受能力使得他们更容易对肺癌早筛医联体的服务感到满意。年龄作为肺癌高危因素，老年人一方面患肺癌风险随着年龄增大而增加，更需要各种检查、诊疗等医疗服务，另一方面自身体力、精力和信息化使用程度都随年龄增加逐渐下降，使得他们在使用各类肺癌早筛服务时将面临更多压力，导致大于 65 岁的老年人对肺癌早筛项目各类服务的满意度相对较低。

（4）从工作状况来看，差异性主要体现在退休人员、在职人员与自由职业人员之间的对比。退休人员的满意度更低，而在职人员与自由职业人员的满意度较高，在一定程度上也与年龄相关。在职的被调查社区居民无论对医联体的总体满意度还是各项服务满意度均显著高于退休的被调查社区居民，但在对社区开展术后随访指导以及社区科普及义诊服务方面显著低于被调查的自由职业社区居民。

（5）从身体健康状况来说，自认为身体健康状况"好"和自身认为健康状态"差"的社区居民满意度均较高，自认为身体健康状况"较好""一般"或"较差"的社区居民对肺癌早筛医联体各项服务的满意度相对更低。自认为身体健康状况"好"的被调查社区居民对医联体的各项服务及服务总体的满意度均显著高于自认为身体健康"较好"及自认为身体健康"一般"的被调查社区居民。自认为身体健康"较好"的被调查社区居民对肺癌早筛医联体上转 3 项医疗服务（CT 预约、专病门诊预约以及胸科医院提供的绿色通道）的满意度均高于自认为身体健康"一般"的被调查社区居民。因此，也可理解为自认为身体健康状况好的社区居民一般具有较强的自我身体健康管理意识，而这种较强的意识使得他们更容易接受并满意肺癌早筛医联体的各项服务。

（6）文化程度影响的差异主要体现于对社区预约胸科医院 CT 检查和专病门诊服务以及对胸科医院绿色优先就诊服务的满意度评价。初中及以下文化程度的社区居民对这三项服务的满意度显著低于大专文化以上社区居民。多数初中及以下文化的社区居民的文化程度可能影响了他们对肺癌早筛医联体中上转医疗服务的接受和理解，从而导致他们对医联体中各类专科医院所提供的各项服务的满意度评价相对较低。

总而言之，社区居民对"胸科-徐汇"肺癌早筛医联体及各项服务总体感觉比较满意，并且具有较强自我健康意识和服务接受能力的社区居民具有相对更高的满意度。因此，如何加强社区居民的自我健康意识、提高社区居民的服务接受能力是需要"徐汇-胸科"肺癌早筛医联体长期关注的问题。

12

家庭医生视角的肺癌早筛医联体服务评价

12.1 基本情况

12.1.1 调查目的

"胸科-徐汇"肺癌早筛医联体(以下简称为"肺癌早筛医联体")以人为本,围绕肺癌早筛、早防、早治,通过分级诊疗,促进社区居民健康水平的提高。国内外肺癌早筛的实践案例已充分表明,初级保健医生的参与是肺癌筛查计划成功实施的重要环节。2017年国务院办公厅《关于推进医疗联合体建设和发展的指导意见》[39]中也明确指出:三级公立医院要全部参与医联体建设并发挥引领作用,以重大疾病诊疗需求为导向,做实家庭医生签约服务,促进优质医疗资源共享和基层医疗服务能力提升。

在"胸科-徐汇"肺癌早筛医联体建设中,家庭医生作为主要主体,参与并承担了组织动员、社区宣教、双向转诊、康复随访等大量工作,是肺癌早筛医联体实施的关键组成部分。为了使得肺癌早筛医联体能持续健康地发展,有必要研究家庭医生对肺癌早筛医联体的认知情况,了解现有肺癌早筛医联体基层运行现状,以此为进一步优化肺癌早筛医联体模式提供参考依据。本章从家庭医生角度出发,以对上海市肺癌早筛医联体内191位家庭医生进行的问卷调查和访谈为素材,采用SPSS 22.0进行数据分析。

12.1.2 调查内容

本次问卷调查的重点在于了解家庭医生对肺癌早筛医联体的认知和评价情况。在问卷题项设计上,主要选取与家庭医生对肺癌早筛医联体运行各个环节认知相关的指标。问卷内容具体分为以下3个部分。

(1) 家庭医生的基本信息,包括所在街道、性别、年龄、文化程度、工作年限、职称和平均月收入等。

(2) 对肺癌早筛医联体的认知及参与情况,包括是否知悉肺癌早筛医联体、是否参与了肺癌早筛医联体服务各环节等。

(3) 对肺癌早筛医联体提供服务的评价,包括总体评价以及8项分项评价。8项分项评价是基于医联体就诊流程中各节点设置相关指标,覆盖了初筛、转诊、诊治、随访全流程,具体包括：社区肺癌高危人群筛查服务、社区预约胸科医院 CT 检查、社区预约胸科医院专病门诊服务、胸科医院绿色通道优先就诊服务、胸科医院检查结果回传社区服务、胸科医院随访建议回传社区服务、社区肺癌防治专题培训、社区防癌科普与义诊咨询服务。

问卷评价指标均采用李克特（Likert scale）5 级量表编制，将家庭医生对这些服务的满意程度分为：非常满意、比较满意、一般满意、不太满意和不满意，分别赋值 5、4、3、2 和 1 分。

12.1.3 调查对象

调查对象是上海市徐汇区 13 个社区卫生服务中心的家庭医生，共有 191 名家庭医生参与了本次调查，样本特征如表 12-1 所示。

表 12-1 调查对象（家庭医生）基本情况

指标	数量/人	百分比/%
性别		
男	49	25.65
女	142	74.35
年龄		
<30 岁	7	3.66
30～39 岁	91	47.64
40～49 岁	66	34.55
>50 岁	27	14.14
文化程度		
中专及以下	12	6.28
大专	7	3.66
本科	141	73.82
硕士及以上	31	16.23
工作年限		
<5 年	9	4.71
5～10 年	42	21.99
10～20 年	75	39.27
>20 年	65	34.03
职称		
无	9	4.71
初级	26	13.61
中级	126	65.97
高级	30	15.71

（续表）

指标	数量/人	百分比/%
个人月收入		
<3 000 元	1	0.52
3 000～5 000 元	25	13.09
5 000～8 000 元	107	56.02
>8 000 元	58	30.37
社区卫生中心		
漕河泾街道	12	6.28
长桥街道	20	10.47
枫林路街道	24	12.57
虹梅路街道	10	5.24
湖南路街道	9	4.71
华泾镇	15	7.85
康健新村街道	6	3.14
凌云路街道	18	9.42
龙华街道	14	7.33
田林街道	18	9.42
天平路街道	10	5.24
斜土路街道	19	9.95
徐家汇街道	16	8.38

12.1.4 对肺癌早筛医联体的认知与评价

知晓情况：针对"胸科-徐汇"肺癌早筛医联体的成立，在191位家庭医生调查对象中，有169人（占比88.48%）表示知道胸科医院联合徐汇区建立了肺癌早筛医联体，其余22人（占比11.53%）表示未曾听说过。

需求评价：家庭医生认为肺癌早筛医联体建设的好处排在前五位的分别是优化医疗资源配置促进分级诊疗（91.7%），缩短患者就医等候时间（89.4%），提高居民自我防癌抗癌水平（89.4%），提高肺癌治疗连续性（88.8%），提高基层医疗服务水平（86.4%）。就目前肺癌早筛医联体的运行现状，家庭医生认为还需要增加的服务排在前五位的分别是三级医院专家下沉社区（65.1%），复查享受绿色通道（63.9），社区完成一键支付（60.4%），社区医生到三级医院进修（43.2%），实现药品共享（25.4%）[58]。

12.1.5 对肺癌早筛医联体的参与情况

在169例知晓肺癌早筛医联体的家庭医生中,有119人(70.4%)参加过医联体在社区举办的肺癌早诊早治专题培训,50人(29.6%)表示没有参加过。有143人(84.6%)表示参加过医联体在社区开展的肺癌高危人群筛查评估,而26人(15.4%)没有参加过。

12.1.6 医联体内双向转诊的实施情况

该肺癌早筛医联体内,有62.1%的家庭医生上转过患者到胸科医院,37.3%的家庭医生接收过胸科医院的下转患者,但是家庭医生对双向转诊通道的通畅性认知存在分歧,这主要与各社区卫生服务中心的规模大小、地理位置和病患数量有关。另有37.9%的家庭医生表示没有上转经历,主要原因是根据初筛结果不需要进一步治疗(45.3%)以及居民不愿意参与医联体转诊(39.1%);进一步询问居民不愿意转诊的原因,主要原因是会首选习惯的就诊医院,而胸科医院距离较远且没有检查费用的减免。有62.7%的家庭医生表示没有接收过下转患者,主要原因集中在明确诊断后不需要随访、诊疗信息未回传社区、居民选择就近随访和社区不能提供更多治疗等[58]。

12.2 家庭医生对肺癌早筛医联体满意度的情况

12.2.1 肺癌早筛医联体总体及各项服务满意度的分布情况

家庭医生对"胸科-徐汇"肺癌早筛医联体总体及各项服务满意度如表12-2和图12-1所示。

表12-2 家庭医生视角的肺癌早筛医联体满意度总体情况[n(%)]

	满意	比较满意	一般	不太满意	不满意
总体评价(169)	36(21.3)	67(39.64)	56(33.13)	8(4.73)	2(1.18)
社区肺癌高危人群筛查(141)	39(27.65)	57(40.42)	40(28.36)	4(2.83)	1(0.7)
社区预约胸科医院CT检查(105)	30(28.57)	39(37.14)	30(28.57)	3(2.85)	3(2.85)
社区预约胸科医院专病门诊(105)	28(26.66)	40(38.09)	30(28.57)	2(1.9)	5(4.76)
胸科医院绿色通道优先就诊(105)	29(27.61)	42(40.00)	26(24.76)	3(2.85)	5(4.76)
胸科医院检查结果回传社区(63)	15(23.8)	26(41.26)	18(28.57)	1(1.58)	3(4.76)
胸科医院随访建议回传社区(63)	13(20.63)	30(47.61)	16(25.39)	1(1.58)	3(4.76)
社区肺癌防治专题培训服务(119)	31(26.05)	48(40.33)	35(29.41)	4(3.36)	1(0.84)
社区防癌科普与义诊咨询(119)	28(23.52)	46(38.65)	40(33.61)	4(3.36)	1(0.84)

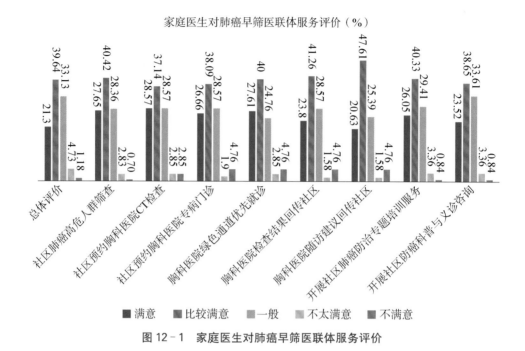

图 12‑1　家庭医生对肺癌早筛医联体服务评价

　　大多数家庭医生对肺癌早筛医联体服务开展具有较高满意度。对肺癌早筛医联体服务开展感觉"满意"及"比较满意"的人群累计达到 103 人,占比为 60.95%;感到"一般"的有 56 人,占比为 33.14%;有 10 人(5.92%)感到"不满意"或"不太满意"。

　　大多数家庭医生对社区肺癌高危人群筛查服务具有较高满意度。对社区肺癌高危人群筛查服务"满意"及"比较满意"的人群累计达到 96 人,累计占比 68.09%;感到"一般"的有 40 人,占比为 28.37%;仅有 5 人(3.55%)感到"不满意"或"不太满意"。

　　大多数家庭医生对社区预约胸科医院 CT 检查服务具有较高满意度。对社区预约胸科医院 CT 检查服务感觉"满意"及"比较满意"的人群累计达到 69 人,累计占比 65.71%;感到"一般"的有 30 人,占比为 28.57%;仅有 6 位(5.71%)家庭医生感到"不满意"或"不太满意"。

　　大多数家庭医生对社区预约胸科医院专病门诊服务具有较高满意度。对社区预约胸科医院专病门诊服务感觉"满意"及"比较满意"的人群累计达到 68 人,累计占比 64.76%;感到"一般"的有 30 人,占比为 28.57%;仅有 7 位(6.67%)家庭医生感到"不满意"或"不太满意"。

　　大多数家庭医生对胸科医院绿色通道优先就诊服务具有较高满意度。对胸科医院绿色通道优先就诊服务感觉"满意"及"比较满意"的人群累计达到 71 人,累计占比 67.62%;感到"一般"的有 26 人,占比为 24.76%;仅有 8 位(7.62%)家庭医生感到"不满意"或"不太满意"。

　　大多数家庭医生对胸科医院检查结果回传社区服务具有较高满意度。对胸科医院检查结果回传社区服务感觉"满意"及"比较满意"的人群累计达到 41 人,累计占比 65.08%;感到"一般"的有 18 人,占比为 28.57%;仅有 4 位(6.35%)家庭医生感到"不满意"或"不太满意"。

大多数家庭医生对胸科医院随访建议回传社区服务具有较高满意度。对胸科医院随访建议回传社区服务感觉"满意"及"比较满意"的人群累计达到 43 人,累计占比 68.25%;感到"一般"的有 16 人,占比为 25.40%;仅有 4 位(6.35%)家庭医生感到"不满意"或"不太满意"。

大多数家庭医生对社区肺癌术后随访指导服务具有较高满意度。对开展社区肺癌术后随访指导服务感觉"满意及"比较满意"的人群累计达到 79 人,累计占比 66.39%;感到"一般"的有 35 人,占比为 29.41%;仅有 5 位(4.20%)家庭医生感到"不满意"或"不太满意"。

大多数家庭医生对社区防癌科普与义诊咨询服务具有较高满意度。对社区防癌科普与义诊咨询服务感觉"满意"及"比较满意"的人群累计达到 74 人,累计占比 62.18%;感到"一般"的有 40 人,占比为 33.61%;仅有 5 位(4.20%)家庭医生感到"不满意"或"不太满意"。

12.2.2 家庭医生对肺癌早筛医联体服务感觉满意及比较满意的情况

对比分析家庭医生对肺癌早筛医联体总体及各项服务感到"满意"及"比较满意"的情况,结果如图 12-2 所示。家庭医生感到"满意"及"比较满意"累计占比从高到低的排序为:胸科医院随访建议回传社区(68.25%),社区肺癌高危人群筛查(68.09%),胸科医院绿色通道优先就诊(67.62%),开展社区肺癌防治专题培训服务(66.39%),社区预约胸科医院 CT 检查(65.71%),胸科医院检查结果回传社区(65.08%),社区预约胸科医院专病门诊(64.76%),社区防癌科普与义诊咨询(62.18%),总体评价(60.95%)。

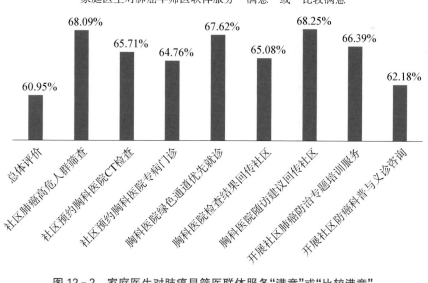

图 12-2 家庭医生对肺癌早筛医联体服务"满意"或"比较满意"

由于家庭医生对肺癌早筛医联体总体评价感到"满意"或"比较满意"的累计占比最低,因此,表 12-3 详细展示了家庭医生对肺癌早筛医联体服务总体评价情况。其中,40~49 岁的家庭医生对肺癌早筛医联体服务总体评价无论是"满意"还是"比较满意"均偏低,文化程度为本科的家庭医生对总体服务评价也比较低。

表 12-3　家庭医生对肺癌早筛医联体服务总体满意度评价在不同组数据中的情况[n(%)]

	满意	比较满意	一般	不太满意	不满意
性别					
男(41)	8(19.51)	17(41.46)	14(34.14)	1(2.43)	1(2.43)
女(128)	28(21.87)	50(39.06)	42(32.81)	7(5.46)	1(0.78)
年龄					
<30 岁(7)	2(28.57)	5(71.42)	0(0)	0(0)	0(0)
30~39 岁(85)	21(24.7)	34(40)	25(29.41)	5(5.88)	0(0)
40~49 岁(59)	9(15.25)	21(35.59)	25(42.37)	2(3.38)	2(3.38)
≥50 岁(18)	4(22.22)	7(38.88)	6(33.33)	1(5.55)	0(0)
文化程度					
中专及以下(4)	3(75)	0(0)	1(25)	0(0)	0(0)
大专(5)	0(0)	2(40)	3(60)	0(0)	0(0)
本科(131)	25(19.08)	51(38.93)	46(35.11)	7(5.34)	2(1.52)
硕士及以上(29)	8(27.58)	14(48.27)	6(20.68)	1(3.44)	0(0)
工作年限					
<5 年(9)	3(33.33)	5(55.55)	1(11.11)	0(0)	0(0)
5~10 年(37)	12(32.43)	13(35.13)	10(27.02)	2(5.4)	0(0)
10~20 年(69)	13(18.84)	25(36.23)	25(36.23)	4(5.79)	2(2.89)
>20 年(54)	8(14.81)	24(44.44)	20(37.03)	2(3.7)	0(0)
职称					
无(2)	1(50)	0(0)	1(50)	0(0)	0(0)
初级(22)	9(40.9)	6(27.27)	6(27.27)	1(4.54)	0(0)
中级(116)	20(17.24)	51(43.96)	39(33.62)	4(3.44)	2(1.72)
高级(29)	6(20.68)	10(34.48)	10(34.48)	3(10.34)	0(0)
个人月收入					
3 000~5 000 元(16)	6(37.5)	4(25)	4(25)	1(6.25)	1(6.25)
5 000~8 000 元(100)	22(22)	41(41)	31(31)	5(5)	1(1)
>8 000 元(53)	8(15.09)	22(41.5)	21(39.62)	2(3.77)	0(0)

12.2.3　家庭医生对肺癌早筛医联体服务感觉"不满意"或"不太满意"的情况

对比分析家庭医生对肺癌早筛医联体总体及各项服务感到不满意或不太满意的情况,结果如图 12-3 所示。

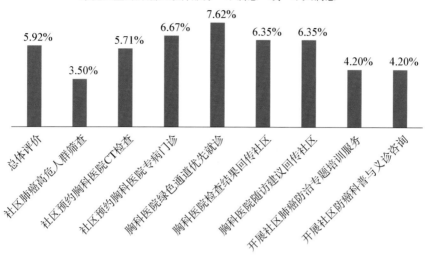

图 12-3 家庭医生对肺癌早筛医联体服务"不满意"或"不太满意"的情况

从图 12-3 可知,家庭医生感到"不满意"或"不太满意"累计占比从高到低的排序为:胸科医院绿色通道优先就诊(7.62%),社区预约胸科医院专病门诊(6.67%),胸科医院检查结果回传社区(6.35%),胸科医院随访建议回传社区(6.35%),总体评价(5.92%),社区预约胸科医院 CT 检查(5.71%),开展社区肺癌防治专题培训服务(4.20%),开展社区防癌科普与义诊咨询(4.20%),社区肺癌高危人群筛查(3.55%)。

由于家庭医生对胸科医院绿色通道优先就诊服务感到"不满意"或"不太满意"的累计占比最高,因此,本节又详细展开了家庭医生对胸科医院绿色通道优先就诊服务的评价情况(表 12-4)。其中,文化程度为本科的家庭医生对胸科医院绿色通道优先就诊服务评价略低,中级职称的家庭医生对此的评价也略低,深层次的原因还需进一步探索。

表 12-4 家庭医生对胸科医院绿色通道优先就诊服务评价在不同组数据中的情况[n(%)]

	满意	比较满意	一般	不太满意	不满意
性别					
男(24)	6(25)	11(45.83)	6(25)	1(4.16)	1(4.16)
女(78)	23(29.48)	31(39.74)	20(25.64)	2(2.56)	4(5.12)
年龄					
<30 岁(6)	2(33.33)	4(66.66)	0(0)	0(0)	0(0)
30~39 岁(48)	17(35.41)	17(35.41)	11(22.91)	2(4.16)	2(4.16)
40~49 岁(37)	7(18.91)	16(43.24)	12(32.43)	0(0)	3(8.1)
≥50 岁(11)	3(27.27)	5(45.45)	3(27.27)	1(9.09)	0(0)

（续表）

	满意	比较满意	一般	不太满意	不满意
文化程度					
中专及以下(3)	2(66.66)	1(33.33)	0(0)	0(0)	0(0)
大专(2)	0(0)	0(0)	2(100)	0(0)	0(0)
本科(78)	19(24.35)	34(43.58)	21(26.92)	2(2.56)	5(6.41)
硕士及以上(19)	8(42.1)	7(36.84)	3(15.78)	1(5.26)	0(0)
工作年限					
<5年(5)	2(40)	3(60)	0(0)	0(0)	0(0)
5～10年(21)	7(33.33)	8(38.09)	6(28.57)	0(0)	0(0)
10～20年(43)	14(32.55)	14(32.55)	11(25.58)	2(4.65)	4(9.3)
>20年(33)	6(18.18)	17(51.51)	9(27.27)	1(3.03)	1(3.03)
职称					
无(1)	1(100)	0(0)	0(0)	0(0)	0(0)
初级(13)	5(38.46)	6(46.15)	2(15.38)	0(0)	0(0)
中级(69)	18(26.08)	28(40.57)	19(27.53)	2(2.89)	5(7.24)
高级(19)	5(26.31)	8(42.1)	5(26.31)	1(5.26)	0(0)
个人月收入					
3 000～5 000元(10)	5(50)	3(30)	1(10)	0(0)	1(10)
5 000～8 000元(55)	15(27.27)	23(41.81)	12(21.81)	3(5.45)	3(5.45)
>8 000元(37)	9(24.32)	16(43.24)	13(35.13)	0(0)	1(2.7)

12.3　家庭医生对肺癌医联体服务满意度的差异分析

采用 Kruskal-Wallis 检验分析家庭医生对肺癌早筛医联体服务的满意度在不同组数据中的差异。

表 12-5　家庭医生视角的肺癌医联体服务满意度差异分析

		性别	年龄	文化程度	工作年限	职称	个人月收入
总体满意	卡方	0.010	6.188	6.909	5.887	2.958	1.133
	P值	0.920	0.103	0.075	0.117	0.398	0.568
高危筛查	卡方	0.353	4.172	6.378	3.602	3.511	0.250
	P值	0.552	0.244	0.095	0.308	0.319	0.883

		性别	年龄	文化程度	工作年限	职称	个人月收入
CT 预约	卡方	1.440	4.732	7.471	0.869	3.031	1.445
	P 值	0.230	0.192	0.058	0.833	0.387	0.485
专家预约	卡方	1.527	5.054	8.474	1.582	2.737	2.761
	P 值	0.217	0.169	0.037	0.663	0.434	0.251
绿色通道	卡方	0.055	3.601	7,477	2.763	4.171	1.829
	P 值	0.815	0.308	0.058	0.43	0.244	0.401
检查结果回传	卡方	0.163	6.006	7.636	3.575	2.492	0.253
	P 值	0.686	0.111	0.054	0.311	0.477	0.881
随访建议回传	卡方	1.323	5.053	7.529	3.413	2.465	0.297
	P 值	0.250	0.168	0.057	0.332	0.482	0.862
专题培训	卡方	0.015	4.253	6.555	1.249	2.812	1.011
	P 值	0.903	0.235	0.088	0.741	0.422	0.603
科普及义诊	卡方	0.129	4.508	4.643	1.582	3.562	0.717
	P 值	0.719	0.212	0.200	0.663	0.313	0.699

设 $P<0.1$ 为差异具有统计学意义，从表 12-5 可发现以下结果。

（1）家庭医生的性别、年龄、工作年限、职称以及月均收入的分组数据之间的差异无统计学意义（$P>0.1$），即可认为家庭医生的性别、年龄、工作年限、职称及月均收入不是家庭医生对肺癌早筛医联体服务满意度的影响因素。

（2）家庭医生文化程度的分组数据之间除了在开展社区科普及义诊服务评价中的差异无统计学意义（$P>0.1$），在其他 7 项服务及医联体总体评价中的差异均有统计学意义（$P<0.1$），即可认为文化程度是家庭医生对肺癌早筛医联体开展服务满意度的影响因素。

12.4　家庭医生文化程度对肺癌早筛医联体服务满意度的影响分析

12.4.1　不同文化程度的家庭医生对肺癌早筛医联体满意度评价的情况

表 12-6 显示了家庭医生不同文化程度间肺癌早筛医联体服务满意度情况的对比分析结果，可发现以下结果。

（1）中专及以下学历的被调查医生更愿意用"满意"来表示对医联体服务的认可，而大专学历的被调查医生更愿意用"比较满意"来表示对医联体服务的认可。

（2）对社区预约胸科医院 CT 检查、社区预约胸科医院专病门诊、胸科医院绿色通道优先就诊、胸科医院检查结果回传社区这 4 项服务的评价中,本科学历被调查家庭医生的"比较满意"占比均高于"满意"占比,但是硕士及以上学历的被调查家庭医生的"满意"占比均高于"比较满意"占比。

(3)对胸科医院随访建议回传社区、社区肺癌防治专题培训、社区防癌科普与义诊咨询这 3 项服务以及对肺癌早筛医联体服务的总体评价中,本科学历、硕士及以上学历被调查家庭医生的"比较满意"占比均高于"满意"占比。

(4)硕士以上学历的被调查家庭医生没有对社区肺癌防治专题培训、社区防癌科普与义诊咨询这两项培训教育服务项目持"不满"或"不太满意"的观点,但是本科学历的被调查医生存在对这两个服务"不满"或"不太满意"的态度。

表 12 - 6　不同文化程度组中肺癌早筛医联体服务满意度情况[n(%)]

	满意	比较满意	一般	不太满意	不满意
总体评价(169)					
中专及以下(4)	3(75)	0(0)	1(25)	0(0)	0(0)
大专(5)	0(0)	2(40)	3(60)	0(0)	0(0)
本科(131)	25(19.08)	51(38.93)	46(35.11)	7(5.34)	2(1.52)
硕士及以上(29)	8(27.58)	14(48.27)	6(20.68)	1(3.44)	0(0)
社区肺癌高危人群筛查(141)					
中专及以下(3)	3(100)	0(0)	0(0)	0(0)	0(0)
大专(2)	0(0)	1(50)	1(50)	0(0)	0(0)
本科(111)	27(24.32)	48(43.24)	32(28.82)	3(2.7)	1(0.9)
硕士及以上(25)	9(36)	8(32)	7(28)	1(4)	0(0)
社区预约胸科医院 CT 检查(105)					
中专及以下(3)	3(100)	0(0)	0(0)	0(0)	0(0)
大专(2)	0(0)	0(0)	2(100)	0(0)	0(0)
本科(78)	21(26.92)	34(43.58)	21(26.92)	2(2.56)	3(3.84)
硕士及以上(19)	6(31.57)	5(26.31)	7(36.84)	1(5.26)	0(0)
社区预约胸科医院专病门诊(1055)					
中专及以下(3)	3(100)	0(0)	0(0)	0(0)	0(0)
大专(2)	0(0)	0(0)	2(100)	0(0)	0(0)
本科(78)	18(23.07)	34(43.58)	23(29.48)	1(1.28)	5(6.41)
硕士及以上(19)	7(36.84)	6(31.57)	5(26.31)	1(5.26)	0(0)

（续表）

	满意	比较满意	一般	不太满意	不满意
胸科医院绿色通道优先就诊(105)					
中专及以下(3)	2(66.66)	1(33.33)	0(0)	0(0)	0(0)
大专(2)	0(0)	0(0)	2(100)	0(0)	0(0)
本科(78)	19(24.35)	34(43.58)	21(26.92)	2(2.56)	5(6.41)
硕士及以上(19)	8(42.1)	7(36.84)	3(15.78)	1(5.26)	0(0)
胸科医院检查结果回传社区(63)					
中专及以下(3)	3(100)	0(0)	0(0)	0(0)	0(0)
大专(2)	0(0)	2(100)	0(0)	0(0)	0(0)
本科(49)	11(22.44)	21(42.85)	14(28.57)	1(2.04)	2(4.08)
硕士及以上(9)	1(11.11)	3(33.33)	4(44.44)	0(0)	1(11.11)
胸科医院随访建议回传社区(63)					
中专及以下(3)	3(100)	0(0)	0(0)	0(0)	0(0)
大专(2)	0(0)	2(100)	0(0)	0(0)	0(0)
本科(49)	9(18.36)	24(48.97)	13(26.53)	1(2.04)	2(4.08)
硕士及以上(9)	1(11.11)	4(44.44)	3(33.33)	0(0)	1(11.11)
开展社区肺癌防治专题培训(119)					
中专及以下(3)	2(66.66)	1(33.33)	0(0)	0(0)	0(0)
大专(3)	0(0)	2(66.66)	1(33.33)	0(0)	0(0)
本科(91)	20(21.97)	37(40.65)	29(31.86)	4(4.39)	1(1.09)
硕士及以上(22)	9(40.9)	8(36.36)	5(22.72)	0(0)	0(0)
开展社区防癌科普与义诊咨询(119)					
中专及以下(3)	2(66.66)	1(33.33)	0(0)	0(0)	0(0)
大专(3)	0(0)	2(66.66)	1(33.33)	0(0)	0(0)
本科(91)	19(20.87)	35(38.46)	32(35.16)	4(4.39)	1(1.09)
硕士及以上(22)	7(31.81)	8(36.36)	7(31.81)	0(0)	0(0)

　　中专及以下学历的被调查者在对肺癌早筛医联体开展服务的总体满意度以及8项具体服务满意度评价均最高,感觉满意或比较满意的累计占比除了对肺癌早筛医联体服务总体评价为75%外,其余8项具体服务均为100%;本科学历与硕士学历以上的被调查家庭医生对肺癌早筛医联体服务总体及8项服务的满意度评价均较高,除了硕士学历的被调查家庭医生对胸科医院检查结果回传社区服务的满意或比较满意累计占比44.44%外,其余均超过了55.55%(详见图12-4及图12-5)。所以,以下对本科学历及硕士学历家庭医生对肺癌早筛医联体服务总体评价情况从两个方面再做进一步展开分析。

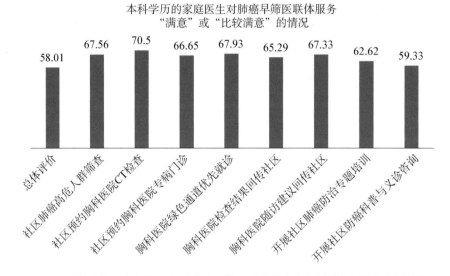

图 12-4　本科学历的家庭医生对肺癌早筛医联体服务"满意"或"比较满意"的情况

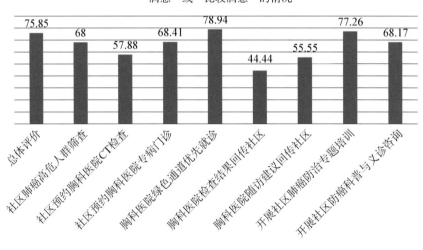

图 12-5　硕士及以上学历的家庭医生对肺癌早筛医联体服务"满意"或"比较满意"的情况

(1) 本科、硕士及以上学历家庭医生"满意"及"比较满意"的评价情况。

本科学历的家庭医生对肺癌早筛医联体服务感到"满意"或"比较满意"的占比从高到低的排序如下：社区预约胸科医院 CT 检查（70.5%），胸科医院绿色通道优先就诊（67.93%），社区肺癌高危人群筛查（67.56%），胸科医院随访建议回传社区（67.33%），社区预约胸科医院专病门诊（66.65%），胸科医院检查结果回传社区（65.29%），社区肺癌防治专题培训（62.62%），社区防癌科普与义诊咨询（59.33%），总体评价（58.01%）。

硕士及以上学历的家庭医生对肺癌早筛医联体服务感到"满意"或"比较满意"的占比从高到低的排序如下：胸科医院绿色通道优先就诊（78.94%），开展社区肺癌防治专题培训

（77.26%），总体评价（75.85%），社区预约胸科医院专病门诊（68.41%），开展社区防癌科普与义诊咨询（68.17%），社区肺癌高危人群筛查（68%），社区预约胸科医院 CT 检查（57.88%），胸科医院随访建议回传社区（55.55%），胸科医院检查结果回传社区（44.44%）。

（2）本科、硕士及以上学历家庭医生"不满意"及"比较不满意"的评价情况。

部分本科学历、硕士及以上学历的被调查家庭医生对肺癌早筛医联体的服务感到"不满意"或"不太满意"，具体详见图 12 - 6 及图 12 - 7。

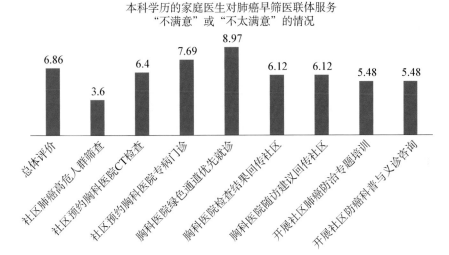

图 12 - 6　本科学历的家庭医生对肺癌早筛医联体服务"不满意"或"不太满意"的情况

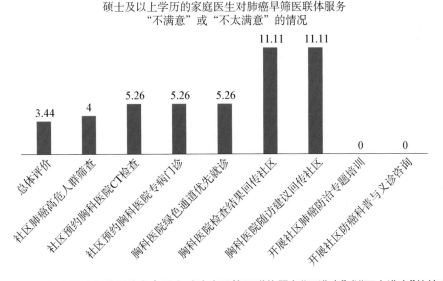

图 12 - 7　硕士及以上学历的家庭医生对肺癌早筛医联体服务"不满意"或"不太满意"的情况

本科学历的家庭医生对肺癌早筛医联体服务感到"不满意"或"不太满意"的占比从高到低的排序如下：胸科医院绿色通道优先就诊（8.97%），社区预约胸科医院专病门诊（7.69%），总体评价（6.86%），社区预约胸科医院 CT 检查（6.4%），胸科医院检查结果回传社区（6.12%），胸科医院随访建议回传社区(6.12%),社区肺癌防治专题培训(5.48%),社区防癌科普与义诊咨询(5.48%),社区肺癌高危人群筛查(3.6%)。

硕士及以上学历的家庭医生对肺癌早筛医联体服务感到"不满意"或"不太满意"的占比从高到低的排序如下:胸科医院检查结果回传社区(11.11%),胸科医院随访建议回传社区(11.11%),社区预约胸科医院 CT 检查(5.26%),社区预约胸科医院专病门诊(5.26%),胸科医院绿色通道优先就诊(5.26%),社区肺癌高危人群筛查(4%),总体评价(3.44%),社区肺癌防治专题培训(0),社区防癌科普与义诊咨询(0)。

12.4.2 文化程度对满意度评价的影响

进一步采用 Mann-Whitney U 检验,通过秩和检验对比不同文化程度组家庭医生对肺癌早筛医联体服务满意度评价的差异,深入了解文化程度对家庭医生评价肺癌早筛医联体服务满意度的影响(表 12-7),从中可以观察到,中专及以下学历的被调查者与其他 3 类被调查者之间的差异有统计学意义($P<0.05$),具体表现为以下几个方面。

(1)中专及以下学历的被调查者与大专学历的被调查者相比,在社区预约胸科医院 CT 检查、社区预约胸科医院专病门诊、胸科医院检查结果回传社区、胸科医院随访建议回传社区等 4 项服务上的差异具有统计学意义($P<0.05$)。

(2)中专及以下学历的被调查者与本科学历的被调查者相比,在社区肺癌高危人群筛查、社区预约胸科医院 CT 检查、社区预约胸科医院专病门诊、胸科医院检查结果回传社区、胸科医院随访建议回传社区等 5 项服务上的差异具有统计学意义($P<0.05$)。

(3)中专及以下学历的被调查者与硕士及以上学历的被调查者相比,在社区预约胸科医院专病门诊、胸科医院检查结果回传社区、胸科医院随访建议回传社区等 3 项服务的差异具有统计学意义($P<0.05$)。

因此,在这 3 项服务(社区预约胸科医院专病门诊、胸科医院检查结果回传社区、胸科医院随访建议回传社区)中,中专及以下学历的被调查者相比其他 3 类被调查者具有更高的满意度。

表 12-7 不同文化程度组间满意度对比分析(P)

		总体满意	高危评估	CT 预约	专家预约	绿色通道	检查结果回传	随访建议回传	专题培训	科普及义诊
中专及以下	大专	0.089	0.053	**0.046**	**0.046**	0.068	**0.046**	**0.046**	0.099	0.099
	本科	0.085	**0.018**	**0.022**	**0.016**	0.090	**0.018**	**0.012**	0.076	0.065
	硕士及以上	0.216	0.058	**0.048**	0.066	0.352	**0.020**	**0.020**	0.322	0.183
大专	本科	0.387	0.472	0.116	0.148	0.149	0.756	0.712	0.784	0.882
	硕士及以上	0.089	0.407	0.203	0.131	0.076	0.310	0.436	0.264	0.504
本科	硕士及以上	0.080	0.502	0.860	0.337	0.103	0.223	0.425	***0.060***	0.242

从中可知,中专及以下文化程度被调查者的满意度更高,对肺癌早筛医联体开展服务的满

意度评价为"满意"的占比达到 75％,而大专文化程度的被调查者竟无一人感到"满意",可大致认为文化程度中专及以下与大专的人群之间对肺癌早筛医联体开展服务的满意度之间的差异有统计学意义($P<0.1$)。

从表 12-7 中可知,中专及以下的被调查者满意度更高,对开展社区预约胸科医院专病门诊服务的满意度评价为"满意"的占比达到 100％,而大专文化程度的被调查者竟无一人感到"满意",可大致认为中专及以下和大专文化程度人群之间对开展社区预约胸科医院专病门诊服务的满意度之间存在差异。

12.5　本章小结

为了了解现有肺癌早筛医联体基层运行现状及家庭医生对肺癌早筛医联体的认知情况,从而为进一步优化肺癌早筛医联体模式提供参考依据,本章从上海市"胸科-徐汇"肺癌早筛医联体内 191 位家庭医生的问卷调查与访谈数据分析中发现,家庭医生对肺癌早筛医联体的服务开展多数持"比较满意"的态度,各个方面的满意度评价(包括总体评价以及 8 个分项评价)主要受文化程度因素影响。具体结果如下。

(1) 家庭医生感到"满意"及"比较满意"累计占比从高到低的排序为:胸科医院随访建议回传社区(68.25％)、社区肺癌高危人群筛查(68.09％)、胸科医院绿色通道优先就诊(67.62％)、社区肺癌防治专题培训服务(66.39％)、社区预约胸科医院 CT 检查(65.71％)、胸科医院检查结果回传社区(65.08％)、社区预约胸科医院专病门诊(64.76％)、社区防癌科普与义诊咨询(62.18％)、总体评价(60.95％)。

(2) 家庭医生的性别、年龄、工作年限、职称及月均收入不是家庭医生对肺癌早筛医联体服务满意度的影响因素,但文化程度是家庭医生对肺癌早筛医联体开展服务满意度的影响因素。

(3) 不同文化程度被调查者在对肺癌早筛医联体服务的认可方式上存在差异。中专及以下学历的被调查医生更愿意用"满意"来表示对医联体服务的认可,而大专学历的被调查医生更愿意用"比较满意"来表是对医联体服务的认可。

(4) 不同文化程度的被调查者在对不同服务持"满意"和"比较满意"的排序倾向上存在异同。不同之处为对社区预约胸科医院 CT 检查、社区预约胸科医院专病门诊、胸科医院绿色通道优先就诊、胸科医院检查结果回传社区这 4 项服务的评价中,本科学历的被调查家庭医生"比较满意"占比均高于"满意"的占比,但硕士及以上学历的被调查家庭"满意"占比均高于"比较满意"的占比。相同之处为对胸科医院随访建议回传社区、开展社区肺癌防治专题培训、开展社区防癌科普与义诊咨询这 3 项服务以及对肺癌早筛医联体服务的总体评价中,本科以上学历的被调查家庭医生"比较满意"占比均高于"满意"的占比。

(5) 对开展社区肺癌防治专题培训、社区防癌科普与义诊咨询,硕士以上学历的被调查家庭医生对这两项培训服务项目没有持"不满意"或"不太满意"的观点,但本科学历的被调查医生存在持"不满意"或"不太满意"的评价。

(6) 两两对比不同文化程度组家庭医生对肺癌早筛医联体服务满意度评价的差异,文化程度的影响主体体现于中专及以下学历的被调查者与其他三类被调查者之间的差异具有统计学意义($P<0.05$)。在对社区预约胸科医院专病门诊、胸科医院检查结果回传社区、胸科医院随访建议回传社区这3项服务中,中专及以下学历的被调查者相比其他三类被调查者具有更高的满意度。

13

肺癌早筛医联体信息系统评价

肺癌早筛平台是集技术性及社会性为一体的组织互联信息系统。本章以 D&M 信息系统成功模型和技术接受模型为基础,构建评价肺癌早筛医联体平台的指标体系,用于综合分析家庭医生对肺癌早筛医联体信息平台的质量评价及使用状况。

13.1 基本情况

13.1.1 调查目的

肺癌早筛医联体信息系统(以下简称"肺癌早筛平台")是医联体管理机构和各参与方在"双向转诊、信息共享"基础上合作开展各项肺癌早筛业务和监督医联体运营状况的信息化平台。肺癌早筛平台的运行情况直接影响肺癌早筛医联体项目的成功实施。社区家庭医生是肺癌早筛平台的主要用户之一。本章从家庭医生角度出发,多视角地综合评价肺癌早筛平台的运行状况,为进一步完善及优化肺癌早筛平台的系统架构、服务环境以及平台的推广策略等提供理论依据。

13.1.2 调查内容

肺癌早筛平台是集技术性及社会性为一体的组织互联信息系统。评价信息系统成功以及有效性的经典模型是 D&M 信息系统成功模型和技术接受模型。

德洛内(DeLone)和麦克莱恩(McLean)总结前人关于信息系统成功评价的实践和研究,于 1992 年提出了信息系统成功模型(以下简称为 D&M 模型)[74]。该模型构建了一个综合的信息系统成功概念以及全面的信息系统成功分类,它从 6 个维度构建了信息系统的成,模型具体结构如图 13-1 所示。

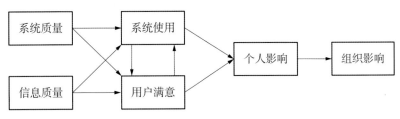

图 13-1 D&M 信息系统成功模型(1992 年版)

1992 版 D&M 模型作为信息系统领域里程碑式的理论,自从问世以来,已被国内外学者广泛地用于评价不同领域不同类型信息系统的实施状况。随后,针对应用过程出现的质疑[75]以及适应电子商务的普及等情况,德洛内和麦克莱恩于 2003 年提出了 D&M 信息系统成功模型的修订版[76],如图 13-2 所示。首先,增加了服务质量维度。德洛内和麦克莱恩认为,随着客户机/服务器结构和用户计算机技术的普及,最终用户对信息系统的控制和使用程度在不断加深,组织中的 IT 部门具有信息提供者(提供信息产品)和服务提供者(向最终用户提供支持)的双重角色。用户不仅仅使用信息系统本身,还包括对服务的利用。换句话说,IT 部门的服务也是信息系统的一部分。因此,服务质量也应该是信息系统成功的维度之一。其次,新模型还将"个人影响"和"组织影响"两个维度合并成一个单一的新指标——净收益。德洛内和麦克莱恩认为,原有模型中的"个人影响"和"组织影响"不够全面,因为根据分析层次和研究目的的不同,还可能有"行业影响""社会影响""客户影响"等。"影响"可能是消极的,也可能是积极的,这样就会造成误解。因此,新模型采用了更全面且更准确的净收益概念作为最终的成功维度。新模型提出净收益的情况会反过来影响系统使用和用户满意。

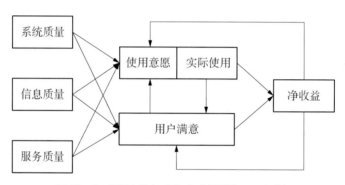

图 13-2　D&M 信息系统成功模型(2003 年版)

技术接受模型由 Davis 等人于 1989 年提出[77],模型结构如图 13-3 所示。该模型根据理性行动理论(theory of reasoned action,TRA),分析人们为什么接受或拒绝特定的信息技术或信息技术系统,已成为应用最广泛的衡量新技术的接受和使用成功程度的理论。技术接受模型认为,系统使用是由行为意向决定的,行为意向是由用户的使用态度和感知的有用性共同决定的。使用态度是由感知的有用性和感知的易用性共同决定的,感知的有用性是由感知的易用性和外部变量共同决定的,感知的易用性是由外部变量决定的。同时外部变量在技术接受模型中的内在信念、态度、意向和不同的个人之间的差异、环境约束、可控制的干扰因素之间

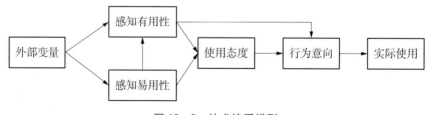

图 13-3　技术接受模型

建立了一种联系。

本章以 D&M 信息系统成功模型和技术接受模型为基础,构建评价肺癌早筛医联体平台的指标体系(图 13-4),用于综合分析家庭医生对肺癌早筛医联体信息平台的质量评价及使用状况。

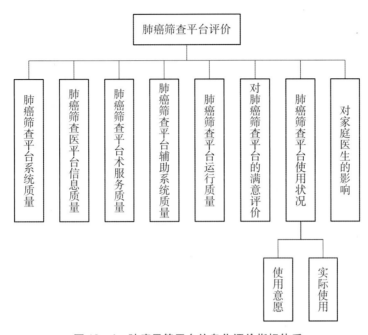

图 13-4　肺癌早筛平台信息化评价指标体系

问卷评价指标均采用李克特 7 级量表编制,具体的评价指标包括以下几个方面。

(1) 平台的系统质量。

(2) 平台的信息质量。

(3) 平台的服务质量。

(4) 平台的辅助系统质量。

(5) 平台的运行质量。

(6) 家庭医生对平台的满意状况。

(7) 家庭医生对肺癌早筛平台的使用状况,包括使用意愿和实际使用。

(8) 对家庭医生的影响。

13.1.3　调查方式及调查对象

调查通过问卷网(https://www.wenjuan.com/)进行数据采集。调查对象为上海市徐汇区 13 个街道社区卫生服务中心的 281 位家庭医生,其中 203 位家庭医生递交了问卷,样本回收率为 72.2%,其中有效问卷 188 份。188 位家庭医生的基本情况如表 13-1所示。

表 13-1　188 位家庭医生基本情况

	人数/位	比例/%		人数/位	比例/%
性别			街道		
男	53	28.19	漕河泾街道	18	9.57
女	135	71.81	长桥街道	23	12.23
年龄段			枫林街道	27	14.36
<30 岁	2	1.06	虹梅街道	8	4.26
30~39 岁	74	39.36	湖南街道	10	5.32
40~49 岁	79	42.02	华泾镇	10	5.32
≥50 岁	33	17.55	凌云街道	19	10.11
工作年限			龙华街道	13	6.91
<5 年	2	1.06	天平街道	16	8.51
5~10 年	30	15.96	田林街道	13	6.91
11~20 年	83	44.15	斜土路街道	10	5.32
>20 年	73	38.83	徐家汇街道	21	11.17
职称			平均月收入		
初级	19	10.11	3 000~5 000 元	17	9.04
中级	122	64.89	5 000~8 000 元	89	47.34
高级	47	25.00	>8 000 元	82	43.62

13.2　肺癌早筛平台系统质量

基于 D&M 信息系统成功模型,肺癌早筛平台首先可以看作是一个技术系统,肺癌早筛平台系统质量就是指肺癌早筛平台作为技术系统的质量。技术系统的质量涉及 5 个特性:可靠性、及时性、用户界面设计、个性化和容易使用。本项目除了对肺癌早筛平台的技术系统这 5 个特性进行评价外,还对技术系统进行了综合质量评价,技术系统评价结果见图 13-5、图 13-6 和图 13-7。

从图 13-5 和图 13-6 可知,技术系统 5 个特性的评价均大于 4.5,说明家庭医生对肺癌早筛平台技术系统质量是基本认可的。技术系统的"容易使用"特性评价最高,为 4.66;技术系统的"个性化"特性评价最低,约为 4.52。5 个特性评价的排序从高到低排序为:容易使用>用户界面设计>及时性>可靠性>个性化。5 个特性评价的平均值为 4.57,其中"容易使用"和"用户界面设计"2 个特性的评价高于 5 个特性评价的平均值,但是"及时性""可靠性"和"个性化"这 3 个特性的评价值低于 5 个特性评价的平均值。

188位家庭医生对肺癌早筛平台技术系统的综合评价接近4.60,高于5个特性评价的平均值(4.57)。从图13-6可知,"容易使用"和"用户界面设计"这2个特性的评价高于对技术系统的综合评价,但是"及时性""可靠性"和"个性化"这3个特性的评价值低于技术系统的综合评价。

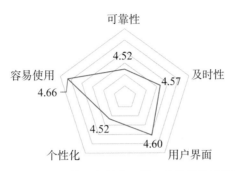

图13-5　肺癌早筛平台技术系统5个特性的质量情况

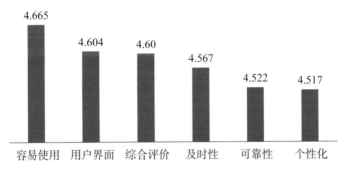

图13-6　肺癌早筛平台技术系统质量情况

从图13-7可知,家庭医生对"容易使用"特性的评价差异性最高,为1.32;"及时性"特性评价的差异性最低,为1.05。5个特性评价的差异性从高到低排序为:容易使用>个性化>用户界面设计>可靠性>及时性。5个特性评价的标准差均值为1.24,容易使用、个性化、用户界面设计和可靠性这4个特性的差异性大于1.24。综合评价的差异性为1.42,高于5个特性评价的差异性。

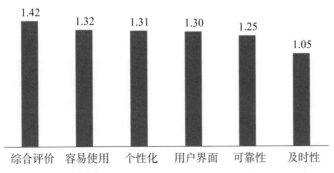

图13-7　肺癌筛查平台肺癌早筛平台技术系统质量离散情况

综合分析可知,家庭医生对于肺癌早筛平台技术系统的易使用性和用户界面设计的认可度比较高,但这种认可度在不同家庭医生中相对差异性比较大,具有不稳定性。肺癌早筛平台技术系统及时性的认可度在不同家庭医生中比较稳定且相对较低,因此肺癌早筛平台技术系统的及时性需要进一步完善。

13.3 肺癌早筛平台信息质量

基于 D&M 信息系统成功模型,信息质量是信息系统成功的一个重要维度。肺癌早筛平台信息质量涉及 3 个特性:准确性、完整性和时效性。这 3 个特性的评价均围绕肺癌早筛流程各环节所需信息设计相应的题项。本项目除了对这 3 个特性进行质量评价外,还对信息质量进行了综合评价,评价结果见图 13-8、图 13-9 和图 13-10。

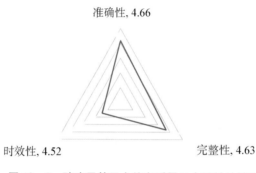

图 13-8 肺癌早筛平台信息质量 3 个特性的情况

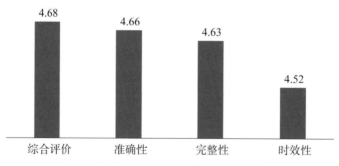

图 13-9 肺癌早筛平台信息质量的情况

从图 13-8 和图 13-9 可知,信息质量 3 个特性的评价均大于 4.5,所以家庭医生对肺癌早筛平台信息质量是基本认可的。肺癌早筛平台信息质量的"准确性"评价最高,为 4.66;"时效性"评价最低,不到 4.52。3 个特性评价的排序从高到低排序为:准确性>完整性>时效性。

3 个特性评价的平均值为 4.60。其中"准确性"和"完整性"这两个特性的评价高于 3 个特性评价的平均值,但是"时效性"的评价值低于 3 个特性评价的平均值。188 位家庭医生对肺癌早筛平台信息质量的综合评价接近 4.68,高于 3 个特性评价的平均值,同时"准确性""完整性"及"时效性"这 3 个特性的评价值均低于信息质量的总体评价。

从图 13-10 可知,家庭医生对信息的"完整性"的评价差异化最高,为 1.32;"准确性"评价的差异性最低,为 1.23。3 个特性评价的差异性从高到低排序为:完整性＞时效性＞准确性。然而,综合评价的差异性为 1.42,高于 3 个特性评价的差异性。

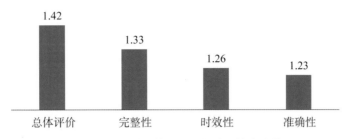

图 13-10　肺癌早筛平台信息质量的离散情况

综合分析可知,家庭医生对肺癌早筛平台信息质量总体认可度较高,但对肺癌早筛平台"时效性"的认可度相对较低,说明平台在这一方面还需进一步改善。不同家庭医生对于肺癌早筛平台信息"准确性"的认可度比较高且相对较为均衡。此外,若希望全面提高肺癌早筛平台的信息质量,除了考虑信息的准确性、完整性和时效性外,还应该考虑其他特性。

13.4　肺癌早筛平台服务质量

肺癌早筛平台信息技术服务质量涉及 3 个特性:信息技术服务响应的及时性、信息技术服务人员的专业能力和服务的热情。除此之外,还对信息技术服务质量进行了综合评价。评价结果见图 13-11、图 13-12 和图 13-13。

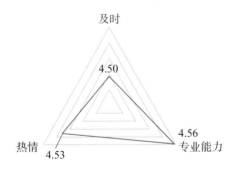

图 13-11　肺癌早筛平台服务系统质量 3 个特性的情况

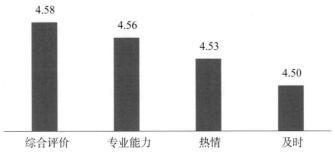

图 13-12　肺癌早筛平台服务系统质量的情况

从图 13－11 及图 13－12 可知,信息技术服务质量 3 个特性的评价均大于 4.5,说明家庭医生对肺癌早筛平台信息技术服务质量基本认可。信息技术服务的"专业能力"评价最高,为 4.56;"及时性"评价最低,为 4.50。3 个特性评价的排序从高到低排序为:专业能力＞热情＞及时性。

3 个特性评价的平均值为 4.525。其中"专业能力"和"热情"这 2 个特性的评价高于 3 个特性评价的平均值,但是"及时性"的评价值低于 3 个特性评价的平均值。家庭医生对肺癌早筛平台信息技术服务质量的综合评价接近 4.58,高于 3 个特性评价的平均值,同时也高于 3 个特性的评价。

从图 13－13 可知,家庭医生对信息技术服务"及时性"的评价差异化最高,为 1.41;"热情"评价的差异性最低,为 1.39。3 个特性评价的差异性从高到低排序为:及时性＞专业水平＞热情。然而,总体评价的差异性为 1.43,高于 3 个特性评价的差异性。

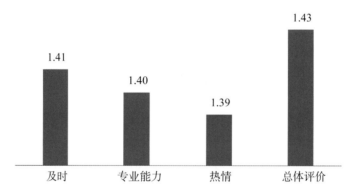

图 13－13　肺癌早筛平台服务系统质量的离散情况

综合分析,家庭医生对肺癌早筛平台的信息技术服务总体上比较认可,特别是在信息技术服务人员的专业水平以及服务的热情态度这两个方面。然而,对于信息技术服务的及时性这一方面的评价相对较低。此外,评价的差异化相对较大。由此可见,信息技术服务的及时性还需进一步提高。

13.5　肺癌早筛平台辅助系统质量

拓展 D&M 信息系统成功模型,将肺癌早筛平台辅助系统质量纳入平台质量评价范围。肺癌早筛平台辅助系统是从技术及组织两个角度考虑家庭医生和居民身份安全、隐私保护等。辅助系统质量涉及 4 个特性:从家庭医生角度,他们的用户密码是否得到有效的保护、授权机制是否完整,从组织层面上是否有完整的行为注意事项;从居民角度,保护他们隐私的技术基础和组织规范是否具备。除此之外,还对辅助系统质量进行了综合评价。评价结果见图 13－14、图 13－15 和图 13－16。

从图 13－14 及图 13－15 可知,肺癌早筛平台辅助系统 4 个特性的评价均大于 4.5,说明家庭医生对肺癌早筛平台辅助系统的质量是基本认可的。辅助系统的"安全性"评价最高,为 4.95;"行为规范"的评价最低,为 4.66。这 4 个特性评价的排序从高到低为:安全性＞隐私保护＞授权机制＞行为规范。

4个特性评价的平均值为4.772,辅助系统质量的综合评价接近4.771。其中"安全性"和"隐私保护"这2个特性的评价高于4个特性评价的平均值和辅助系统的综合评价,"授权机制"和"行为规范"的评价值低于4个特性评价的平均值及和辅助系统的综合评价。

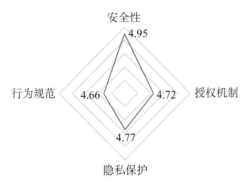

图13－14　肺癌早筛平台辅助系统质量

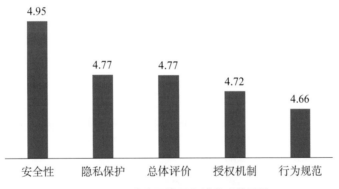

图13－15　肺癌早筛平台辅助系统质量

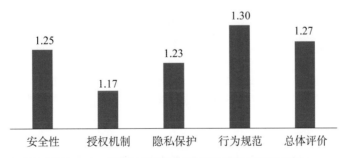

图13－16　肺癌早筛平台辅助系统质量的离散情况

从图13－16可知,家庭医生对辅助系统"行为规范"评价的标准差最高,为1.30;"授权机制"评价的标准差最低,为1.17。4个特性评价的差异性从高到低排序为:行为规范＞安全性＞隐私保护＞授权机制。综合评价的差异性为1.42,高于3个特性评价的差异性。

综合分析可知,家庭医生对肺癌早筛平台辅助系统"安全性"的认可程度较高。但是,针对家庭医生的平台使用"行为规范"这一方面的评价相对较低。此外,大家对"行为规范"的评价意见分歧相对比较大。由此可见,从组织层面上为家庭医生提供的平台使用行为规范还有待进一步改善。

13.6 肺癌早筛平台运行质量

拓展 D&M 信息系统成功模型,将肺癌早筛平台的运行质量纳入平台质量的评价范围。肺癌早筛平台的运行质量反映了肺癌早筛平台为医联体提供肺癌早筛及防治相关服务功能的质量情况。肺癌早筛平台的运行质量涉及 4 个特性:功能的相关性、功能的完整性、功能的可靠性和交互与交流性能。除此以外,本文还对肺癌早筛平台的运行质量进行了综合评价。评价结果见图 13‑17、图 13‑18 和图 13‑19。

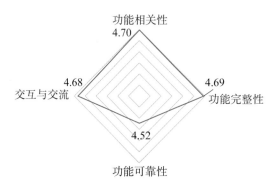

图 13‑17　肺癌早筛平台运行质量 4 个特性的情况

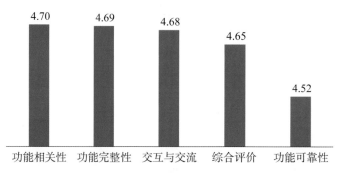

图 13‑18　肺癌早筛平台运行质量

从图 13‑17 及图 13‑18 可知,肺癌早筛平台运行质量 4 个特性的评价均大于 4.5,说明家庭医生对肺癌早筛医联体系统运行质量是基本认可的。运行质量的"功能相关性"评价最高,为 4.70;"功能的可靠性"评价最低,为 4.52。4 个特性评价的排序从高到低排序为:相关性＞完整性＞交互与交流＞可靠性。

4 个特性评价的平均值为 4.60,188 位家庭医生对肺癌早筛平台运行质量的综合评价接近 4.60,低于 4 个特性评价的平均值 4.65。其中,肺癌早筛平台的"功能相关性""功能完整性"和"交互与交流"这 3 个特性的评价高于 4 个特性评价的平均值及运行质量的综合评价,但是"功能的可靠性"的评价值低于 4 个特性评价的平均值及运行质量的综合评价。

从图 3-19 可知,家庭医生对功能"可靠性"评价的标准差最高,为 1.30;"相关性"评价的标准差最低,为 1.25。4 个特性评价的标准差从高到低排序为:可靠性>交互与交流>完整性>相关性。然而,综合评价的标准差为 1.40,高于 3 个特性评价的标准差。

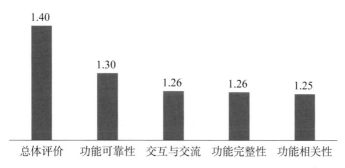

图 13-19　肺癌早筛平台运行质量的离散情况

综合分析可知,肺癌早筛平台的"功能相关性"被家庭医生认可程度普遍较高,也就是说,肺癌早筛平台提供的服务功能较好地符合肺癌早筛医联体运行所需的服务流程。但是,肺癌早筛平台服务的"功能可靠性"还有待进一步改善,且大家对"功能可靠性"的评价意见分歧相对较大。

13.7　肺癌早筛平台满意评价

使用者对信息系统是否满意是衡量一个信息系统成功的关键维度之一,也是提高使用者使用意愿和持续使用系统的重要影响因素。家庭医生作为肺癌早筛平台的重要使用者,利用平台对签约社区居民进行肺癌高危评估、帮社区居民预约胸科医院的 LDCT 检查及专病门诊、开展各种随访活动等,因此家庭医生对肺癌早筛平台的满意状况是衡量肺癌筛查信息平台的一个指标。本章中,家庭医生对肺癌早筛平台的满意评价涉及 7 个方面:平台提供系统质量、平台提供的信息、平台提供的各项信息技术服务、平台提供的各项功能、平台中专科医院提供的各类预约资源、平台中专科医院提供的各类诊疗服务、参与肺癌筛查项目的签约居民的依从性。评价结果见图 13-20、图 13-21 和图 13-22。

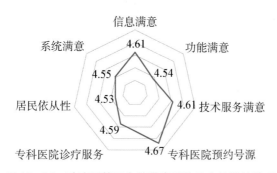

图 13-20　肺癌早筛平台的满意评价 7 个特性的情况

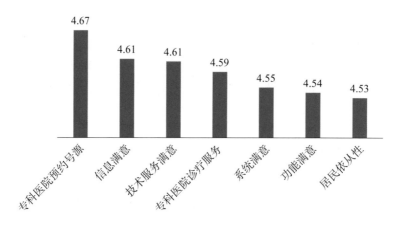

图 13 - 21　肺癌早筛平台满意评价

从图 13 - 20 及图 13 - 21 可知,在 4 个维度上,家庭医生对肺癌早筛平台的满意度较高,高于对肺癌早筛平台的平均满意度(4.59),分别是:肺癌早筛平台中"专科医院提供的预约号源""筛查平台的信息满意""技术服务满意"及"专科医院诊疗服务",其中对于肺癌早筛平台中"专科医院提供的预约号源"(包括 LDCT 检查和专病门诊)满意度最高(4.67)。但是家庭医生对医联体内签约居民的"依从性"相对满意程度最低,为 4.53,说明还需进一步改善。家庭医生对肺癌早筛平台的满意所涉及的 7 个方面的满意评价从高到低排序为:平台中专科医院提供的各类预约资源>平台提供的信息>平台提供的各项信息技术服务>平台中专科医院提供的各类诊疗服务>平台提供系统质量>平台提供的各项功能>参与肺癌筛查项目的签约居民的依从性。

从图 13 - 22 可知,7 个方面中,家庭医生对肺癌早筛平台的"信息满意"差异化最高,为 1.43;对"专科医院诊疗服务"满意评价的差异性最低,为 1.30。满意评价的差异性从高到低排序为:平台提供的信息>平台提供系统质量>平台中专科医院提供的各类预约资源>参与肺癌筛查项目的签约居民的依从性>平台提供的各项信息技术服务>平台提供的各项功能>平台中专科医院提供的各类诊疗服务。

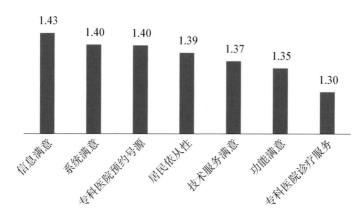

图 13 - 22　肺癌早筛平台关系质量差异性

综合分析可知,还需进一步开展社区居民的健康教育,提高社区居民的依从性。此外,还应对家庭医生加强肺癌早筛平台的相关培训,使其能够更好地理解及熟悉肺癌早筛平台所提供的各类信息以及相关功能。

13.8　肺癌早筛平台使用状况

基于技术接受模型,本章从家庭医生对肺癌早筛平台的使用意愿以及实际使用两个方面评估平台的使用状况,并从家庭医生在肺癌早筛项目实施中对平台的依赖、使用频率以及使用时间评估了平台的实际使用。评价结果见图 13-23 和图 13-24。

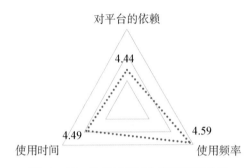

图 13-23　肺癌早筛平台实际使用状况

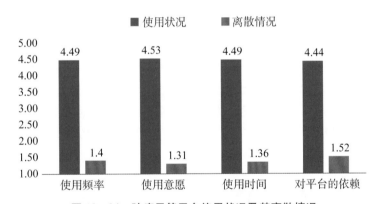

图 13-24　肺癌早筛平台使用状况及其离散情况

从评价结果可知,家庭医生关于肺癌早筛平台的实际使用状况 3 个方面的评价结果从高到低排序是:使用频率>使用时间>对平台的依赖。同时,家庭医生实际使用状况 3 个方面的评价结果标准差从高到低排序是:对平台的依赖>使用时间>使用频率。由此说明,家庭医生对"定期使用肺癌早筛平台,开展社区居民的肺癌早筛工作"认可度普遍较高,家庭医生对平台的使用意愿较高并且在不同的家庭医生个体之间比较均衡,并且"使用意愿"的评价高于"对平台依赖"以及"使用时间"的评价。

13.9　对家庭医生个人表现的影响

D&M 信息系统成功模型认为,一个有效成功的信息系统,除了展现出好的技术性能和信息输出外,还应该对使用者产生一定的影响,如帮助使用者更好地理解决策问题、提高使用者的决策自信和决策质量等。家庭医生作为肺癌早筛平台主要的使用者,肺癌早筛平台是否对家庭医生的个人行为产生了影响,是衡量肺癌早筛平台成功与否的一个重要指标。本节采用家庭医生自我报告来测量肺癌早筛平台对其个人行为的影响。测量质量主要涉及6个方面:增加了签约居民数量、提高了肺癌疾病早期筛查的服务能力、增进了关于肺癌早筛的相关知识、提高了总体工作绩效、提高了肺癌早筛工作的胜任能力、与胸科医院建立了更好的关系。评价结果见图13-25、图13-26和图13-27。

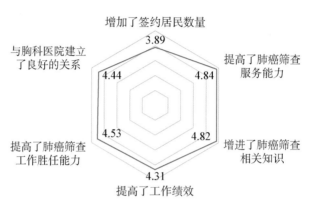

图13-25 对家庭医生个人表现的影响

从图13-26及图13-27可知,在提高了肺癌疾病早期筛查的服务能力、增进了关于肺癌早筛的相关知识、提高了肺癌早筛工作的胜任能力这3个维度上,肺癌早筛平台对家庭医生个人表现影响较大,高于对个人表现影响的平均值(4.47),其中对于提高家庭医生肺癌疾病早期筛查的服务能力感知最强(4.84),但是认为肺癌早筛平台对增进家庭医生签约居民数量的影响相对较弱(3.89)。肺癌早筛平台对家庭医生个人表现影响所涉及的7个方面的评价从高到

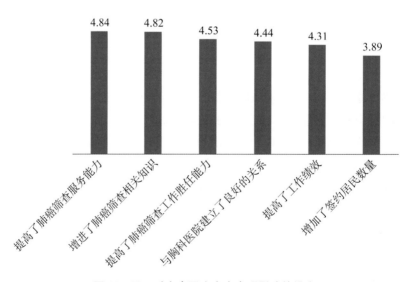

图13-26 对家庭医生个人表现影响的排序

低排序为:提高了肺癌疾病早期筛查的服务能力＞增进了关于肺癌早筛的相关知识＞提高了肺癌早筛工作的胜任能力＞与胸科医院建立了更好的关系＞提高了总体工作绩效＞增加了签约居民数量。

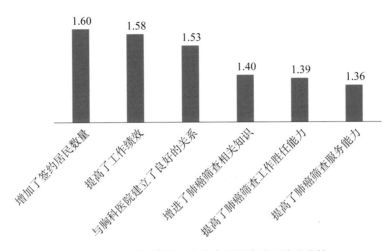

图 13－27　对家庭医生个人表现影响感知的差异性

从图 13－27 可知,在以上 6 个方面中,不同的家庭医生对于肺癌早筛平台对其签约居民数量影响的感知差异化最高,为 1.60;对肺癌早筛平台提供其肺癌筛查服务能力感知的差异性最低,为 1.36。对家庭医生个人表现影响感知的差异性从高到低排序为:增加了签约居民数量＞提高了总的工作绩效＞与胸科医院建立了更好的关系＞增进了关于肺癌早筛的相关知识＞提高了肺癌早筛工作的胜任能力＞提高了肺癌疾病早期筛查的服务能力。

综合分析可知,家庭医生较为一致地认为:肺癌早筛平台确实提高了他们的肺癌疾病早期筛查的服务能力和胜任能力,同时也增进了关他们关于肺癌早筛的相关知识。

13.10　本章小结

肺癌早筛平台作为肺癌早筛项目实施的载体,既是由各类信息技术构成的系统,又是展现肺癌早筛医联体医疗服务组织模式和肺癌早筛服务流程的系统。因此,作为一个具有技术属性和社会属性的组织互联信息系统,其成败直接影响着肺癌早筛医联体的成功实施。本文通过调查徐汇区 13 个街道社区卫生服务中心的 188 位家庭医生,从肺癌早筛平台的系统质量、信息质量、信息技术服务质量、辅助系统质量、运行质量、满意度、使用状况、对家庭医生个人表现的影响等维度,综合评价肺癌早筛平台。调查分析表明:

（1）肺癌早筛平台的技术系统质量总体被家庭医生所认可,尤其是其容易使用特性和用户界面设计被家庭医生认可的程度较高,但是肺癌早筛平台技术系统的及时性需要进一步完善。

（2）肺癌早筛平台的信息质量总体被家庭医生所认可,尤其是肺癌早筛平台所提供的信息准确性被家庭医生认可的程度较高,这些信息包括了关于居民客观资料、高危评估、预约号源、专科医院的反馈结果以及随访建议信息。但是,信息的时效性还需进一步提高。

(3)肺癌早筛平台辅助系统的安全性被家庭医生认可的程度较高。但是,针对家庭医生平台使用行为规范这一方面的评价相对较低,此外,家庭医生对行为规范的评价意见分歧相对比较大。由此可知,从组织层面上向家庭医生提供的平台使用行为规范还有待进一步改善。

(4)家庭医生对肺癌早筛平台的信息技术服务总体来讲比较认可,特别是信息技术服务人员的专业水平以及服务的热情态度。然而,信息技术服务的及时性还需进一步提高及稳定。

(5)肺癌早筛平台的运行质量中,功能相关性被家庭医生认可的程度普遍较高,也就是说,肺癌早筛平台提供的服务功能较好地匹配了肺癌早筛医联体运行所需的服务流程。但是,肺癌早筛平台服务功能的可靠性还有待进一步改善及稳定。

(6)家庭医生对肺癌早筛平台中专科医院提供的预约号源、筛查平台的信息及技术服务感到比较满意。但是,还需进一步开展社区居民健康教育,以提高社区居民的依从性。此外,还应加强对家庭医生开展肺癌早筛平台的相关培训,使其更好地理解肺癌早筛平台所提供各类信息以及相关功能。

(7)关于肺癌早筛平台的使用状况的调查表明:家庭医生对"定期使用肺癌早筛平台,开展社区居民的肺癌早筛工作"的认可度普遍比较高。家庭医生对平台的使用意愿较高并且在不同的家庭医生个体之间比较均衡。

(8)被调查的家庭医生较为一致地认为,肺癌早筛平台提高了他们为社区居民开展肺癌筛查的服务能力,在这过程中增进了他们关于肺癌早筛的相关知识,同时提升了他们开展肺癌筛查服务的胜任能力。

［1］ World Health Organization. World cancer report：cancer research for cancer prevention ［R/OL］. Geneva：WHO，2020 ［2022 - 02 - 24］. https：//shop. iarc. fr/products/world-cancer-report-cancer-research-for-cancer-prevention-pdf.

［2］ 刘宗超,李哲轩,张阳,等. 2020 全球癌症统计报告解读[J/OL].肿瘤综合治疗电子杂志,2021,7(2):1 - 13[2022 - 02 - 24]. http://www. jmcm2018. com/CN/10. 12151/JMCM. 2021. 02-01.

［3］ ZHENG R，ZHANG S，ZENG H，et al. Cancer incidence and mortality in China，2016 ［J］. Journal of National Cancer Center，2022,2(1):1 - 9.

［4］ ZENG H，CHEN W，ZHENG R，et al. Changing cancer survival in China during 2003 - 15：A pooled analysis of 17 population-based cancer registries ［J］. Lancet Glob Health，2018,6(5):555 - 567.

［5］ ALLEMANI C，MATSUDA T，DI CARLO V，et al. Global surveillance of trends in cancer survival 2000 - 14 (CONCORD - 3)：Analysis of individual records for 37513025 patients diagnosed with one of 18 cancers from 322 population-based registries in 71 countries ［J］. Lancet，2018,391(10125):1023 - 1075.

［6］ WIENER RS，GOULD MK，ARENBERG DA，et al. An Official American Thoracic Society/American College of Chest Physicians Policy Statement：Implementation of Low-Dose Computed Tomography Lung Cancer Screening Programs in Clinical Practice ［J］. Am J Respir Crit Care Med. 2015,192(7):881 - 891.

［7］ NCCN. NCCN Clinical Practice Guidelines in Oncology Lung Cancer Screening ［EB/OL］. (2020 - 05 - 14)[2022 - 02 - 18]. https://www. nccn. org/login? ReturnURL=https://www. nccn. org/professionals/physician_gls/pdf/lung_screening. pdf.

［8］ US Preventive Services Task Force. Screening for Lung Cancer US Preventive Services Task Force Recommendation Statement ［J］. JAMA，2021,325(10):962 - 970.

［9］ 赫捷,李霓,陈万青,等. 中国肺癌筛查与早诊早治指南(2021,北京)[J]. 中国肿瘤,2021,30(2):81 - 111.

［10］ 中国肺癌防治联盟,中华医学会呼吸病学分会肺癌学组,中国医师协会呼吸医师,等. 肺癌筛查与管理中国专家共识[J]. 国际呼吸杂志. 2019,39(21):1604 - 1615.

［11］ 中华医学会肿瘤学分会,中华医学会杂志社. 中华医学会肺癌临床诊疗指南(2022 版)[J]. 中华肿瘤杂志,2022,44(6):457 - 490.

［12］ 中华预防医学会. 中国肺癌筛查标准(T/CPMA013 - 2020)[S/OL]. (2020 - 12 - 30)[2022 - 02 - 18]. https://www. cpma. org. cn/zhyfyxh/tzgg/202012/6d06460d6c094e848b983a9d8e24090d/files/901fd505f 74241f1ad40d5c2b3430dac. pdf.

［13］ ZHOU M，WANG H，ZENG X，et al. Mortality，morbidity，and risk factors in China and its provinces，1990 - 2017：a systematic analysis for the Global Burden of Disease Study 2017 ［J］. Lancet，2019,394 (10204):1145 - 1158.

［14］ 国家统计局. 中国统计年鉴(2021)[EB/OL]. [2022 - 02 - 18]. http://www. stats. gov. cn/sj/ndsj/2021/indexch. htm.

［15］ 上海市统计局. 上海统计年鉴(2021)[EB/OL]. (2022 - 03 - 09)[2022 - 08 - 19]. https://tjj. sh. gov. cn/

tjnj/20220309/0e01088a76754b448de6d608c42dad0f. html.

[16] 中国疾病预防控制中心. 2015 年中国成人烟草调查报告[EB/OL]. (2015 - 12 - 28)[2022 - 02 - 18]. https：//www. chinacdc. cn/jlm/yw/201512/t20151228_123960. html.

[17] 中华人民共和国国家卫生健康委员会. 中国吸烟危害健康报告 2020[M]. 北京：人民卫生出版社,2021.

[18] 世界卫生组织. 世界卫生组织烟草控制框架公约[EB/OL]. (2003 - 05 - 21)[2022 - 02 - 18]. http：//www. who. int/gb/ebwha/pdf_files/WHA56/ca56r1. pdf.

[19] 刘媛,李焱枫,余怡婷. 2016 中国人吸烟现状报告[EB/OL]. (2016 - 10 - 13)[2022 - 02 - 18]. https：//mp. weixin. qq. com/s/yRqmdiUENkaidOt7WAMXxw.

[20] 艾媒大健康产业研究中心. 艾媒咨询 2021Q1 中国电子烟行业发展现状及市场调研分析报告[EB/OL]. (2021 - 02 - 09)[2022 - 02 - 18]. https：//www. iimedia. cn/c400/76987. html.

[21] HUANG Z, SUN S, LEE M, et al. Single-cell analysis of somatic mutations in human bronchial epithelial cells in relation to aging and smoking [J]. Nature Genetic，2022(54)：492 - 498.

[22] 中华人民共和国生态环境部. 2007 年环境统计年报[EB/OL]. [2022 - 02 - 18]. https：//www. mee. gov. cn/hjzl/sthjzk/sthjtjnb/201605/U020160604796730812119. pdf.

[23] 中华人民共和国生态环境部. 2020 年中国生态环境统计年报[EB/OL]. [2022 - 02 - 18]. https：//www. mee. gov. cn/hjzl/sthjzk/sthjtjnb/202202/W020220218339925977248. pdf.

[24] 中华人民共和国生态环境部. 2015 年环境统计年报[EB/OL]. [2022 - 02 - 18]. https：//www. mee. gov. cn/hjzl/sthjzk/sthjtjnb/201702/P020170223595802837498. pdf.

[25] 中华人民共和国生态环境部. 2016—2019 年全国生态环境统计公报[EB/OL]. [2022 - 02 - 18]. https：//www. mee. gov. cn/hjzl/sthjzk/sthjtjnb/202012/P020201214580320276493. pdf.

[26] 中华人民共和国生态环境部. 2021 中国生态环境状况公报[EB/OL]. [2022 - 05 - 18]. https：//www. mee. gov. cn/hjzl/sthjzk/zghjzkgb/202205/P020220608338202870777. pdf.

[27] 上海市生态环境局. 2020 年上海市大气环境保护情况统计数据[EB/OL]. [2022 - 02 - 17]. https：//sthj. sh. gov. cn/hbzhywpt1133/hbzhywpt1135/20220311/99c30414bde043c3ab9208398b759c59. html.

[28] 上海市生态环境局. 2019 年上海市大气环境保护情况统计数据[EB/OL]. [2021 - 07 - 30]. Https：//sthj. sh. gov. cn/hbzhywpt1133/hbzhywpt1135/20210906/9d671980b88349f9828b92c8e80c813c. html.

[29] 上海市生态环境局. 2018 年上海市大气环境保护情况统计数据[EB/OL]. [2019 - 11 - 20]. https：//sthj. sh. gov. cn/hbzhywpt1133/hbzhywpt1135/20191120/0024-139855. html.

[30] 国家卫生健康委员会. 2021 中国卫生健康统计年鉴[M]. 北京：中国协和医科大学出社,2021.

[31] 国家卫生健康委员会. 2020 中国卫生健康统计年鉴[R/OL]. 北京：国家卫生健康委员会,2021[2022 - 02 - 18]. http：//www. nhc. gov. cn/mohwsbwstjxxzx/tjtjnj/202112/dcd39654d66c4e6abf4d7b1389becd01. shtml.

[32] 国家卫生健康委员会. 2019 中国卫生健康统计年鉴[R/OL]. 北京：国家卫生健康委员会,2020[2022 - 02 - 18]. http：//www. nhc. gov. cn/mohwsbwstjxxzx/tjtjnj/202106/04bd2ba9592f4a70b78d80ea50bfe96e. shtml.

[33] 袁浩文,杨莉. 国内外整合医疗理论、实践及效果评价[J]. 中国循证医学杂志,2020,20(5)：585 - 592.

[34] GOODWIN N. Understanding integrated care [J]. International Journal of Integrated Care，2016,16(4)：1 - 4.

[35] 俞天智,韩轩. 基于组织结构理论的医联体模式设计——以天津医科大学总医院医联体为例[J]. 现代医院管理,2020,18(03)：40 - 43.

[36] 林娟娟,陈小嫦. 构建医疗联合体的关键问题分析及其对策建议[J]. 南京医科大学学报(社会科学版),2014,14(02)：104 - 108.

[37] 黄庆辉,胡敏. 医联体建设的模式分析和国际经验借鉴[J]. 中国医院,2015,19(10)：56 - 59.

[38] 健康界. 推进医联体建设"政策配套支持"[EB/OL] (2018 - 09 - 07)[2022 - 02 - 18]. https：//www. cn-healthcare. com/articlewm/20180907/wap-content-1033115. html.

[39] 国务院办公厅. 国务院办公厅关于推进医疗联合体建设和发展的指导意见[EB/OL]. (2017 - 04 - 26)

［2022－02－18］．http：//www.gov.cn/zhengce/content/2017/04/26/content_5189071.htm.

［40］苗豫东,吴健,牛亚冬,张亮.分级诊疗制度变迁回溯及"十四五"期间的关键政策建议［J］.中国卫生政策研究,2021,14(3):1－6.

［41］任飞.完善区域纵向医联体建设的思考——基于制度理性选择框架［J］.中国卫生政策研究,2016,9(10):1－5.

［42］LIU P W,YANG X.The Theory of Irrelevance of the Size of the Firm［J］.Journal of Economic Behavior & Organization,2000(42):145－165.

［43］杨小凯.发展经济学:超边际与边际分析［M］.北京:社会科学文献出版社,2003:32－36.

［44］上海市人民政府办公厅.上海市人民政府办公厅印发《关于本市推进医疗联合体建设和发展的实施意见》的通知［EB/OL］.(2017－12－29)［2022－02－18］.https://www.shanghai.gov.cn/nw41435/20200823/0001-41435_54747.html.

［45］徐汇区卫生和计划生育委员会.关于印发2018年徐汇区卫生计生工作要点的通知［EB/OL］.(2018－03－26)［2022－02－18］.https://www.xuhui.gov.cn/H/xhxxgkN/xhxxgk_wjw_ghjh_zxgh/Info/Detail_23160.htm.

［46］中共中央,国务院."健康中国2030"规划纲要［EB/OL］.(2016－10－25)［2022－02－18］.http://www.gov.cn/zhengce/2016-10/25/content_5124174.htm.

［47］上海市卫生健康委员会."健康上海2030"规划纲要［EB/OL］.(2018－05－25)［2022－02－18］.https://wsjkw.sh.gov.cn/sh1/20180525/0012-31275.html.

［48］徐汇区卫生健康委.健康徐汇行动(2019—2030年)［EB/OL］.(2016－10－25)［2022－02－18］.https://www.xuhui.gov.cn/H/xhxxgkN/xhxxgk_bgs_zfwj_qzfbgswj/Info/Detail_49971.htm.

［49］世界卫生组织.2000年世界卫生报告-卫生系统:改进业绩.［R/OL］.日内瓦:世界卫生组织,2000［2022－02－18］.https://apps.who.int/iris/handle/10665/83045.

［50］韩胜昔,袁骏毅,汪澜,等.基于Donabedian模型的肺癌医联体实践效果与问题分析［J］.中国医院管理,2021,41(6):16－19.

［51］韩胜昔,潘常青,袁骏毅,等.基于肺癌早期筛查及防治一体化的医联体体系化建设［J］.中国医院管理,2019,39(12):8－10.

［52］汪澜,李超红,韩胜,袁骏毅.基于新兴古典经济学的医联体信息协同研究［J］.中国医院管理,2021,41(6):26－33.

［53］徐汇区卫生健康委.徐汇区加强公共卫生体系建设三年行动计划(2020—2022)［EB/OL］.(2021－03－23)［2022－02－18］.http://www.xuhui.gov.cn/zwgk/zfgb/202q/zfb/20210323/284622.html.

［54］中华人民共和国国家卫生健康委员会.WS/T 788－2021国家卫生信息资源使用管理规范［S/OL］.(2021－10－27)［2022－02－18］.http://www.nhc.gov.cn/wjw/s9497/202111/33250664691247599e2aca1b2a333908/files/e874869bc79d46778599bdc2f0c96be5.pdf.

［55］SHIRES D B.Computer Technology in the Health Science［M］.Springfield:Charles C Thomas Pub Ltd,1974.

［56］丁宝丰.实用医学信息学［M］.南京:东南大学出版社,2003

［57］卫生部.医院信息系统基本功能规范［S/OL］.(2002－05－28)［2022－02－18］.http://www.nhc.gov.cn/wjw/zcjd/201304/1c7ac9795a8e4f7b9e8ae6269aecd520.shtml.

［58］韩胜昔,李超红,袁骏毅,等.家庭医生对肺癌医联体的评价与改进对策研究［J］.中国医院管理,2021,41(6):23－25.

［59］国务院办公厅.国务院办公厅关于建立现代医院管理制度的指导意见［EB/OL］.(2017－07－25)［2022－02－18］.http://www.gov.cn/zhengce/content/2017-07/25/content_5213256.htm.

［60］National Health Service,U.K..Standards and collections-NHS Digital［S/OL］.［2022－02－18］.https://digital.nhs.uk/data-and-information/information-standards/information-standards-and-data-collections-including-extractions/publications-and-notifications/standards-and-collections.

［61］卫生部.全国卫生信息化发展规划纲要(2003—2010年)［EB/OL］.(2003－04－14)［2022－02－18］.

http://www.nhc.gov.cn/mohwsbwstjxxzx/s8553/200809/37871.shtml.

［62］国务院办公厅.国务院办公厅关于城市公立医院综合改革试点的指导意见［EB/OL］.（2015－05517）［2022－02－18］.http://www.gov.cn/zhengce/content/2015-05/17/content_9776.htm.

［63］国卫办规划司.全国医院信息化建设标准与规范（试行）［EB/OL］.（2018－04－13）［2022－02－18］.http://www.nhc.gov.cn/ewebeditor/uploadfile/2018/04/20180413162542120.pdf.

［64］Health Level Seven International. HL7 Standards［EB/OL］.［2022－02－18］. https://www.hl7.org.

［65］国务院办公厅.国务院办公厅关于推进分级诊疗制度建设的指导意见［EB/OL］.（2015－09－11）［2022－02－18］.http://www.gov.cn/zhengce/content/2015-09/11/content_10158.htm.

［66］国家卫生健康委,国家中医药管理局.医疗联合体管理办法（试行）.［EB/OL］.（2018－04－13）［2022－02－18］.http://www.nhc.gov.cn/cms-search/xxgk/getManuscriptXxgk.htm?id=5711872560ad4866a8f500814dcd7ddd.

［67］卫生部.卫生行业信息安全等级保护工作的指导意见.［EB/OL］.（2011－11－29）［2022－02－18］.http://www.nhc.gov.cn/wjw/gfxwj/201304/994583c125e842549d75aae22f67c05c.shtml.

［68］国务院."十三五"卫生与健康规划［EB/OL］.（2016－12－27）［2022－02－18］.http://www.gov.cn/zhengce/content/2017-01/10/content_5158488.htm.

［69］国务院办公厅.国务院办公厅关于促进和规范健康医疗大数据应用发展指导意见［EB/OL］.（2016－06－24）［2022－02－18］.http://www.gov.cn/zhengce/content/2016-06/24/content_5085091.htm.

［70］上海市胸科医院.区域肺癌早期筛查及防治基本数据集标准及数据交换接口技术规范（草案）［S］,2021.

［71］袁骏毅,张琛,潘常青,等.肺癌早筛管理平台的设计与实现［J］.医学信息学杂志,2020,41(7):75－79.

［72］GLASGOW RE, VOGT TM, BOLES SM. Evaluating the public health impact of health promotion interventions：the RE-AIM framework［J］. American Journal of Public Health, 1999, 89（9）:1322－1327.

［73］韩胜昔,李超红,袁骏毅,等.社区居民视角的肺癌医联体运行效果与需求分析［J］.中国医院管理,2021,41(6):20－22,25.

［74］DELONE W H, MCLEAN E R. Information systems success：The quest for the dependent variable［J］. Information Systems Research, 1992, 3(1):60－95.

［75］DELONE W H, MCLEAN E R. The DeLone and McLean Model of Information Systems Success［J］. Journal of Management Information Systems, 2003, 19(4):9－30.

［76］SEDDON P B. A respecification and extension of the DeLone and McLean model of IS success［J］. INFORMATION SYSTEMS RESEARCH, Information System Research, 1997, 8(3):240－253.

［77］DAVIS F D, BAGOZZI R P, WARSHAV P R. User acceptance of computer technology：a comparison of two theoretical models［J］. Management Science, 1989, 35(8):982－1003.